W0257980

In die „Sammlung von Monographien aus dem Gesamtgebiete der Neurologie und Psychiatrie" sollen Arbeiten aufgenommen werden, die Einzelgegenstände aus dem Gesamtgebiete der Neurologie und Psychiatrie in monographischer Weise behandeln. Jede Arbeit bildet ein in sich abgeschlossenes Ganzes.

Das Bedürfnis ergab sich einerseits aus der Tatsache, daß die Redaktion der Zeitschrift für die gesamte Neurologie und Psychiatrie" wiederholt genötigt war, Arbeiten zurückzuweisen nur aus dem Grunde, weil sie nach Umfang oder Art der Darstellung nicht mehr in den Rahmen einer Zeitschrift paßten. Wenn diese Arbeiten der Zeitschrift überhaupt angeboten wurden, so beweist der Umstand andererseits, daß für viele Autoren ein Bedürfnis vorliegt, solche Monographien nicht ganz isoliert erscheinen zu lassen. Es stimmt das mit der buchhändlerischen Erfahrung, daß die Verbreitung von Monographien durch die Aufnahme in eine Sammlung eine größere wird.

Die Sammlung wird den Abonnenten der „Zeitschrift für die gesamte Neurologie und Psychiatrie" und des „Zentralblatt für die gesamte Neurologie und Psychiatrie" zu einem Vorzugspreise geliefert.

Angebote und Manuskriptsendungen sind an einen der Herausgeber, Prof. Dr. O. Foerster, Breslau, und Prof. Dr. R. Wilmanns, Heidelberg, erbeten.

Die Honorierung der Monographien erfolgt nach bestimmten, zwischen Herausgebern und Verlag genau festgelegten Grundsätzen und variiert nur nach Höhe der Auflage.

Abbildungen und Tafeln werden in entgegenkommender Weise ohne irgendwelche Unkosten für die Herren Autoren wiedergegeben.

MONOGRAPHIEN AUS DEM GESAMTGEBIETE DER NEUROLOGIE UND
PSYCHIATRIE
HERAUSGEGEBEN VON
O. FOERSTER-BRESLAU UND K. WILMANNS-HEIDELBERG
HEFT 31

KATATONISCHE ERSCHEINUNGEN
IM RAHMEN MANISCHER ERKRANKUNGEN

VON

DR. MED. JOHANNES LANGE
PRIVATDOZENT, ASSISTENT AN DER PSYCHIATRISCHEN
UNIVERSITÄTSKLINIK MÜNCHEN

MIT 5 TEXTABBILDUNGEN

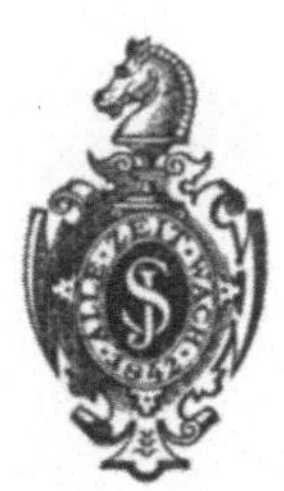

Springer-Verlag Berlin Heidelberg GmbH
1922

ISBN 978-3-662-34270-1   ISBN 978-3-662-34541-2 (eBook)
DOI 10.1007/978-3-662-34541-2

ALLE RECHTE, INSBESONDERE DAS DER
ÜBERSETZUNG IN FREMDE SPRACHEN, VORBEHALTEN.

Vorwort.

Die Frage der Krankheitseinheit, die die gesamte klinische Arbeit der letzten Jahrzehnte beherrscht, bildet auch den Hintergrund der folgenden Auseinandersetzungen. Wir haben die Voraussetzung, daß es gut gekennzeichnete, eigenartige Formen krankhaften Geschehens auch im Bereiche der endogenen Psychosen gebe, vorbehaltlos übernommen und unsere Beobachtungen nach den Gesichtspunkten ausgewählt, die Kraepelin für die Aufstellung der großen Krankheitseinheiten maßgebend gewesen sind. Die Tatsache, daß die Krankheitsvorgänge, die wir als die Grundlagen der endogenen Psychosen anzunehmen haben, unter dem Einfluß einer Unzahl von veränderlichen Bedingungen in vielfach wechselnden Erscheinungen sich äußern können, hat eine befriedigende Ordnung unseres Gegenstandsgebietes wesentlich erschwert. In der letzten Zeit geht nun unter dem Einfluß jüngster Forschungen das Bestreben dahin, die starre Fragestellung, wie sie vor allem bei der Abgrenzung von manisch-depressivem Irresein und Dementia praecox noch vor wenigen Jahren den wissenschaftlichen Streit beherrschte, aufzugeben. Diesen neuen Arbeiten habe ich mit Zurückhaltung Rechnung zu tragen gesucht.

Der Hauptnachdruck der Untersuchungen liegt auf dem Material. Wenn dieses in mancher Hinsicht nicht befriedigen kann, so ist dies zu bedauern; doch ließ mir die Fragestellung keine freie Hand in der Auswahl der Krankenberichte. Nur ein kleiner Teil der in den folgenden Ausführungen zu bearbeitenden Psychosen wurde in der Münchner Klinik beobachtet, der weitaus größere in Anstalten aus weiten Teilen Deutschlands.

Die Arbeit ist vor mehr als einem Jahr im wesentlichen abgeschlossen worden; sie konnte aus äußeren Gründen nicht eher in Druck gegeben werden.

München, Mai 1922.

Johannes Lange.

Inhaltsverzeichnis.

Zeichenerklärung.

Aufn. = Aufnahme in die Anstalt.	Lj. = Lebensjahr.
Dp = Dementia praecox.	mdI = manisch-depressives Irresein.
circ. = cirkulär.	md, man.-depr. = manisch-depressiv.
gest. = gestorben.	m. = von Mutters Seite her.
gk = geisteskrank.	P. P. = Paralyse.
I. A. = Irrenanstalt.	Pat. = Patient(in).
Hered. = Heredität.	v. = von Vaters Seite her.
Kat. = Katamnese.	Vorg. = Vorgeschichte.
Kg = Krankengeschichte.	zw. = zeitweise.
Krhs = Krankenhaus.	ZZ = Zwischenzeit zwischen zwei Krank-
Kl. = Klinik.	heitsanfällen.

I. Einleitung.

Wer das Bemühen, Krankheitseinheiten abzugrenzen, nicht von vornherein
als „Jagd nach einem Phantom", als hoffnunglos ablehnt, der sieht sich doch angesichts der Stockung in der klinisch-psychiatrischen Forschung gezwungen, den
Ursachen dieses Stillstandes nachzugehen und neue Wege zum Vorwärtskommen
zu suchen. Wie kommt es, daß pathogenetisch einheitlichen Krankheitsvor-
gängen klinisch die allerverschiedensten Bilder, pathogenetisch verschiedenen
Leiden aber äußerlich ganz gleichartige Erscheinungen entsprechen können?
In einer Arbeit über „die Erscheinungsformen des Irreseins" geht Kraepelin
diesen Fragen nach. Er führt etwa folgendes aus: Krankheitsvorgänge werden
zunächst nur allereinfachste Wirkungen haben: Zerstörung, Lähmung, Reizung
oder Hemmung ausgedehnter oder umgrenzter Hirnteile und als deren unmittelbare Folgen Ausfall, Unzulänglichkeit, Erschwerung oder Erleichterung
dieser oder jener seelischen Leistungen, Reizerscheinungen, Erregungs- oder
Stuporzustände, ferner vielleicht noch Stimmungsänderungen verschiedener Färbung. Die Ausfüllung dieser allgemeinen Umrisse entstammt den in der Persönlichkeit des Erkrankten gelegenen Vorbedingungen. Diese letzteren vermögen
nun unter Umständen die äußeren Krankheitserscheinungen so zu gestalten,
daß das Wesen des zugrunde liegenden Krankheitsvorganges darunter verschwindet. Um mit Birnbaum zu reden: das Pathoplastische verdeckt in vielen Fällen
den pathogenetischen Vorgang. Abhilfe aus diesen Schwierigkeiten verspricht
die vergleichende Psychiatrie. Allen Versuchen jedoch, den pathoplastischen
Einfluß dieser in der Persönlichkeit des Erkrankten gelegenen Vorbedingungen
festzustellen, muß die Umgrenzung der Krankheitsvorgänge vorangehen. Auf
dieser Grundlage wird es dann gelingen, die Bedeutung von Geschlecht, Lebensalter, Volks- und Berufsart, Klima, allgemeinen und persönlichen Lebensverhält-
nissen, vor allem aber der in der Erbanlage gegebenen besonderen Bedingungen
zu erforschen.

Daneben aber hat man nach Kraepelin noch mit der weiteren sehr wichtigen
Tatsache zu rechnen, daß eine große Reihe von Krankheitserscheinungen ihren
Ursprung in allgemein vorgebildeten Einrichtungen des Menschen nimmt und
in gleicher Form durch die verschiedensten krankmachenden Einwirkungen hervorgerufen werden kann. Darin vor allem ist die Quelle der Schwierigkeiten für
die Erkennung der Krankheitsvorgänge gelegen. Zwar darf man annehmen, daß
im allgemeinen einem bestimmten Leiden dieselben Äußerungsformen entsprechen, „nicht weil die Krankheitsvorgänge sie unmittelbar hervorrufen, sondern weil sie erfahrungsgemäß die Bedingungen schaffen, die für das Zustandekommen dieser Erscheinungen günstig sind"; jedoch ist anzunehmen, daß ein
Krankheitsvorgang mitunter auch Bedingungen für das Auftreten einer sonst

ungewöhnlichen Äußerungsform entstehen läßt. „Wir dürfen die Krankheitserscheinungen mit den verschiedenen Registern einer Orgel vergleichen, die je
nach Stärke oder Ausdehnung der krankhaften Veränderungen in Betrieb gesetzt werden und nun den Äußerungen dieses Leidens ihre eigenartige Färbung
geben, ganz unabhängig davon, durch welche Einwirkungen das Spiel ausgelöst
wurde."

Kraepelin scheidet zwischen drei Hauptgruppen derartiger Register, von
denen die erste durch die delirante, paranoide, emotionelle und triebhafte, die
letzte durch die enzephalopathische, oligophrene und spasmodische, die mittlere
durch die schizophrene, vielleicht auch die sprachhalluzinatorische Äußerungsform gebildet werde, und führt aus, daß die weniger tiefgreifenden Störungen
der ersten Gruppe sich wohl untereinander, sonst aber höchstens noch mit
solchen der zweiten Gruppe verbinden, während man bei der zweiten gelegentliche
Beimischungen aus beiden anderen Gruppen erwarten dürfe.

Gegen Ende seiner Ausführungen wendet Kraepelin sich der Besprechung
eines Schmerzenskindes der klinischen Psychiatrie zu, der Abgrenzung von
manisch-depressivem Irresein (mdI) und Dementia praecox (Dp). Die Tatsache, daß der schizophrene Prozeß häufig unter emotionellen Formen verlaufe,
den zirkulären Phasen andererseits, wenn auch seltener, eine schizophrene Färbung eigne, könne man von der Annahme aus begreifen, „daß die emotionelle
und die schizophrene Äußerungsform des Irreseins an sich nicht den Ausdruck
bestimmter Krankheitsvorgänge darstellen, sondern lediglich die Gebiete unserer Persönlichkeit anzeigen, in denen sich jene abspielen." Unter diesem Gesichtspunkt sei es auch verständlich, daß eine das Gefüge der Persönlichkeit nie
zerstörende Krankheit, wie das mdI, nur ausnahmsweise in tiefere Schichten
hineingreife, während der zerstörende Krankheitsvorgang der Dp erregende
und hemmende Wirkungen aller Art ausübe.

Auf jeden Fall werde man sich an den Gedanken gewöhnen müssen, daß
„auf diesem Gebiete Überschneidungen vorkommen, die auf dem Ursprung der
Krankheitserscheinungen aus gegebenen Vorbedingungen beruhen. Ob dabei
lediglich die allgemeinen Einrichtungen der menschlichen Persönlichkeit und
damit die Ausbreitung der krankhaften Veränderungen maßgebend sind, oder
die Erbanlagen, die bestimmte Gebiete für die Krankheitsreize zugänglicher
machen", will Kraepelin dahingestellt sein lassen. Unter Hinweis auf die
Erfolge der Abgrenzung von Epilepsie und Hysterie bezeichnet er endlich als die
Wege, die man in schwierigen Fällen einschlagen müsse, die Verfolgung des Verlaufs und Ausganges, die Würdigung der Gesamtpersönlichkeit der Erkrankten
und die Erforschung der Erblichkeitsbeziehungen.

Kraepelins Ausführungen umreißen wohl am weitesten den Problemkreis,
in dem die augenblickliche klinische Erforschung sich zu bewegen hat. In ihren
Rahmen sind auch die folgenden Untersuchungen gestellt, welche die zuletzt
von Kraepelin berührte Frage nach der Abgrenzung von manisch-depressivem
Irresein und Dementia praecox von einem engen Ausgangspunkt aus aufgreifen.
Es kann sich hier offenbar nicht mehr um ein Eingreifen in den Kampf handeln,
den vor einem Jahrzehnt Urstein vor allem gegen Wilmanns führte; d. h.
es wird hier nicht mehr gefragt, ob katatone Symptome immer das Vorliegen einer
zu endgültiger Verblödung führenden Schizophrenie beweisen — diese Frage

kann wohl als durch vielfältige allgemeine Erfahrung mit Wilmanns gegen Urstein entschieden gelten. Vielmehr soll an einem großen gesicherten Material zunächst die rein statistische Bedeutung katatoner Erscheinungen bei zirkulären Erkrankungen aufgezeigt werden. Dann aber wollen wir vor allem den Versuch unternehmen, wenigstens soweit als möglich den Bedingungen nachzugehen, unter denen manisch-depressive Psychosen ins Schizophrene hinüberschillern. Dabei hoffen wir, auch einige differentialdiagnostische Gesichtspunkte zu gewinnen.

Wollen wir auf tragfähigen Grundlagen bauen, dann müssen wir von gesicherten Fällen ausgehen; und da wir über die Bedeutung der Erblichkeit und Persönlichkeit ganz Bestimmtes noch nicht wissen, bleibt uns bei der Auswahl unserer Beobachtungen nichts übrig, als den Verlauf und vor allem den Ausgang, als das immer noch sicherste Kriterium für die Zuordnung, heranzuziehen. Wir müssen uns also auf Fälle stützen, deren Ausgang wir übersehen.

Schon hier ergeben sich aber große Schwierigkeiten. So gut im allgemeinen die Richtung der Prognose als feststehend betrachtet werden kann, so haben wir doch damit zu rechnen, daß weder jeder Fall von mdI heilt, — vor allem geben v. Hoesslin und Walker eine große Zahl ungeheilter Fälle an — noch daß jede Erkrankung an Dp zu einem greifbaren Schwächezustand führen muß.

Im einzelnen sind wir für die Ausgänge des mdI nur teilweise leidlich, im übrigen aber ganz unvollkommen unterrichtet. Verhältnismäßig am besten kennen wir noch die chronisch-manischen Zustände, für die vor allem Schott eingehendere Angaben macht. Nach seinen Ausführungen sind die betreffenden Endzustände ausgezeichnet durch das Fortbestehen der kennzeichnenden manischen Züge und das Fehlen aller für Dp charakteristischen Erscheinungen bei einer gewissen „moralischen Depravation". Bemerkenswerterweise wendet Nitsche ein, daß man zunächst nicht berechtigt sei, diese vermeintlichen Endzustände als dauernd aufzufassen, da man noch nach langen Jahren Heilungen erleben könne. Dafür sprechen in der Tat eine Reihe von Beobachtungen aus der Literatur, so vor allem ein Fall von Giraud, der nach weit mehr als einem Jahrzehnt zur Heilung kam, ein Umstand, der gut die Unsicherheit auch auf diesem bestbekannten Gebiete der Ausgänge des mdI dartut.

Wie es chronische Manien gibt, so kommen anscheinend ebenso chronisch melancholische Zustände vor (Kraepelin, Hübner, Gaupp). Auch hier sind Zweifel möglich, wie die nicht sehr seltenen Beobachtungen von Spätheilungen beweisen (Kreuser, Chatelain, Petrén, Dreyfus).

Kraepelin spricht ferner von einer Gruppe von Fällen, bei denen sich das psychische Siechtum in dauerndem, unvermitteltem Schwanken zwischen weinerlicher Ängstlichkeit und kindischer Heiterkeit kundgibt. Auch daß gewisse Mischzustände in ein eigenartig gefärbtes Siechtum ausgehen können, hält Kraepelin für möglich, wenngleich er noch weitere Nachforschungen für notwendig erachtet.

Stransky macht darauf aufmerksam, daß bei manchen Fällen in den späteren Intervallen „jene degenerativen psychisch-nervösen Charakterzüge, die ja bei vielen Kranken auch intervallär manifest sind, sich nach und nach immer stärker markieren". — Er spricht von einem „Seichter- und Diffuser-werden des Denkens und Strebens" und ferner von einer Gruppe von Fällen, die mit ihrer

„leichten Stumpfheit und affektiven Verarmung in geistiger Beziehung hart an die psychische Invaliditätsgrenze herankommen". Endlich erwähnt er noch Ausgänge von besonders auf dem Boden zerebraler Herdaffektionen entstehenden Fällen, die er direkt als Schwachsinn kennzeichnet.

Nach alledem muß man also mit gewissen Schwächezuständen rechnen, auch abgesehen von jenen, die auf der Grundlage sekundärer Arteriosklerose und seniler Veränderungen beruhen. Als charakteristisch für sie kann lediglich gelten, daß sie des öfteren gewisse Züge aus den akuten Krankheitsbildern übernehmen. Vielfach geht ihnen aber jede besondere Eigenart ab. Zweckmäßig wird man deshalb vorläufig alle Fälle ausscheiden müssen, die zu einem ausgesprochenen Schwächezustand geführt haben, wenn dieser nicht eben durch die Hinübernahme von Zeichen aus den akuten Krankheitszeiten eine besondere Färbung trägt, oder aber Verlauf, Persönlichkeit und Erblichkeit keine andere Zuordnung erlauben. Stets wird man mit möglichster Vorsicht vorzugehen haben.

Kann man darnach einigermaßen die Schwierigkeiten, soweit sie durch die Endzustände des mdI gegeben werden, vermeiden, so stellt uns die Ungewißheit in der Prognose der Dp vor ungleich gefährlichere Aufgaben. Kraepelin meint, daß man die Möglichkeit vollständiger und dauernder Heilungen nicht von vornherein leugnen dürfe; ihm schließen sich die allermeisten anderen Forscher an, während demgegenüber Bleuler betont, daß er noch keinen Schizophrenen entlassen habe, bei dem er nicht noch deutliche Zeichen der Krankheit habe sehen können; nur bei ganz wenigen habe er diese Zeichen eigentlich suchen müssen. Im allgemeinen läßt sich nur so viel sagen, daß die allgemeine Richtung der Prognose nach einer spezifischen Art von Verblödung hin feststeht, daß es aber im einzelnen Falle große Schwierigkeiten machen kann, festzustellen, ob nach dem Ablauf einer akuten Psychose irgendwelche Defekte bestehen oder nicht. Wilmanns meint, daß viel zu viele leichte Defekte diagnostiziert und durch die besonderen Untersuchungsbedingungen vorgetäuscht werden. Einzelne Untersucher, wie vor allem Zendig, fanden bei der Nachuntersuchung eines großen Materials auffallend viele Heilungen. Doch ist es sicher verfehlt, sich Zendigs Meinung anzuschließen, es habe sich dabei vorwiegend um Fehldiagnosen gehandelt (von den Zendigschen Heilungen sind sicher einige, die wir nachprüfen konnten, keine Fehldiagnosen gewesen); im wesentlichen wird es vielmehr Geschick des einzelnen Untersuchers sein, ob er Defekte findet oder nicht.

Die ganze Frage wäre freilich müßig, wenn es nur darauf ankäme, sichere, repräsentative Fälle von Dp zu finden; Schwierigkeiten entstehen aber da, wo es gilt, nicht einen oder den anderen Fall von Dp in die Gruppe der Md aufzunehmen. Gerade diejenigen Fälle von Schizophrenie nämlich, die wegen ihrer ganzen Verlaufsart anfänglich am allerleichtesten mit mdI verwechselt werden können, geben zum Teil bekanntlich eine auffällig gute Prognose, nämlich die periodischen und die zirkulär verlaufenden Katatonien. Besonders unter den 1900 von Müller zusammengestellten Fällen von periodischer Katatonie scheinen eine ganze Reihe nach den ersten Anfällen, wenn überhaupt, so nur ganz geringe Schwächesymptome aufgewiesen zu haben. Müller weist ferner darauf hin, daß während Dezennien sich sehr häufig wiederholende Anfälle mitunter ganz ohne Einfluß auf den chronischen Zustand sind.

Gerade dieser letztere Punkt muß uns noch vorsichtiger machen. Daß wir aber dennoch die Schwierigkeiten nicht überschätzen dürfen, lehrt uns wohl am besten das von Urstein sorgfältig ausgelesene und ausführlich mitgeteilte Material seiner zweiten großen Monographie. Bei diesen unter md Erscheinungen verlaufenden Fällen finden wir wohl im allgemeinen die Bestätigung dafür, daß gerade zirkuläre Fälle eine relativ gute Prognose bieten. Auf der anderen Seite aber kann ebenso wie Urstein jeder andere Psychiater wohl schon beim ersten Anfall, mit Bestimmtheit aber in einem der folgenden, die richtige Diagnose keinesfalls mehr verfehlen. Man wird also, um sicher zu gehen, möglichst alte Fälle mit möglichst zahlreichen Anfällen als Probanden wählen müssen, will man der Gefahr, sich etwa in der Zuordnung zu vergreifen, entgehen.

Zusammenfassend lassen sich folgende Forderungen für die Auswahl eines einwandfreien Untersuchungsmateriales aufstellen:

Es müssen naturgemäß alle Fälle fortfallen, die, bei genauer Prüfung, nach Ablauf der akuten Symptome irgendein für Dp kennzeichnendes Symptom zurückbehalten haben oder auch nur leise Anzeichen eines Persönlichkeitszerfalles darbieten. Auszuscheiden sind auch zunächst alle nicht näher charakterisierten Schwächezustände. Einmalige Anfälle, selbst wenn sie in einwandfreie Heilung ausgehen, sind nicht heranzuziehen. Zur Erhöhung der Sicherheit sollen nur solche Kranke berücksichtigt werden, die mindestens 40 Jahre alt sind. Bei in irgendeinem Krankheitsabschnitt schizophren gefärbten Fällen muß eine möglichst große Anzahl von Anfällen unverdächtiger Art und eine mindestens über 10 Jahre während Beobachtungszeit vorhanden sein. Daß zunächst überhaupt nur solche Kranke als Man-depr. bezeichnet werden sollten, die, wenn sie atypische Phasen zeigen, daneben auch noch kennzeichnende manische oder depressive Anfälle erkennen lassen, ist wohl selbstverständlich.

Tritt man unter Berücksichtigung der genannten Leitsätze an die Sammlung eines geeigneten Materials heran, dann wird man von vornherein gewisse Unvollkommenheiten der Krankenbeschreibung mit in Kauf zu nehmen haben. Vor allem das Alter der Patienten bringt es mit sich, daß vielfach die ersten Anfälle in eine Zeit fallen, in der die Kenntnis der beiden voneinander abzugrenzenden Krankheiten entweder noch nicht bestand oder noch recht mangelhaft war. So wird sich die Bezeichnung der gefundenen Erscheinungen in den herbeigeholten Krankenpapieren oft nicht mit den jetzigen decken. Viele mangelhaft beobachtete oder sichtlich nach bestimmten Lehrmeinungen abgefaßte Krankengeschichten werden auszuscheiden sein. In den meisten Fällen endlich wird gerade eine in die Einzelheiten gehende Besprechung jener Erscheinungen, deren nähere Kenntnis für eine Differentialdiagnose unumgänglich notwendig ist, nicht erfolgt sein. Hieran ist unsere ursprünglich gestellte Aufgabe, die Differentialdiagnose selbst zu bearbeiten, auch wesentlich gescheitert. Auf der anderen Seite aber ergeben sich aus dem Material wieder gewisse Vorteile. Der Blick ist zu jenen Zeiten noch nicht durch die jetzigen Lehrmeinungen getrübt, die Darstellung nicht verflacht. Im übrigen haben wir, ebenso wie viele andere Untersucher, die Erfahrung machen können, daß nicht wenige alte Krankengeschichten an Schärfe und Liebe der Beobachtung diejenigen übertreffen, die man aus der neuesten Zeit in die Hand bekommt.

Die Sammlung unseres Materials geschah zunächst nach Grundsätzen, die mit der jetzigen Aufgabestellung nur mittelbar zusammenhängen. Wir suchten an der Hand der bekannten klinischen Zählkarten (s. Kraepelin, Die Erforschung psychischer Krankheitsformen) alle als Manie diagnostizierten Bilder aus den ersten sieben Jahren seit dem Bestehen der Klinik (1904) heraus und erhoben zunächst schriftliche, dann nach Möglichkeit auch mündliche Katamnesen. Fehlende frühere oder spätere Krankenpapiere aus anderen Anstalten wurden eingesehen und vielfach durch Herbeiholung von Polizei-, Gerichtsakten usw. ergänzt. Soweit vorhanden, wurde auch das in der genealogischen Abteilung der Forschungsanstalt angesammelte ungemein sorgfältige Material verwendet, das mir Herr Professor Rüdin in liebenswürdiger Weise zur Verfügung stellte. In Anstalten untergebrachte Kranke suchte ich, soweit nicht allzugroße Reisen damit verbunden waren, auf. Durch die Güte der Herren Direktoren war es mir so möglich, zahlreiche Fälle in den Anstalten Eglfing, Haar, Gabersee, Deggendorf, Mainkofen, Regensburg, Kaufbeuren und Irsee zu untersuchen.

Viele der schriftlichen Katamnesen ließen naturgemäß ein einwandfreies Urteil nicht zu; die betreffenden Fälle wurden ausgeschieden. Herangezogen wurden nur Kranke, bei denen auch ohne Katamnese die Sachlage an sich eine klare war und die Katamnesen höchstens eine weitere Bestätigung bedeuteten. Manche Patienten mit unsicheren Katamnesen konnten wir aufsuchen und so diagnostisch klären.

Im ganzen verkleinerte sich das anfänglich aus Hunderten von Fällen bestehende Material fortlaufend so sehr, daß wir zur Vervollständigung einer runden Zahl von Beobachtungen noch auf eine Reihe solcher Kranker zurückgreifen mußten, die vor und nach der erwähnten Zeit manische Zustandsbilder dargeboten hatten, innerhalb der genannten sieben Jahre aber nicht krank waren oder andere Syndrome zeigten.

Im Verlaufe der Untersuchungen wurde es ferner gelegentlich notwendig, auch noch andere, nicht alle unsere Vorbedingungen erfüllende Krankengeschichten heranzuziehen. Darüber wird im jeweiligen Zusammenhang berichtet. Das zur statistischen Bearbeitung herangezogene Material ist jedoch bis zu einem gewissen Grade „repräsentativ", insofern als für die Auswahl des weit überwiegenden Teils der Kranken die oben gegebenen Gesichtspunkte maßgebend waren. Es müssen darnach zwar „periodische Melancholien" fehlen, „periodische Manien" in einer geringen Überzahl vorhanden sein. Da wir aber auch solche Beobachtungen heranzogen, die nur in einem vorübergehenden Abschnitte ihrer ganzen Erkrankung manisch waren, haben wir doch im ganzen ein ziemlich kennzeichnendes Material.

Es konnte nicht ausbleiben, daß eine große Reihe der nach den Zählkarten herausgegriffenen Kranken sich tatsächlich als Schizophrene entpuppten. Diese Fälle bildeten den Grundstock für eine Sammlung von Fehldiagnosen, die wir leicht dadurch vermehren konnten, daß zu gleicher Zeit in der genealogischen Abteilung der Forschungsanstalt eine Bearbeitung des mdI stattfand und auch dabei viele Fälle als Fehldiagnosen geklärt wurden. Die so gesammelten Beobachtungen sollen später als Grundlage für eine wenigstens in den wichtigsten Punkten zu umreißende Differentialdiagnose dienen.

Vorläufige Kennzeichnung des Materials.

Es steht uns nach alldem zur Verfügung eine Sammlung von hundert einwandfreien Fällen von mdI, die in einem Verlaufsabschnitt der Krankheit manisch waren. Hinzukommen hundert sichere Beobachtungen von Dp, die in einem Krankheitsabschnitt als Manie diagnostiziert wurden und nachträglich zur Verblödung bzw. spezifischen Schwächezuständen führten.

Von den Manisch-depressiven war am Ende der Beobachtungszeit der jüngste Fall 40, der älteste 86 Jahre alt. Das durchschnittliche Alter der Kranken beträgt bei Abschluß der Beobachtung 58,6 Jahre. Die durchschnittliche Überblickszeit, d. h. die Zeit vom ersten in der Anstalt beobachteten Anfall bis jetzt bzw. bis zum Tode berechnet sich auf nahezu 21 Jahre. Nur in 10 Fällen, die durch einwandfreie Anamnesen mit sicheren zirkulären Symptomen gekennzeichnet sind, beträgt die Überblickszeit weniger als 10 Jahre. Die durchschnittliche Zahl der zur Beobachtung gelangten Anfälle ergibt mehr als 7, in Wirklichkeit erheblich mehr, da in einer ganzen Reihe von periodisch manischen oder zirkulären Erkrankungen die tatsächliche Zahl der Anfälle nicht berechnet werden konnte. Bei zwei unten besonders zu nennenden Kranken gelangte nur ein Anfall zur Anstaltsbeobachtung.

Die in Abb. 1 enthaltene Verteilung der ersten Anfälle auf die einzelnen Altersstufen entspricht annähernd jener, die Kraepelin in seinem Lehrbuch gibt. Wenn in unserer Übersicht eine Zunahme der Erkrankungen um die Zeit der Rückbildung herum fehlt, so läßt sich dies wohl aus dem Umstande erklären, daß für uns die einmaligen Melancholien ausfallen, die bei der Zusammenstellung Kraepelins wahrscheinlich eine große Rolle gespielt haben dürften.

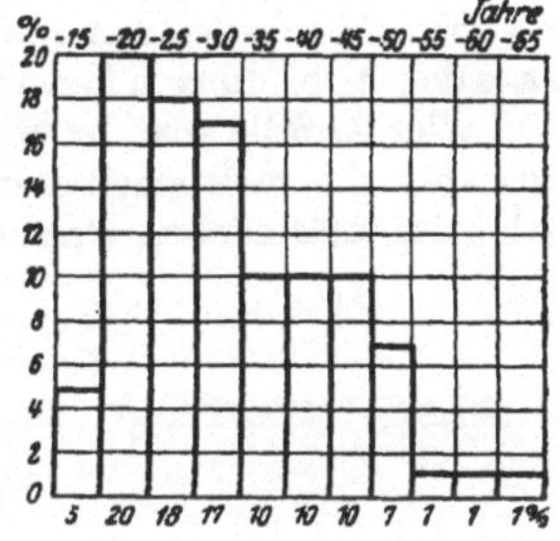

Abb. 1. Verteilung der ersten Anfälle auf die einzelnen Altersstufen (100 Fälle).

Erheblich weicht die in Abb 2. vorgenommene Verteilung der beobachteten 700 Anfälle nach ihrer Färbung für die einzelnen Lebensjahrfünfte von der entsprechenden Figur Kraepelins (254) dadurch ab, daß die manischen Anfälle stark überwiegen, während die Melancholien und Mischzustände, von denen wir nur wohl ausgeprägte Formen berücksichtigt haben, zurücktreten. Wir finden 51,4% Manien, 27,9% Melancholien und 20,7% Mischzustände. Wir haben in dieser Verteilung wohl den Ausdruck der Tatsache zu sehen, daß wir bei der Auswahl unseres Materials von manischen Anfällen ausgegangen sind. Es läßt sich daraus schließen, daß Kranke, die einmal manisch waren, die Neigung haben, immer wieder unter manischen Erscheinungen zu erkranken.

Auch bei unserem einseitig ausgewählten Material wird jedoch erkennbar, wie

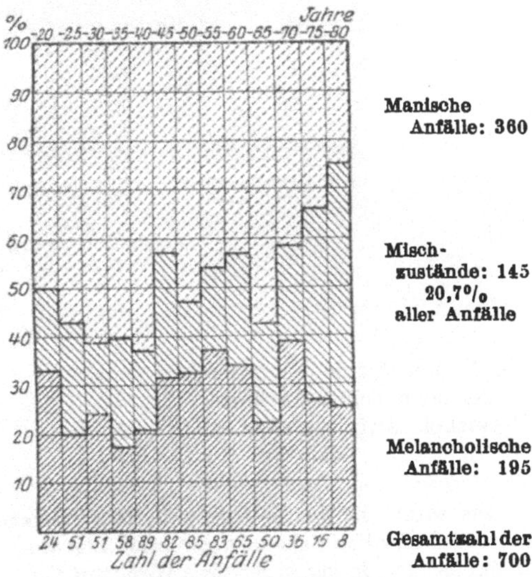

Abb. 2. Verhältnis der manischen zu den melancholischen Anfällen:

Vor dem 40. Lebensjahr: 2,8 : 1
Nach dem 40. Lebensjahr: 1,3 : 1.

mit zunehmendem Lebensalter die Manien an Bedeutung verlieren, während die melancholischen Erkrankungen gewinnen. Besonders nach dem 40. Lebensjahre macht sich eine starke Zunahme der melancholischen Erkrankungen bemerkbar, die, mit einer Unterbrechung, bis zum 70. Lebensjahre andauert. In den letzten Lebensjahrfünften überwiegen dann die Mischzustände. Doch sind hier, wie auch beim ersten berücksichtigten Jahrfünft, die Gesamtanfallszahlen so klein, daß die Verteilung wohl unter Zufälligkeiten zu leiden hat.

Scheidet man die Anfälle in solche vor und solche nach dem 40. Lebensjahr, so ergibt sich, daß

vor dem 40. Lj. die Manien 59,7%, nach dem 40. Lj. die Manien 46,1%,
„ „ 40. „ die Melanchol. 21,2%, „ „ 40. „ die Melanchol. 32,1%,
„ „ 40. „ die Mischzust. 19,1%, „ „ 40. „ die Mischzust. 21,8%

der in jeder Gruppe beobachteten Anfälle ausmachen. Das Verhältnis der Zahl der melancholischen zu jener der manischen Anfälle vor dem 40. Lj. beträgt 1:2,5, nachher 1:1,3.

Die beiden folgenden Abbildungen. lassen erkennen, daß für die beiden Geschlechte nennenswerte Unterschiede bestehen. Während bei den Männern das Verhältnis der Zahl der Manien zu jener der Melancholien 2,1:1 beträgt, ist es bei den Frauen nur 1,7:1. Mischzustände sind bei den Frauen erheblich häufiger als bei den Männern, wie aus den Abbildungen hervorgeht. Sie machen bei den Frauen 26,2%, bei den Männern nur 11,5% aller Anfälle aus. Im übrigen gilt für beide Geschlechter, daß mit dem zunehmenden Lebensalter die melancholischen Erkrankungen häufiger werden. Dies ist in unserem Material beim männlichen Geschlecht etwas deutlicher ausgeprägt als beim weiblichen.

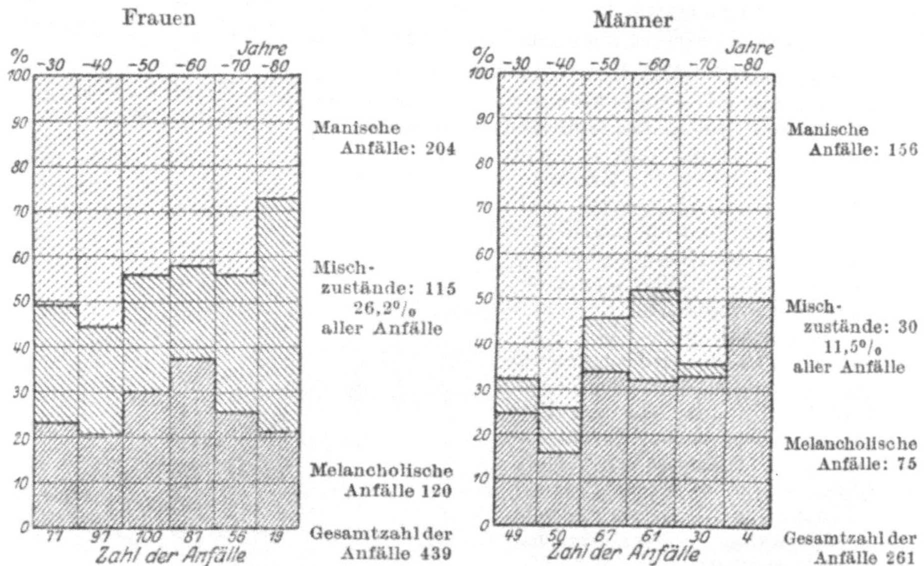

Abb. 3. Verhältnis der manischen zu den melancholischen Anfällen = 1,7 : 1
Melanchol. Anf. vor dem 40. Lj. 2,4 : 1
„ „ nach dem 40. Lj. 1,4 : 1

Abb. 4. Verhältnis der manischen zu den melancholischen Anfällen = 2,1 : 1
Melanchol. Anf. vor dem 40. Lj. 3,5 : 1
„ „ nach dem 40. Lj. 1,6 : 1

Die wohl mit der Neigung zu trüber Lebensauffassung zusammenhängende Zunahme der melancholischen Erkrankungen zeigt sich auch deutlich, wenn man die Stimmungsfärbung der Mischzustände ins Auge faßt. Während vor dem 40. Lj. die unter heiterer Verstimmung einhergehenden Mischzustände annähernd ebenso häufig sind als jene mit trauriger oder gereizter Verstimmung, sind die letzteren nach dem 40. Lj. etwa 5 mal so häufig als die ersteren. Vor allem die mit Nörgeln und Gereiztheit verbundenen Formen wachsen beträchtlich an.

Auch in der Zunahme hypochondrischer Vorstellungen mit wachsendem Lebensalter drückt sich die allmählich sich vollziehende Wandlung der Stimmungslage aus. Bis zum 40. Lj. lassen nur 6 Anfälle stärkere hypochondrische Erscheinungen hervortreten; nach dem 40. Lj. dagegen finden wir 18 in ausgeprägtem Maße hypochondrisch gefärbte Phasen. Dabei ist die letztere Zahl noch erheblich zu klein, da wir vielfach hypochondrische Vorstellungen sich über lange Krankheitsverläufe hinschleppen und eine Reihe von Einzelanfällen überdauern sehen, während wir sie jeweils nur 1 mal ausdrücklich vermerkten.

Anfälle mit stärkeren paranoiden Erscheinungen haben wir im ganzen 55 gefunden, davon vor dem 40. Lj. nur 12, nachher die übrigen 43. Einen sehr großen Raum nehmen hierunter besonders die Altersstufen vom 40. bis zum 55. Lj. ein. In diese Zeit fallen allein 24 Anfälle, die paranoid gefärbt sind.

Die jüngeren Altersstufen zeichnen sich dagegen aus durch ihre größere Neigung zu Zuständen, die mit Bewußtseinstrübung verlaufen. So zählen wir Krankheitsbilder von amentiaähnlicher Natur vor dem 40. Lj. 25, nachher nur 9. Rechnet man auch alle anderen unter stärkerer Bewußtseinstrübung verlaufenden Anfälle hinzu, so scheinen die höheren Lebensalter wieder eine größere Beteiligung zu zeigen: wir finden dann 32 Anfälle vor, 20 Anfälle nach dem 40. Lj. In dieser Verteilung macht sich die Neigung des Greisenalters zu Verwirrtheitszuständen, allerdings mehr vorübergehender Natur, bemerkbar. Ausgeprägtere hysteriforme Störungen endlich (Dämmerzustände, Anfälle, phantastische delirante Erlebnisse, Globus usw.) haben wir vor dem 40. Lj. 19 mal, später nur 4 mal vermerkt.

Betrachten wir endlich die Färbung der ersten Anfälle, so erhalten wir die folgende Tabelle:

Von den ersten Anfällen waren	Insges.	Frauen	Männer
Manien	52%	44,7%	61,4%
Melancholien	22%	24,9%	18,2%
Mischzustände	26%	30,4%	20,5%

Besonders bemerkenswert ist hierbei die große Bedeutung der Mischzustände, die bei beiden Geschlechtern erheblich häufiger auftreten als in den späteren Anfällen.

Erwähnt soll schließlich noch werden, daß 14 erste Anfälle unter amentiaähnlichen Bildern verlaufen sind.

Das durchschnittliche Alter der von uns gesammelten Schizophrenen beträgt 43 Jahre, die Überblickszeit etwa 16 Jahre. Nähere Angaben werden im jeweiligen Zusammenhang gemacht werden.

II. Ergebnisse.

A. Allgemeines.

Bevor wir einen Überblick über unsere Befunde geben, müssen wir kurz bezeichnen, was wir unter katatonen bzw. schizophrenen Symptomen verstehen wollen. Als solche gelten uns zunächst die zuerst von Kahlbaum beschriebenen eigentlichen katatonen Willensstörungen, voran der Negativismus, dann die Stereotypien, Manieren, die Befehlsautomatie und die Echosymptome, die Katalepsie, die hyperkinetischen und Stuporzustände, schließlich mit Bleuler die Automatismen und impulsiven Handlungen. Wir nehmen ferner hinzu die der Dp eigentümlichen Affektstörungen, vor allem die Affektlosigkeit, auf die Kraepelin großen Nachdruck legt. Dazu kommen die unter dem Einfluß von Bleuler immer mehr Bedeutung beanspruchenden, von ihm eingehend gewürdigten schizophrenen Assoziationsstörungen. Endlich nehmen wir noch unter die Erscheinungen, die uns zunächst beschäftigen sollen, die Halluzinationen hinein, insbesondere die akustischen, die in innigen Beziehungen zu der Dp zu stehen scheinen.

In der folgenden Übersicht haben wir unter Berücksichtigung aller zur Verfügung stehenden Krankenberichte für die einzelnen Symptome vermerkt, bei wie vielen Kranken sie festgestellt wurden. Dabei blieb uns nichts übrig, als die in den Krankengeschichten (Kg) zu findenden Bezeichnungen zu verwenden, wenn uns nicht eine eingehendere Darstellung erlaubte, die beschriebenen Erscheinungen selbst einzuordnen. Vielfach lassen leider die Krankenberichte eine nähere Beurteilung nicht zu. Abgesehen davon kann naturgemäß manchmal nicht entschieden werden, ob das von uns in der Übersicht verwertete Symptom wirklich einem schizophrenen geglichen hat. — Wir wissen ja, daß Stereotypien in ängstlichen Erregungen auftreten und dann nichts im Sinne der Dp Verdächtiges bedeuten. Manieren können von Leuten nachgeahmt werden, die sich aufspielen wollen. Ja selbst der Negativismus wird bei affektiven Einstellungen wie Mißtrauen, Angst unter Umständen täuschend nachgeahmt. Unsere nun folgende Übersicht muß deshalb mit Zurückhaltung betrachtet werden.

Die Auszählung unserer Tabellen ergibt folgende Häufigkeitsverhältnisse. Es fanden sich:

1. Schwere, im Sinne der Dp verdächtige assoziative Störungen bei 52 Fällen,
    darunter Gedankendrängen, Gedankenentzug je ... „ 1 „
2. Halluzinationen .... „ 48 „
    darunter Gehörshalluzinationen .... „ 32 „
    ferner fragliche Halluzinationen .... „ 14 „
3. Affektlosigkeit .... „ 12 „
4. Negativismus .... „ 13 „
5. Stereotypien .... „ 36 „
6. Manieren .... „ 37 „
    Grimassieren, läppisches Benehmen je .... „ 23 „
7. Katalepsie .... „ 5 „
8. Befehlsautomatie, Echosymptome .... „ 8 „
9. Stuporzustände .... „ 18 „
10. Hyperkinetische Zustände .... „ 15 „
11. Automatismen .... „ 2 „
12. Impulsive Handlungen .... „ 36 „
    ferner starkes Schmieren, Urintrinken, Kotessen .. „ 33 „

Frei von allen katatonen Willensstörungen erwiesen sich während aller zur näheren Kenntnis gelangten Anfälle ihrer Krankheit nur 24 Kranke. Lediglich in 8 Krankheitsverläufen zeigte sich keine der oben angeführten Erscheinungen. Während viele Patienten die genannten Symptome nur in Andeutungen und vorübergehend in einem ihrer Anfälle zur Darstellung brachten, wiesen nicht wenige Beobachtungen eine ganze Reihe von katatonen Zeichen nebeneinander auf, manche ausgesprochen katatone Zustandsbilder, die über lange Zeiten andauerten. Weitere, ins Einzelne gehende Zahlenangaben will ich vermeiden, da die oben angeführten Daten nur von sehr bedingtem Werte sind. Schon die Grundlagen, auf denen sie ruhen, sind ja nicht allzu tragfähig.

Es erscheint z. B. ganz zweifellos, daß erheblich mehr als 5 bzw. 4 Fälle Katalepsie oder Befehlsautomatie dargeboten haben dürften, da früher und wohl auch jetzt häufig überhaupt nicht nach diesen wenig kennzeichnenden Erscheinungen gefahndet wurde. Gleiches gilt vermutlich für den Negativismus, vor allem die weniger auffallenden Formen des „inneren" Negativismus, für Manieren, Sperrung, Affektlosigkeit, vielfach auch für impulsive Handlungen. Auf der anderen Seite werden wir wohl zu oft Bemerkungen über konfuses, zerfahrenes, zusammenhangsloses, gänzlich unverständliches Reden, verschrobene Redewendungen und dergl. hören, da man sich wahrscheinlich nicht selten kaum die Mühe genommen haben wird, den Gedankengängen der Kranken die notwendige Aufmerksamkeit zu schenken. Es ist mir andererseits wiederholt bei dem Aufsuchen von Patienten, die nach der Krankheitsgeschichte als einwandfreie Manisch-depressive erachtet werden mußten, vorgekommen, daß ich eine ausgesprochene Zerfahrenheit fand, ohne daß darüber auch nur der leiseste Vermerk in der Krankengeschichte vorhanden war. Dies kennzeichnet deutlich die Unsicherheit unserer Zahlenangaben, wenn auch unsere Urteile zum großen Teil auf genauen stenographischen Nachschriften in den Krankenpapieren beruhen. Eine gleiche Zurückhaltung, wie gegenüber den Angaben über Denkstörungen, ist für die Vermerke über Halluzinationen am Platze. Auch bei den 14 als fraglich bezeichneten Fällen wurde ausdrücklich über Halluzinationen berichtet; die ganze Art der Krankheitsbeschreibung aber ließ darauf schließen, daß es sich wohl nicht um echte Halluzinationen gehandelt haben dürfte.

So wie bei den besonders angeführten Erscheinungen wird es wohl auch mit allen anderen sein, ohne daß ich näher darauf einzugehen brauche. Auf jeden Fall bekommen wir aus der Tabelle ein durch alle möglichen Unsicherheiten belastetes, viel zu unklares Bild, als daß wir uns treffende Vorstellungen von den tatsächlichen Verhältnissen machen könnten. Wenn danach die Übersicht ohne jeden Anspruch, Bindendes zu geben, lediglich zur vorläufigen Orientierung dienen soll, so läßt sich doch nicht verkennen, daß katatone Erscheinungen bei Zirkulären, wenn man deren ganzes Leben überblickt, nicht zu den Seltenheiten gehören.

Etwas weiter als unsere Übersicht hilft uns die Verteilung der unter nicht ganz flüchtigen katatonischen Erscheinungen verlaufenden Anfälle auf die Geschlechter und die einzelnen Altersstufen. Insgesamt haben wir 100 derartige Erkrankungen gefunden, d. i. 14,3% aller Anfälle überhaupt. Dabei ist die Neigung der Frauen, solche Zustände hervorzubringen, etwa ebenso groß, oder doch nur wenig größer als diejenige der Männer (14,4% : 14,2%).

Berücksichtigt man lediglich die ersten Erkrankungen, dann ergibt sich, daß unter diesen die katatonisch gefärbten Anfälle einen viel größeren Prozentsatz ausmachen, nämlich 32. Eine Verteilung nach der Färbung der Anfälle läßt erkennen, daß von den:

manischen Anfällen	13,3%	katatone Züge hervortreten lassen,			
melancholischen „	6,2%	„	„	„	„
Mischzuständen . .	27,6%	„	„	„	„

Von den unter amentiaähnlichen Bildern verlaufenden Erkrankungen endlich zeigen mehr als die Hälfte stärkere katatonische Symptome.

Wir finden in diesen Verteilungen die Bestätigung bekannter Erfahrungen. Wiederholt wurde hervorgehoben, daß Frauen häufiger als Männer katatonische Krankheitserscheinungen darbieten. Wir wissen auch, daß Mischzustände gern schizophrene Krankheitsbilder vortäuschen. Endlich haben wir oben gesehen, daß die ersten Erkrankungen sich besonders oft als Mischzustände darstellen. Die aus unserer Übersicht sich ergebende große Prozentzahl der unter schizophrenieverdächtigen Symptomen einhergehenden ersten Anfälle dürfte für diagnostische Erwägungen nicht ohne Belang sein. Für unsere weitere Darstellung ebenso wie für die Differentialdiagnose ist ferner wichtig, daß die unter dem Bilde einer Amentia verlaufenden Erkrankungen häufig kataton gefärbt sind.

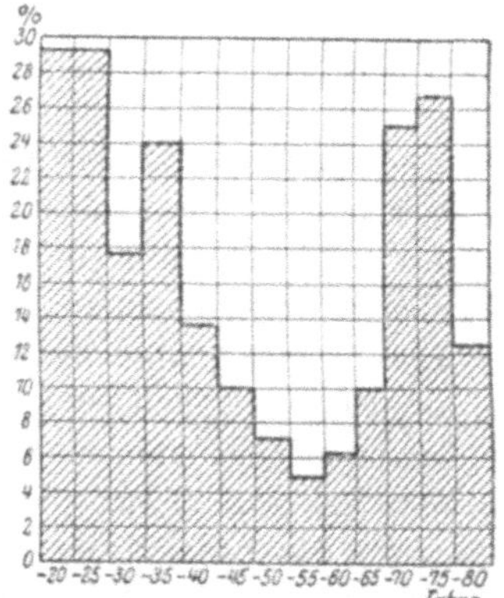

Abb. 5. Prozentzahl der katatonisch gefärbten Anfälle auf die Gesamtsumme der in jedem Jahrfünft überhaupt beobachteten berechnet.

In Abb. 5 haben wir die 100 in Betracht kommenden Anfälle auf die einzelnen Altersstufen verteilt. Wir finden danach auffallend hohe Prozentzahlen solcher Erkrankungen in den ersten Lebensjahrfünften bis zum 35. Lj., dann ein ziemlich rasches Absinken der Prozentzahlen, während im späten Lebensalter ein neues Ansteigen erfolgt. Die Erkrankungen im mittleren Lebensalter haben demnach die geringste Neigung, unter schizophrenen Erscheinungen einherzugehen. Ob unsere Zeichnung ganz den Tatsachen entspricht, läßt sich nicht entscheiden. Bei den ersten und letzten Jahrfünften mögen wegen der kleinen Zahl der Anfälle überhaupt Zufälligkeiten eine Rolle spielen. Auch ist unser Material ein einseitig ausgewähltes. Im ganzen aber dürfte die Verteilung wohl eine allgemeinere Geltung beanspruchen.

Dies wird deutlich, wenn wir jetzt für die verschiedenen Altersstufen die Häufigkeit der einzelnen auffallenden Erscheinungen kurz verfolgen. So finden wir Manieren vorwiegend in der Jugend, bis zum 40. Lj. etwa 4 mal so häufig als in den späteren Altersstufen, ebenso läppisches Verhalten, das in der Mitte des Lebens fast ganz zurücktritt, um erst im höchsten Alter vereinzelt wieder bemerkbar zu werden. Auch die Halluzinationen bevorzugen die jugendlichen Erkrankungen, spielen in der Mitte der Verteilung nur eine sehr geringe Rolle, um im späten Alter noch einmal an Bedeutung zu gewinnen.

Was die Alterserkrankungen auszeichnet, ist besonders ein sehr einförmiges, teilweise den Charakter des Stereotypen annehmendes Verhalten. Danach finden wir bei den Erkrankungen vom 60. Lebensjahre ab etwa 4 mal so häufig Stereotypien als in den früheren Altersstufen. Stürmische Erregungen dagegen von einem sehr einförmigen Bewegungsdrang gehören fast ganz den jugendlichen Erkrankungen an. Nach meinem Material nimmt im höheren Lebensalter auch die Bedeutung von, allerdings oft nur sehr kurzdauernden, Stuporzuständen zu. Es mag dies mit dem Umstande zusammenhängen, daß bei meinen Kranken in der Jugend die manischen Anfälle ein sehr starkes Übergewicht haben. Vielleicht wird man gerade im Hinblick auf Stuporformen bei einem alle Manisch-depressiven ohne Auswahl erfassenden Material anderes finden.

An den angeführten Störungen nehmen die Geschlechter einen bemerkenswert verschiedenen Anteil. Die Frauen überwiegen weit bei den Stuporzuständen und bei den Manieren, weniger bei den Halluzinationen. Läppisches Benehmen und Stereotypien finden sich dagegen in den Erkrankungen der Männer und in denjenigen der Frauen gleich häufig. Dagegen neigen die Männer mehr zu stürmischen Erregungen. Für das Gesichterschneiden, das sich über alle Altersstufen annähernd gleichmäßig verteilt, vielleicht unter geringer Bevorzugung des jüngsten und höchsten Lebensalters, haben nach meinem Material die Frauen eine besondere Vorliebe, besonders anscheinend die älteren, während von den Männern mehr die jüngeren betroffen sind.

Alles in allem ergeben sich also aus unseren bisherigen allgemeinen Betrachtungen eine Reihe von Tatsachen, die unsere Untersuchungen nach bestimmten Richtungen lenken müssen. Unter den Befunden ist wichtig vor allem, daß die Erkrankungen im jüngeren und höchsten Lebensalter, ferner die ersten Anfälle, die Mischzustände und die amentiaähnlichen Erkrankungen eine unverkennbare Neigung zu haben scheinen, eine schizophrene Färbung anzunehmen.

B. Kasuistik.
1. Erbbiologische Ausblicke.

Wenn wir zur Beschreibung einzelner Krankheitsfälle übergehen und jeweils die besonderen Bedingungen für das Auftreten der katatonen Symptome aufzuzeigen versuchen, so soll dies nach einem bestimmten Plan geschehen. Zunächst haben wir ja schon in unseren bisherigen Betrachtungen gewisse Anhaltspunkte gefunden. Dann aber ergeben sich, wenn auch noch keine grundsätzliche Bearbeitung unserer Fragestellung vorliegt, aus den allgemeinen Erfahrungen eine Reihe von Kristallisationspunkten, um die wir unsere Beobachtungen gruppieren können. So erkennt man etwa Psychosen, die in der Pubertät auftreten, eigenartige „puberale" Züge zu; man weiß, daß schwachsinnige Manisch-depressive schizophrene Bilder vortäuschen können usw. Vor allem hat man aber in der letzten Zeit besondere Bedeutung den Einwirkungen spezifischer konstitutioneller, in der Erblichkeit gelegener Momente zugeschrieben. Hiervon wollen wir ausgehen und daran die Betrachtung zunächst der allgemeinen (Alter usw.), dann der besonderen (nebenhergehende Krankheiten usw.) in der Vorgeschichte des Einzelnen gelegenen Bedingungen anschließen.

Pilcz machte unter Hinweis auf v. Wagner 1901 darauf aufmerksam, daß mitunter in Familien, in denen periodische Psychosen zu Hause sind, Geistesstörungen, die ihrem Verlauf nach für gewöhnlich keine Periodizität darbieten, einen exquisit zirkulären oder periodischen Typ erkennen lassen. Seitdem hat man wiederholt derartige Beobachtungen gemacht, und 1910 ist von Berze bei der Besprechung der hereditären Beziehungen der Dp das Augenmerk auf Kombinationen beider Anlagen gelenkt worden, an die man seiner Meinung nach immer denken muß, wenn man bei einem Falle auf differentialdiagnostische Schwierigkeiten stößt. Während nach den früher herrschenden Ansichten die beiden Anlagen zu Dp und mdI einander ausschließen, wird in neuerer Zeit, zuletzt und mit besonderem Nachdruck von Kahn, schon rein theoretisch auf

Grund der Mendelschen Erbregeln gefordert, daß Anlagemischungen vorkommen müssen. Kahn selbst und mit ihm Hoffmann und Kretschmer haben denn auch in jüngster Zeit eine ziemlich große Zahl von Beobachtungen beigebracht, nach denen Kranke mit eigenartigen schizophrenen oder zirkulären Psychosen neben der dem wesentlichen Krankheitsvorgang entsprechenden auch die andersartige Belastung zeigen.

Ob es eigentliche Mischpsychosen gibt, Konstitutionslegierungen, „intermediäre" Konstitutionen anzunehmen sind in dem Sinne, daß beide Anlagen kombiniert pathogenetisch wirksam werden und zu Psychosen führen, die in Symptomatik, Verlauf und Ausgang ein eigenartiges Gepräge tragen, darauf können wir in diesem Zusammenhange nicht näher eingehen. Die theoretische Möglichkeit kann nicht bestritten werden; eine Reihe von Beobachtungen scheint tatsächlich kaum anders erklärt werden zu können; manche von den beschriebenen Krankheitsfällen sind aber in anderer Weise so kompliziert, daß eindeutige Schlüsse mir noch nicht möglich erscheinen. Die ganze Fragestellung ist jedoch für uns von untergeordneter Bedeutung.

Für uns, die wir von klar einzuordnenden Beobachtungen ausgegangen sind, ist dagegen außerordentlich wichtig die Prüfung der ersten Annahme, nach der eine schizophrene Erbanlage, die für gewöhnlich latent erscheint, in manischdepressiven Psychosen pathoplastisch wirksam werden kann. Viele der in der Literatur dargestellten Kgen lassen in der Tat kaum einen anderen Schluß zu. Kahn hat uns auch bei der Besprechung der „schizoiden Reaktionstyps" auseinandergesetzt, wie man sich das Zustandekommen solcher Krankheitsbilder erklären kann.

Sehen wir von manchen u. E. allzuweitgehenden Folgerungen und Vermutungen, die dem Forschungsoptimismus der ganzen Richtung zugute zu halten sind, hier ab, so müssen wir doch die von erbbiologischer Seite selbst wiederholt ausgesprochene Tatsache betonen, daß der statistische Nachweis für die Berechtigung der Annahme noch nicht erbracht ist, und wir müssen gerade angesichts unseres Materials nachdrücklich fordern, daß dieser Beweis, soweit ein solcher bei der großen Schwierigkeit der ganzen Sachlage überhaupt möglich ist, bald geführt werde.

Wenden wir uns unserem eigenen Material zu, so haben wir unter unseren 100 Fällen 10, in deren Blutverwandtschaft sich schizophrene Psychosen einwandfrei nachweisen lassen. 3 mal handelt es sich um Kinder, 2 mal um Geschwister, 3 mal um Onkel oder Tante, einmal um einen Vetter, einmal um Neffen und Nichte II. Grades. Bei zweien der in Betracht kommenden Krankheitsfälle wird kein Unvoreingenommener schizophrene Züge zu sehen vermögen (einmal Vetter, einmal Schwester Dp). Eine Kranke (Neffe und Nichte II. Gr. Dp) zeigte in mehreren ihrer manischen Psychosen alles mögliche katatone Beiwerk. Zwei weitere Kranke (einmal Onkel, einmal Schwester Dp) sind in ihren Erkrankungen auffallend paranoid eingestellt; eine von ihnen zeigte im hohen Lebensalter auch ein ziemlich stereotypes Verhalten, wie es übrigens bei Melancholien des hohen Lebensalters auch sonst nicht gerade selten ist. Die andere Kranke trägt offenbar in einer etwas auffallenden Religiosität auch in ihrer ursprünglichen Persönlichkeit Züge, die sonst Zirkulären nicht eigentümlich sind. Von zwei weiteren Kranken soll unten ausführlich gesprochen werden.

Es bleiben nun noch drei Kranke übrig, und zwar diejenigen, von denen jeweils ein Kind schizophren erkrankt ist. Sind die theoretischen Anschauungen, wie sie von Rüdin, Kahn und Hoffmann vertreten werden, richtig, nämlich daß die Dp eine dihybride rezessive Anomalie ist, so müssen die fraglichen Kranken auf jeden Fall Träger irgendeiner schizophrenen Erbanlage sein. Es kann hier nicht erörtert werden, ob diese Anschauungen zwingend sind, ob nicht auch vielleicht noch andere Möglichkeiten bestehen. Auf jeden Fall müßte man annehmen, daß wenigstens bei einem Teil der Erkrankten diese Anlage zu pathoplastischer Wirksamkeit kommt, wenn sie in anderen natürlich auch verborgen bleiben kann. In der Tat finden sich bei allen drei Kranken einige auffällige Züge, wenn man bei zweien auch geneigt sein kann, die nicht ganz zum Bilde passenden Erscheinungen als unbeträchtlich zu bewerten. Der eine Kranke machte drei Psychosen durch, von denen die eine in einem ganz kurzen Abschnitt durch eine sinnlose Erregung mit Kotessen ausgezeichnet ist, um dann rasch in eine leichte Hypomanie auszuklingen. In diesem Falle handelt es sich um eine ausgesprochen hypomanische Persönlichkeit. Die Frau des Kranken stammt aus einer schwer mit Dp durchseuchten Familie. Von den Kindern ist ein Sohn einwandfrei schizophren, ein anderer war melancholisch erkrankt, zeigte jedoch in seiner Melancholie eine Reihe verdächtiger Züge. Der zweite Kranke hat zwei einwandfrei cirkuläre Geschwister, die lange Zeit in Anstaltsbeobachtung standen. Er selbst, eine umtriebige, heitere Persönlichkeit, hat in seinem langen Leben eine große Zahl von manischen und depressiven Psychosen durchgemacht, von denen die erste in jugendlichem Alter offenbar mit sicheren Halluzinationen und einer großen Zusammenhangslosigkeit einherging, sonst jedoch unauffällig verlief. Im späteren Alter jenseits des 60. Jahres zeigten die Psychosen eine leichte Verflachung des Affekts, ohne daß man von verdächtigen Zügen sprechen könnte. Sein Sohn ist ein sicherer Hebephrener; von seiner Frau wissen wir Näheres nicht. Kann man in diesem letzten Falle ernstlich zweifeln, ob man von schizphrener Färbung sprechen darf, so zeichnen sich die Phasen der letzten Kranken, wenigstens teilweise, durch eine Reihe katatoner Züge aus, während andere offenbar ohne solche verliefen. Hier ist die Tochter hebephren verblödet. Deren Vater hat an Säuferwahnsinn gelitten, einer Erkrankung also, die in vielen Fällen der erbbiologischen Beziehungen zur Schizophrenie verdächtig scheint.

Man wird nach all dem zuzugeben haben, daß die kurz umrissenen Beobachtungen nicht gegen die Annahme einer pathoplastischen Wirksamkeit der durch die Familienamnese als möglich nachgewiesenen Erbanlagen, die beim Kranken für gewöhnlich latent erscheinen, sprechen. Beachtet werden muß aber, daß die schizophrene Färbung in recht verschiedenem Ausmaße und meist nur in einzelnen der jeweils zahlreichen Psychosen zutage trat — wir wollen uns die Besprechung dieses wichtigen Punktes für später vorbehalten. Daß einige Fälle keinerlei Anhaltspunkte für die Annahme jener nach der Familientafel möglichen Erbanlage bieten, darf uns nicht wundernehmen; das kann schon von vornherein gar nicht erwartet werden.

Die letzten beiden der 10 in Frage kommenden Kranken, bei denen die besprochene Möglichkeit in besonders klarer Weise zum Ausdruck kommt, sollen eine eingehendere Darstellung finden.

Lehnert, Pauline, 24. X. 43, Professorsfrau. Hered.: Mutter machte dieselben Erscheinungen durch wie die Pat., nur leichter; war wiederholt geistesgestört. Schwester unberechenbar, machte dem Manne das Leben schwer; Bruder Suizid mit 35; anderer Bruder wahrscheinlich Suizid. Onkel m. D. pr., verblödet; Tante m. hatte „die Manie", Erde zu essen. Großvater m. zw länger geisteskrank. Dessen Vater vaganter Trunkenbold.

Vorg. Guter Charakter, lebhaft, schreckhaft, immer sehr nervös, erregbar, reizbar, las viel, tüchtig im Haushalt; sehr empfängliches Temperament, treu. Oft schlaflos, bei Menses meist Verstimmung. Viel Angina, Bronchitis, Bleichsucht. 66 Ehe; seitdem immer etwas verstimmt. Erkrankte dann bei Selbstmord eines Bruders akut.

I. Aufn. Kl. 23. V. 76 — 5. I. 77. Mager. Obstipation. Foetor ex ore. In den ersten Wochen glaubt sie, alles verloren zu haben; sei verlassen, ausgestoßen, schlecht. Sehnsucht nach dem Tode, deshalb Nahrungsverweigerung, Kopfanstoßen, Drosselversuch, Scheibenhinausschlagen. Will umgebracht werden vor Seelenqual. Luft sei vergiftet; Speisen stinken; Menschen sehen verändert aus; werden verkannt. Hört Angehörige sprechen, spricht zu ihnen; hört schreckliche Stimmen, die sie der Schlechtigkeit bezichtigen. Angst, Mißtrauen, Entschlußunfähigkeit bei tätlichem Widerstreben. Wäscht sich nicht, kann sich nicht entkleiden. Sehr affektvoll; ernster Schmerz, zuweilen Angstzustände; tiefste Trauer, stumme Verzweiflung, heftigste Agitation, Versunkenheit, oft den Anschein des Theatralischen und Affektierten erweckend. Immer in der Schwebe zwischen Affirmation und Negation. 24. VI. Noch stark wechselnd; manchmal ganz extreme Ausbrüche heftiger Aufregung und intensiver Verzweiflung, nachweislich manchmal durch Halluzinationen bedingt. Verteidigt sich gegen die Stimmen; zerstört in der Erregung; ißt schlecht; nimmt ab. 28. VI. Furchtbares Schreien, Töne der Angst, Verzweiflung, manchmal anscheinend auch der Freude, abgerissene Worte; zerreißt; stets im Hemd; turnt; widerstrebt. Bittet um den Tod, will aber nicht einen „so schrecklichen Schandtod sterben"; hört viele Stimmen. 6. VII. Noch gleich konfus, renitent, ab und zu aggressiv. Selten kurze verständige Antworten. Im weiteren Verlauf des VII. im ganzen gleich, viel halluzinierend, Nahrung für Tage verweigernd, um dann spontan einmal nach Laune zu essen. Stimmen verbieten Benutzung des Nachtstuhls; deshalb sehr unrein. Sträubt sich gegen alles, zerschlägt Fenster, um Scherben zur Selbstverletzung zu bekommen; steht am Fenster, ruft nach dem Manne, der draußen sei. Schläft zeitweise untertags, in der Nacht nicht. VIII. Im wesentlichen gleich. Bei dem Besuch des Mannes unvermutet verändert, ruhiger; ließ sich von ihm besser leiten; freilich konnte er sie nicht zum Anziehen eines besseren Kleides bringen. Klagte ihm, daß alles auf die Behandlung zurückzuführen sei, so daß der uneinsichtige Mann die noch halluzinierende, widerstrebende Kranke privat unterbringt.

Nach 8 Tagen wird sie wiedergebracht, da draußen unmöglich; hatte vor allem aus Eifersucht die Magd fortgejagt. Kommt etwas besser zurück; nicht mehr so widerstrebend; halluziniert noch lebhaft, berichtet aber ziemlich zusammenhängend von den Erlebnissen der jüngsten Vergangenheit. IX. Etwas besser; ruhige Zeiten überwiegen. „Es spukt im Zimmer", redet aus den Wänden; sie wird beleidigt, beschimpft; ist eine reine Frau; duzt alle; manchmal zärtlich; äußerlich unordentlich; liest ab und zu; reinlich. Von Mitte des Monats ab schlimmer, aufgeregter, unreinlicher, aggressiv, durch Halluzinationen veranlaßt. Versichert immer, sie sei eine reine Frau, breitet zum Beweis das Bettzeug aus; man solle sie retten, mitnehmen; selten eine richtige Antwort. X. Noch schlimmer, aggressiv ohne Anlaß von außen, durch Halluzinationen bedingt, nicht mehr beschäftigt. Gegen Ende des Monats besser, viel im Bett, ruhig, behaglich, noch verwirrt, äußerlich aber gut, vergnügt, heiter, lenksam; noch Stimmen. Ende des Monats wieder gesellschaftsfähig; verkennt aber noch die Personen und die Umgebung; das Benehmen der anderen sei sonderbar; hört viele Stimmen überall, in Gesellschaft besonders: „Faß, Gans, Familienverräter, schlecht, unrein, Du Schande, schlitz Dir den Bauch auf, du wirst gebraten, mußt heiraten." Verteidigt sich erstaunt und leicht erschreckt, will fort. Stimmung freudig, glückselig; Freude mit dem Manne; datiert Brief: „Himmel, den 25. usw.", liest, strickt mehr, nimmt zu. XI. Wieder etwas schlechter. Isolierte Gehörstäuschungen; unter deren Einfluß gereizt. Will einen Arzt heiraten, vom Ausgang nicht heim gehen; verkennt. 2. XII. Briefe korrekt, natürlich, heimwehsüchtig; dabei immer noch Stimmen, unter deren Einfluß sie ihren Ehering verschluckt. In ihrem Zimmer seien die Stimmen stärker; will trotzdem nicht in den Saal, beschäftigt sich wenig; wenig beeinflußbar. Bei einem Besuch noch recht verkehrt. Noch keine Periode; das komme von einem Eingriff der Oberpflegerin her. 12. XII. Redet mit den Gänsen; wirft Geld unter die versammelten Kinder; folgt der Wärterin auf Spaziergängen nicht; steigt in einen Wagen, nach L. zu fahren; steigt auf Versprechen des Kutschers, er werde sie morgen holen, aus; erwartet ihn dann tatsächlich reisefertig und glücklich. Greift unter dem Einfluß der Stimmen immer noch an. Dabei korrekte Briefe. Ende XII. beginnende Einsicht, geordnetes Benehmen, doch immer noch hie und da Stimmen. 2. I. 77 Gelinde Exaltation; geschäftig; sehr lustig; in den Details nicht einsichtig, beschuldigt Ärzte und Wärterinnen grober nachlässiger Pflege; geht oft aus; keine Stimmen. 5. I. kehrt von einem Ausgang nicht zurück. Nachrichten: mäßige Exaltation, noch nicht ganz einsichtig.

Dann ganz genesen. 82 nach 4 absolut schlaflosen Nächten wieder erkrankt, im Anschluß an Familienfest. Schrie; verrückte Äußerungen; Angst vor der Bahn; Gesichts- und Gehörstäuschungen. Bekam dann auf dem Bahnhofe einen „starrkrampf-ähnlichen Zustand", deshalb

II. Aufn, 16. X. 82 — ?. Tags erregt, verwirrt, ängstlich, mißtrauisch; massenhaft Gesichts- und Gehörstäuschungen; verweigert Nahrung wegen Vergiftungsangst. 21. X. Ißt etwas; verwundert; verkennt; murmelt vor sich hin; behauptet, man habe irgend etwas gesagt; plötzlich erregt; greller Schrei; verhüllt Gesicht, ballt Faust, zittert, ruft zornig: „Aber ich bin es nicht". Gleich darauf wieder ruhig, redet von gleichgültigen Dingen; lauscht manchmal, sieht verwundert um sich. 22. Arzt habe bald dieses, bald jenes Gesicht; fragt bei jeder kleinen Veränderung, was das zu bedeuten habe; verkennt; singt, daß die X-Zeitung die beste sei, daß sie sie über alles liebe, ohne sie nicht leben könne; überschwenglich. 23. Nachts unruhig, will sich in das Bett der Pflegerin legen, läuft bei jedem Schritt auf Korridor; nutzlos geschäftig; sieht bei Fragen den Arzt erst starr an; nach Pause Antwort, wobei sie seitwärts blickt, horchend; spricht dann ganz ernsthaft: „Diese Krawatte kenn ich; das ist der Rock; einen solchen trug auch mein Mann." Verkehrte Antworten; klagt über viele Stimmen. Trägt ihre Bettstücke in das benutzte Bett der Pflegerin. 27. X. Ruhig. sehr wechselnde Stimmung; oft plötzlicher Ausbruch von Weinen, Händeringen, theatralischen Gesten, schmerzlichem Ausrufen. Von Halluzinationen unterbrochener Gedankengang; verkennt, klammert sich an, sucht zu umarmen, fragt ganz gleichgültige Dinge; mißtrauisch. Fragt, ob sie denn wirklich verdammt sei; nimmt Madonnenbild von der Wand, will es behalten; will katholisch werden. Viele Stimmen. Hier sei eine Republik; fragt mitten im Gespräch über ihr Befinden: „Wie bewegt sich die Welt; wer hat diese Stirne gebildet?" 2. XI. Idem. Sonderbare Einfälle, putzt Klinken, hört dann plötzlich auf. Wiederholt zu ihr gesprochene Worte mehrmals, bringt dann ähnlich lautende Worte vor, oder knüpft Fragen an; schaut einen immer erst starr an, bes. Stirn, Nase; knüpft Reminiszenzen an. Singt; spricht vor sich hin; oft wie verwundert, staunend; sonderbare Fragen, Arzt mache sonderbares Gesicht. Nimmt Pflegerinnen Essen. Viele Stimmen. Man sage, daß sie „uns angehöre". 3. XI. Ganzen Tag im Bett, „wegen der Stimmen", lacht viel vor sich hin, betrachtet ein Bild in einer Zeitschrift; das sehe dem Manne ähnlich (wenig), das Bild lache, weine jetzt. Hier verstehe sie vieles nicht. Es schwinden einem hier die Gedanken, wie sie es sonst nicht erlebt habe.

Rest der Kg fehlt. Ist noch 3 Monate krank gewesen. Pat. wurde neuerdings 85 für 7 Monate in K. aufgenommen; auch für diesen Aufenthalt fehlt die Kg. Sie wurde geheilt entlassen, war darnach gesund und erkrankte 87 von neuem.

Seit 14 Tagen leicht aufgeregt, reizbar, mißtrauisch, wurde sie 7. VII. auf einer Reise deutlich krank, sehr erregt, deklamierte, hatte Wahnvorstellungen, Gesichts- und Gehörstäuschungen, lachte und weinte viel, widersprach, wollte sich totschießen.

IV. Aufn. 11. VII. — 13. IX. 87. Geschwätzig, schnippisch, ungezogen, exaltiert. Wenn sie nicht laut sprechen, sich nicht frei bewegen dürfe, wolle sie lieber totgeschossen werden. Stört, läßt sich nichts sagen, hochmütig, versucht, witzig zu sein; redselig; hält sich aber nach anfänglicher leichter motorischer Erregung ziemlich ruhig. Findet überall Ähnlichkeiten; ist erotisch erregt, sucht überall Annäherung; läßt sich bei einem Feste Damen mehrfach vorstellen, da sie die Namen immer wieder vergißt; behauptet fest, den Direktor früher als Pfarrer gekannt zu haben. Äußert Ende VII. Beeinträchtigungsideen; man habe sie verleumdet aus Neid, weil sie so glücklich sei; ist lebhaft; etwas herausfordernd. Anfangs VIII. ist sie etwas erregter, mit allem unzufrieden, zeigt brüskes Benehmen, beruhigt sich aber im Laufe des Monats, gewinnt langsam Einsicht, wenn sie auch am 30. noch einen uneinsichtigen Brief schreibt; ist noch anspruchsvoll, fragte bei einem Ausgang jeden, der mit einem Hund ging, nach dem Namen des Tieres, sagte dann immer: „Das ist zu köstlich.“ Leicht ungezogen, wenn ihr etwas abgeschlagen wird. Sucht Zerstreuung. IX. Weitere Beruhigung; relative Einsicht, faßt aber die Krankheit als etwas ganz Unbedeutendes auf, wird zurückhaltender, widerspricht weniger, schließlich relativ genesen entlassen.

88 wird sie wieder in K. mit Manie aufgenommen; auch hier fehlt die Kg.

Von Anfang 92 wieder auffällig, aber erst Ende IV. wirklich krank; zwecklose Geschäftigkeit; ziellose Einkäufe; eigentümliche Gesten und Bewegungen auf der Straße; immer heftiger, abstoßender gegen den Mann. Sinnlos eifersüchtig; kündigt dem Mädchen; will sich scheiden lassen; macht ohne Anlaß eine Hungerkur.

VI. Aufn, K., 24. V. — 22. VII. 93. Ruhig, will bleiben. Beim Manne fehle es; er wolle sich ihrer entledigen. Er hat abscheuliche Gedanken, die man gar nicht aussprechen kann. Die ganze Zeit über, bei im allgemeinen voll- kommen geordnetem Benehmen, leicht hypomanischer Zustand mit Neigung zu Überschwänglichkeit, ungesunder Sentimentalität, Übertreibungen. Ohne jede Einsicht, auch nach vollendeter Beruhigung. Voll von paranoiden Ideen gegen den Mann, der sie systematisch habe unmöglich machen wollen, ihre Seele habe zugrunde richten wollen, sie bloßgestellt, lächerlich gemacht habe. Vor allem sei er unrein; schon seit Jahren habe sie oft unsittliche Äußerungen von ihm gehört. Will nicht mehr mit ihm zusammenleben. Zum Schluß freundlicher gegen den Mann, wünscht ihm alles Gute; vielleicht könne sie doch wieder mit ihm zusammenleben. Ob sie korrigiert, ist nicht ersichtlich.

In einem ärztlichen Zeugnis von 92 heißt es, daß auch in den ZZ immer psychische Anomalien und charakterologische Eigentümlichkeiten bestanden hätten. Auch bei der letzten Entlassung sei keine vollkommene Heilung eingetreten. Vor allem habe keine Einsicht für die früheren Erkrankungen und für die Verfolgungsideen gegen den Mann bestanden.

ZZ. 89, 96, 99 mehrmonatige Anfälle, daheim abgemacht.

VII. Aufn., Privatheilanstalt, 25. X. — 31. XII. 00. Ideenflüchtig, redselig, erkennt im Arzt sofort einen Bekannten; fragt ihn aus; will nicht berührt werden; würdevoll, erhaben; sehr gehobenes Selbstgefühl. Fürchtet sich, im Zimmer allein zu schlafen; ziemlich aufgeregt; schwätzt, fragt in taktlosester Weise alle aus, gibt nicht die Hand; aufdringlich; hält sich im Park die Ohren zu. Beruhigt sich im Laufe des XI., behält aber ihre Taktlosigkeit; nennt das Wahrheitsliebe; immer noch herablassend. Bei der Entlassung hat das zudringliche Fragen noch nicht aufgehört, wenn es auch nicht mehr so taktlos ist. Einsichtslos gegen den Mann, der die alleinige Ursache ihrer Erregung gewesen sei, die sie zugibt. Hatte Eifersuchtsideen. Ob diese zum Schluß noch bestehen, ist nicht festzustellen.

VIII. Aufn., Privatheilanstalt, 14. II. — 28. V. 04. Anfangs reiner manischer Zustand mit leichter Verwirrtheit. Der Arzt sei vielleicht der Kaiser, verstelle sich nur. Harmlos geschwätzig. Vielgeschäftig, nimmt selbst auf die Kegelbahn englische und italienische Grammatik mit, um zu studieren. Komisch in allen Bewegungen und Reden. Versucht witzig und gewählt zu sprechen. Viele nichtssagende Karten. Zuletzt öfters gereizt, abweisend; gebessert entlassen.

IX. Aufn., Klinik München. 11. V. — 26. VI. 06. Letzte Erregung seit 14 Tagen. In den ZZ nie ganz normal nachAngabe des Mannes, dauernd reizbar, vertrug keinen Widerspruch; sehr lebhaft, wißbegierig, arbeitslustig, dabei wohlwollend. Hatte nie die richtige Einsicht für ihre Erregungen, schwieg meist darüber; gab nie zu, krank zu sein.

Verlangt bestimmt Zimmer für sich, bleibt aber dann ruhig im Wachsaal. Sehr zugänglich, freundlich, gesprächig, spricht geordnet; aber leicht Abschweifen in Details; verliert dabei den Faden nicht; ungeniertes, freies Benehmen; nicht reizbar; gelegentlich witzige Bemerkungen. Spricht rasch, etwas geziert, gestikuliert lebhaft. Gibt zu, nicht gesund zu sein, sei verärgert; Mann wolle sie immer in einer Anstalt haben. Mann sei so eigentümlich; sie bedaure ihn. Es gefalle ihr gut hier; wolle hier Schönes erleben. Gibt zu, wiederholt krank gewesen zu sein. Halluzinationen seien aber immer erst in den Anstalten gekommen. Keine genaueren Angaben. Über so etwas müsse man sich hinwegtäuschen. Gibt aber doch einige Einzelheiten über die erste Erkrankung; sagt hochtrabend, jetzt habe sie innere Ruhe, ihre Seele sei im Frieden. — Keine Arteriosklerose. Schreibt im Verlauf viel, meist italienische Sprachstudien; gegen den Mann sehr eingenommen; der sei so pedantisch. Begleitet den Arzt gern bei der Visite; therapeutische Vorschläge. Kritisiert, stellt Betrachtungen an, dabei freundlich, harmlos, gutartig, nicht reizbar. Gegen Ende weniger gesprächig; gibt zu, es sei richtig gewesen, sie hierher zu bringen. Stundenweise etwas deprimiert; sagt dann, ihr falle die Geschichte ihrer Krankheit ein. Dann wieder ruhig, heiter.

Katamnese: III. 07. Nach der Entlassung einige gute Tage, dann bald wieder der alte Zustand; aß nicht mehr gemeinsam mit dem Manne. Ende VII. Besserung, wenn sie auch immer noch sagte, der Mann habe sie nur aus Langeweile, zu seiner Zerstreuung, seinem Vergnügen einsperren lassen; an dieser Vorstellung leidet sie auch jetzt noch. Bis auf dies ganz gesund. Malt seit einiger Zeit. Stimmung gut, nur periodischer Rheumatismus. Pat. selbst schreibt zu gleicher Zeit eine geordnete Karte über ihr Befinden.

Kat. 20. Pat. ist VII. 20 an Ca gestorben. Wesentliche geistige Störungen sind nicht mehr eingetreten.

Es ist zunächst fraglos, daß bei der Kranken verschiedene Erbanlagen möglich sind, die in der Familie der Mutter zu deutlichem Ausdruck kommen (über die väterliche Familie haben wir leider nur unvollkommene Nachricht), nämlich einmal eine periodisch verlaufende Störung, wie sie bei der Mutter der Kranken sich zeigt, dann eine schizophrene, die beim Bruder der Mutter zur Verblödung geführt hat.

Die Persönlichkeit der Kranken charakterisiert sich als von Jugend auf eigenartig: bei großer Treue, Empfänglichkeit, Lebhaftigkeit, Tüchtigkeit und einem starken Bildungshunger allerlei nervöse Beschwerden, Schreckhaftigkeit, Erregbarkeit, Reizbarkeit und, allem Anschein nach, von jeher ein paranoider Einschlag. Unter die Typen Hoffmanns und Kretschmers scheint die Kranke nicht zu passen; wenigstens entspricht sie nicht einem reinen Typus; vielmehr dürften sich neben schizoiden vor allem zykloide Züge in der Persönlichkeit der Kranken finden. Die Pat. ist 77 Jahre als geworden und ist durch eine große Reihe von Psychosen, z. T. sehr schwerer Natur, im Grundstock ihrer Persönlichkeit in keiner Weise verändert worden. Nirgends findet sich die Andeutung eines Zerfalles. Vielleicht traten gegen Ende des Lebens die paranoiden Züge mehr zutage; doch geht es wohl nicht an, hierin die Zeichen einer entscheidenden Wandlung der Persönlichkeit zu erblicken; das zunehmende Alter an sich und vielleicht auch die Stellungnahme des Ehemannes, die eine merkwürdig kalte gewesen zu sein scheint, mag dazu beigetragen haben. Unter diesen Bedingungen, vor allem aber in Anbetracht der Tatsache, daß die Kranke höchstens ganz vorübergehend die Gleichgewichtslage erlangt zu haben scheint, ist auch dem Umstande keine wesentliche Bedeutung beizumessen, daß Frau Lehnert, wie auch sonst Md mitunter, angeblich nie eine rechte Einsicht in die Krankhaftigkeit ihrer späteren psychotischen Zustände gehabt haben soll, eine Tatsache übrigens, die für die letzte in der Klinik durchgemachte Psychose wenigstens vorübergehend durchaus nicht zuzutreffen scheint. Die Annahme einer milde verlaufenden Schizophrenie scheint mir keinesfalls möglich.

Die Psychosen, die über die Kranke hingehen, kennzeichnen sich ihrem groben Verlauf nach und durch ihr Getragensein von krankhaften Stimmungen als manische und depressive, bald tiefer, bald flacher verlaufende Phasen, die jedesmal vorbeigehen, ohne die Persönlichkeit in ihrem Besitzstand anzutasten. Nach einer etwa 10 Jahre lang anhaltenden Periode, die durch leichte melancholische Verstimmung gekennzeichnet ist, bricht nach einem äußeren schwerwiegenden Anlaß die erste ernste Psychose aus, die im wesentlichen zirkulär, anfänglich unter melancholischem, dann unter manischem Gewande verläuft. Alles Beiwerk aber hat einen nicht recht zum Bilde passenden Charakter: zahlreiche Halluzinationen, z. T. imperative Stimmen; dies „Schwanken zwischen

Affirmation und Negation“, die auffälligen Handlungen; der durch das Bild hindurchgehende unechte Zug; das Theatralische in den Affektäußerungen. Die anscheinend bestehende Bewußtseinstrübung macht einen stark hysterischen Eindruck, wie denn überhaupt die ganze Psychose hysterisch gefärbt erscheint.

Die 2. Psychose kennzeichnet sich als ein Verwirrtheitszustand mit schwerer Ratlosigkeit, allen möglichen illusionären Umdeutungen und reichlichen Halluzinationen. In den beiden ersten Krankheitsabschnitten macht sich eine ziemlich starke Zusammenhangslosigkeit aller Äußerungen geltend.

Die späteren Phasen tragen ein weit ärmlicheres Gewand — es handelt sich meist um hypomanische Zustände mit vorübergehender leichter Verwirrtheit und einem starken paranoiden Einschlag. Immer wieder finden sich Bemerkungen in den Krankenberichten: „Sie ist komisch in Reden und Bewegungen“ usw., die auf Abwegiges in den Krankheitsbildern hinweisen. Nur die letzte Phase in der Klinik — sicher sehr gut beobachtet — scheint nichts Auffälliges zu bieten.

Bei vorurteilsfreier Betrachtung wird man zugeben müssen, daß hier bei einer im allgemeinen wenig auffälligen und stets sich gleichbleibenden, jedenfalls nicht ohne weiteres als „schizoid“ zu erkennenden Persönlichkeit ein Krankheitsvorgang, den man im ganzen nicht anders als ein man-depr Irresein deuten kann, teilweise schizophrene Züge hervorzuholen scheint, die den zustandekommenden Zustandsbildern ein eigenartiges, schwer durchsichtiges Gepräge geben.

Der Krankheitsfall ist auch anderweitig noch recht interessant, vor allem im Hinblick auf die psychogenen Momente, die allenthalben im Spiele sind. Doch sind die Nachrichten leider zu spärlich und unzuverlässig, als daß sich eine eingehendere Betrachtung lohnte. Erheblich anders liegt die folgende Beobachtung:

Dr. Mund, Hans, Arzt, 11. X. 69. Hered. Mutter sicher zirkulär, Onkel m. P. p., Vetter m. geistesschwach; Cousine m. circ.; entferntere Cousinen m. geistesschwach, bezw. Circ.; Tante v. circ.; Onkel v. Pfropfdp. 2 Vettern, 2 Basen v. Mandepr.; Großm. m. hochgradig nervös.

Vorg. Unverdächtig im Sinne der Dp; tüchtig; heiter; sehr gute Praxis; beliebt. Nach eigenen Angaben deutliche Schwankungen, Wechsel von Erregung und Depression, aber angeblich durch Aufregungen in der Praxis hervorgerufen.

1900 3—4 Monate lang schwere Verstimmung mit Insuffizienzgefühl, angeblich nach Überarbeitung.

1911 nach dem Tode der Frau deprimiert, dann Umschlag in deutliche Hypomanie, in der er sich verlobte. Nach wenigen Wochen Umschlag; darauf Auflösung der Verlobung. Glaubt sich dadurch entehrt. Pat. grüßen nicht mehr; versuchte es in einer Privatheilanstalt, drängte heraus, machte dann einen ernsten Suizidversuch und kam deshalb in die Klinik, 12. VIII. — 6. XI. 11. Hier berichtet er ziemlich einsichtig über seine früheren Zustände; Insuffizienzgefühl und Hemmung in den depressiven Zeiten zugleich mit hypochondrischen Ideen und Abnahme der Potenz, während in der Hypomanie die Potenz gesteigert erschien. In der Depression auch Beziehungsideen, leichte Verfolgungsideen. In der Klinik wiederholt erregt; meinte, er sei unheilbar; man solle ihn dauernd in die Anstalt sperren; seine Existenz sei ja doch ruiniert; dann beruhigt, einsichtiger, mehr gehoben, „aber nicht mehr pathologisch“. Unauffällig. Bei vollem Wohlbefinden entlassen.

ZZ. Gesund. Machte den Feldzug mit und war ein außerordentlich beliebter Kamerad, der in schlimmen Zeiten die Stimmung hochzuhalten verstand. Ende 18 fühlt er sich wieder verändert, bringt nichts mehr fertig, kann die Praxis nicht mehr ausüben, ist gehemmt, verlangt selbst in die Klinik.

II. Aufn., Klinik M. 26. XII. 18 — 1. IV. 20. Körperlich nichts Besonderes. Rotes Gesicht, sehr kräftig und gut genährt. Anfänglich besonnen, geordnet und wenig gespannt, versinkt er im Laufe der folgenden beiden Monate immer tiefer in eine schwer depressive Verstimmung von stark ängstlichem Charakter. Die anfänglich unverdächtigen depressiven Ideen, die Praxis gehe zugrunde usw., werden sehr bald unsinniger. 17. II. erklärt er, daß es seit der Aufnahme noch keinen Stuhlgang gehabt, kein Wasser gelassen habe; daß er ganz mit Kot angefüllt sei, sein Blut nicht mehr zirkuliere. Er sei nur noch ein Skelett, von innen heraus verfault infolge der Opiumvergiftung; das Körpergewebe schmelze ein, die Katastrophe werde bald eintreten. Alle Klagen mit einem hoffnungslosen, flehenden, ratlosen Lächeln vorgebracht. Im Laufe des III. kommt Pat. in einen entsetzlich gequälten Zustand. Auf seinem Gesicht ratlos-starre Verzweiflung. Er ist nichts mehr, ein lebender Leichnam; hat keinen Tropfen Blut mehr; alles ist mit unverdauten Speisen angefüllt; man muß ihn zerstückeln, Beine in den Hüftgelenken exartikulieren, Thorax öffnen, Herz herausnehmen, Schädel aufsägen; kann überhaupt nicht mehr sterben, ist nicht mehr der Dr. M., sondern nur „das Produkt seiner Wahngebilde“; beißt sich in die Hand, um zu beweisen, daß er kein Blut mehr hat; schreibt seine Wahnideen auf, um zu beweisen, daß sich bewahrheiten werde, was er behaupte. Ist unter falschen Voraussetzungen in die Kl. gegangen, hat gar keine Depression, verblödet. 30. III. Bei der Morgenvisite in schwerster ängstlicher Erregung; kann nicht mehr sterben, muß ewig als dreimal umgekehrtes Skelett weiterexistieren; kann nicht sagen, was das bedeutet, da er schon viel zu verblödet sei. „Um der Menschlichkeit willen, haben Sie Erbarmen.“ Springt aus dem Bett, stellt sich mit gespreizten Beinen auf, müsse so bis ans Ende der Welt stehen bleiben, ein Skelett; schreit rhythmisch, indem er die zweite Silbe nachzieht: „Ein Skelett, ein Skelett“. Nicht zu beruhigen; ratlos-verzweifelter Ausdruck; klagt auch im Bad brüllend weiter, beruhigt sich auf Pantopon langsam und unvollkommen. IV. Unverändert schwer ängstlich-depressiv. Bringt immer wieder die Idee vor, er sei ein dreifach umgekehrtes Skelett, ein „Skelettrest“. „Man sollte nicht glauben, daß ein Arzt so eine Viecherei machen könnte. Ich habe mich jetzt in ein lebendiges Skelett verwandelt und die ganze Menschheit vernichtet. In der Gedankenlosigkeit wollte ich mich abtöten und das ist mir gelungen. Ich meine, das ist mir nicht gelungen. Ich sitze hier als Skelettrest und habe dadurch die ganze Menschheit vernichtet. Das ist ja Wahnsinn, so was — Tatsache — das hab ich gemacht.“ Dabei in der größten Angst manchmal ein Lächeln wie Galgenhumor; ab und zu treffende Bemerkungen über andere Kranke, ohne sich dann in ein entsprechendes Gespräch verwickeln zu lassen. Von allen Einwänden gegen seine unsinnigen Ideen unberührt. Stereotyp bei jeder Visite dieselbe Wahnidee. V. Freier, unterhält sich zeitweise ganz aufgeräumt, macht sich lustig über einen hiesigen Arzt; scheint nicht ohne Hoffnung; hört aufmerksam bei einem Examen zu; spricht mit der Schwester (nicht mit dem Arzt) über einen ihn interessierenden Kranken; erscheint ablenkbar, läßt sich in ein medizinisches Gespräch verwickeln. Nur vereinzelt bringt er die alten depressiven Ideen vor. Ende V. zunehmend depressiv. 5. VI. Steht auf, streckt beide Hände in die Höhe, ruft: „Ich bin der Vernichter der Menschheit“; muß ins Bett zurückgebracht werden; sehr gespannt, ängstlich. In den folgenden Tagen stereotyp in den gleichen Wendungen dieselben Klagen; läßt unter sich. 10. VI. legt er sich auf den Boden, zieht sein Bett im Saal herum, muß nach der Wachabt. verlegt werden. Steht in der Wanne mit weitausgestreckten Armen und weit offenem Mund, lacht laut und krampfhaft. Im weiteren Verlauf des VI. in ängstlicher Erregung, liegt auf dem Boden; hindert das Personal; holt sich mit dem Finger Kot aus dem After, schmiert; wäscht sich Gesicht im Klosett; Pantopon ohne alle Wirkung. Sehr widerstrebend; von Zeit zu Zeit sehr laut, brüllt seine Verworfenheit hinaus. Beantwortet Fragen stereotyp, indem er versichert, er sei der Vernichter der Menschheit; steht statuengleich mit weitgeöffnetem Mund in der Wanne, brüllt von Zeit zu Zeit: „Ich Schuft.“ Variiert stundenlang das Wort „entriß“, indem er bald langsamer, bald schneller, die einzelnen Silben und Buchstaben vor sich hin singt. Wisse nicht, was los sei. Sei ja ganz furchtbar und noch nie dagewesen. Dabei ißt er gut, nimmt sogar den anderen Kranken mit raschem Griff Essen weg. 5. VII. Stundenlang monotones Geleier mit lautester Stimme, bald höher, bald tiefer: „Weh, weh.“ Starr, gebunden; widerstrebend, negativistisch. Grimassiert, kneift ein Auge zu. Weiter stundenlang starre Haltung; Lautstereotypien; läuft endlos zwischen Klosett und Wanne hin und her, als ob es eilig wäre, defäziert aber dann doch auf oder neben den Badewannenrand; schmiert sich Kot auch ins Gesicht. Schnappt nach dem Essen; zerbeißt ein

Huhn mit den Knochen, wie ein Hund, gierig, hastig; ißt mit den Händen. Bringt keine Selbstvorwürfe mehr vor. Manchmal tagelang mutazistisch, manchmal schweißgebadet, weil Muskulatur aufs äußerste angespannt. Eine Hand im After, andere mit voller Gewalt Skrotum nach oben ziehend. Durch Scheuern Wunden. Einförmige, rhythmische Schüttelbewegungen; wieder stundenlanges monotones Variieren des Wortes „entriß". Andeutungen von Echolalie. Wiederholt Antworten 3 oder 4 mal. Ausdruck starr, fast blöde. Spuckt Käsestückchen aus, holt sie sich wieder, um sie von neuem auszuspucken; streckt und biegt in der Wanne die Beine rhythmisch bis zur vollständigen Ermüdung. Durch Anstoßen Bursitis, schont den entsprechenden Arm nicht. 18. VIII. Zeitweise wieder ruhiger, zugänglicher; spricht von Studentenzeit; falsche Daten; sei 1000 geboren; bleibt dabei. Es fehle ihm gar nichts, „keine Spur, keine Ahnung, keine Idee", wiederholt das. Ein andermal, die Depression sei vorüber. Dann „ganz beschissen" sei er dran, „ganz miserablig." Begrüßt den Arzt gleich beim Hereintreten, geht ihm entgegen, ruft ihm und jedem anderen Ankommenden entgegen: „Ich bin immer noch da." Auf der Höhe der Erregung nicht so unzugänglich wie früher; Erregungen seltener, schwächer. Zeitweise sehr mißgelaunt, beschimpft seine Schwester, schlägt ihr ins Gesicht. Ißt; kann nicht genug bekommen. 20. VIII. Schlägt rhythmisch die Brust; das müsse er so machen; widerstrebend; schmiert wieder; variiert „entriß". 25. VIII. Singt einmal: „Es ist bestimmt in Gottes Rat", lächelt blöde dazwischen. Auf Frage, ob er bald wieder gesund zu werden meine: „Wenn Gott will, ja", mit Tränen in den Augen. 27. VIII. im Bad, habe kein Hemd, brauche es zum Fortgehen, wolle Praxis wieder aufnehmen, habe keinen Vertreter mehr. Stellt an anderem Kranken die Diagnose Paralyse mit der Begründung: starre Pupillen, sinnloses Herumstehen; den Star könne er aber auch haben. 28. VIII. Heute starke ängstlich-depressive Spannung, nennt sich wie früher Lump, Schuft, alles sei verloren; schreit stundenlang sinnlose Laute: Ah, ah. Stößt die Beine auf und ab; wenig zu beeinflussen. Vom 2. IX. ab verwandelt sich das Bild in das einer unverdächtigen Melancholie; qualvoll, ängstlich; man solle Mitleid mit ihm haben; Familie sei ruiniert; ist für Zeit und Ewigkeit verloren; an allem schuld; durch ihn muß alles zugrunde gehen; stark gehemmt; unfähig sich mit Zeitung und illustrierten Blättern zu beschäftigen. Suizidversuche, drückt Kehlkopf; anfangs noch seltsam: Man darf sich nicht auf Wannenrand setzen, nicht bei ihm stehen, da er den Druck nicht aushalten kann. Später keine derartige Idee mehr. Anfang X. erkundigt er sich, wie lange er noch bleiben müsse, sieht ein, daß er am besten bleibt; verlangt med. Zeitschrift, blättert aber nur; an Untersuchungen anderer Krank er interessiert; Bemerkungen dazu. 7. X. Auf eigenen Wunsch nach der früheren Abteilung verlegt, kennt er sich nicht mehr aus, ist stets nur annähernd orientiert. Beschäftigt sich ohne innere Anteilnahme; legt sich einmal in anderes Bett; ein andermal auf den Boden. 25. X. Immer starr gebundenes Wesen, äußerste Rat- und Hilflosigkeit; er kenne sich nicht mehr aus; hier stehe das Nachttischchen, hier liege ein Taschentuch, hier sitze eine Fliege, was das alles zu bedeuten habe. Läßt sich ankleiden, ohne etwas dazu zu tun; steht dann regungslos vor dem Bett; muß zu allem angehalten werden. XI., XII. und Anfang I. starke Tagesschwankungen; am Morgen äußerst gereizt, zerreißt Zeitungen, seine Kurve, beschwert sich, daß man ihn nur verulke; diene zum Gespött der ganzen Abteilung; werde in dieser Vernichtungsanstalt zugrunde gerichtet; systematische Schikanen; nachmittags fast manisches Zustandsbild, scherzt, prostet mit Limonade Ärzte und Pfleger an, bittet anfänglich dazwischen immer noch um Gnadenschuß; witzelt; großes Interesse an allem, ideenflüchtiges Aufzählen der Tageserlebnisse; nur ab und zu Tage, an denen er unzugänglich, äußerst ablehnend, kurz angebunden ist. Von Mitte I. 20 ab rasche, erhebliche Besserung; gleichmäßig heiterer Stimmung; korrigiert Mißtrauen; Einsicht; natürlich; zunehmendes Interesse; fühlt sich genesen, frei, leicht, wie neugeboren; keine Schwankungen mehr, geht von Anfang II. aus; drängt nicht, nimmt rasch zu, hat keine Erinnerung mehr an Kotschmieren und Verbigerieren, usw., nur daran, daß er mit zwei anderen Kranken die „Burschenherrlichkeit" gesungen hat. Alles liegt in nebelhafter Ferne.

Gleichmäßig heiter, genesen entlassen.

Der Kranke ist nicht ganz ein Jahr lang gesund geblieben. Er hat in kurzer Zeit seine Praxis ganz oder doch zum größten Teil gegen eine scharfe Konkurrenz wieder erobert und ist bei den Leuten seiner Klientel außerordentlich beliebt. Seit dem Frühjahr 21 beginnt er wieder, aushäusig zu werden, Frauengesellschaft zu suchen. Er soll sich auch mit dem Gedanken tragen, ein Mädchen unter seinem Stande zu heiraten. Daheim tritt er angeblich außerordentlich tyrannisch auf, während man ihm davon nach außen hin nicht das Mindeste anmerkt.

Es scheint also wieder eine manische Phase im Anzug zu sein.

Der Kranke, der von beiden Eltern her mit mdI belastet ist, daneben auch eine Pfropfhebephrenie in der Blutsverwandtschaft zeigt, erkrankt nach einer zirkulären Vorgeschichte mit einzelnen ausgesprochenen Krankheitsphasen und vielen leichteren Schwankungen im 50. Lj. aus voller Gesundheit heraus an einer Melancholie, die sehr rasch zu tiefer ratloser Ängstlichkeit und immer unsinnigeren Wahnideen führt. Unter Zunahme der ganz elementar sich geltend machenden Angst entwickelt sich allmählich ein vollkommen kataton anmutendes Zustandsbild mit Stereotypien, Manieren, Freßgier, Kotschmieren, unsinnigen Handlungen, starrem negativistischem Verhalten bei scheinbarer Affektlosigkeit und völligem Zurücktreten der depressiven Ideen. Nach langen Monaten tritt die depressive Verstimmung wieder hervor; das Bild nimmt von neuem ein melancholisches Gepräge an und führt schließlich über einen Zwischenzustand, in dem deutliche Tagesschwankungen sich einstellen — am Morgen gereizt-nörgelnd-paranoide Verfassung, am Abend hypomanisches Bild, — zur vollen Genesung. Der weitere Verlauf gestaltet sich im Sinne eines circ. Irreseins.

Wir haben nicht den mindesten Zweifel, daß es sich hier um eine eigenartige Melancholie gehandelt hat, die unbedingt dem mdI zuzurechnen ist. Die katatonen Züge, die zeitweise ganz beherrschend waren, fügen sich jedoch schwer dieser Annahme. Am nächsten dürfte es liegen, zu ihrer Erklärung im Sinne von Kahn an die in der Familie vorhandene und auch bei dem Pat. vielleicht wirksame schizophrene Erbanlage, die sich in einer besonderen Ansprechbarkeit der meist nur dem schizophrenen Prozeß zugänglichen Mechanismen äußert und damit das melancholische Bild pathoplastisch beeinflußt, zu denken.

Man wird freilich auch den Versuch zu unternehmen haben, dem abwegigen Bilde auf rein klinischem Wege nahezukommen, um so mehr, als dies — sicher ohne zu großen Zwang — möglich erscheint. Man kann nämlich die Erscheinungen aus einem eigenartigen Mischzustand erklären.

Deutlich stellt sich bei dem Kranken mit der zunehmenden Angst eine ganz außerordentliche Denkhemmung ein, die, von dem Patienten selbst schon frühzeitig als schrecklich empfunden, späterhin in einem fürchterlich blöden Gesichtsausdruck nach außen erkennbar wird, abgesehen von Munds deutlicher Unfähigkeit, Aufgaben nur einigermaßen schwierigerer Natur zu lösen. Zeitweise wiederholt er nur in blödester Weise die Fragen, gibt Antworten, die er offenbar selbst nicht versteht. Neben dieser schwersten Denkhemmung aber macht sich allmählich eine zunehmende Erregung geltend, deren Einförmigkeit sich wohl aus der Denkhemmung erklären ließe. Sehen wir auch sonst bei erregten, in keiner Weise verdächtigen Melancholischen, wie bei zunehmender Erregung die Ausdrucksbewegungen immer sinnloser werden, sich stereotypisieren, jeden Inhalt verlieren, so geht es auch bei unserem Kranken. Daneben spielen anscheinend alle möglichen depressiven Wahnideen hinein, so wenn der Kranke das Huhn frißt, wie ein Hund, für den er sich hält, wenn er das Wort „entriß", mit welchem sich ein trauriger Inhalt verbindet, zum Ausgangspunkt verbigeratorischer Spielereien macht usw. Man kann hier auch noch die Reste des depressiven Affektes erkennen. Nun treten aber in der schlimmsten Zeit, auf dem Boden der scheinbaren Affektlosigkeit, deutlich Züge hervor, die man als manische auslegen kann. So singt Mund mit Emphase die „Burschenherrlichkeit"; in seinem immer wiederholten, oft in ulkendem Tone vorgebrachten: „Ich bin immer noch da" wird dies erkennbar. Der Ref. erlebte selbst, wie ihm der Kranke einmal plötzlich das Stethoskop heimlich aus der Tasche zog, und als Ref. das nicht zu bemerken schien, ihm, sichtlich in humorvoller Stimmung, die ganze Tasche leerte. Auch in seiner Bemerkung: „Den Star kann er auch haben" zeigt sich ein Zug, der manisch wirkt: der Kranke macht sich über sich selbst lustig. Möglicherweise kam neben all diesen Dingen in dem schweren katatonischen Zustand auch der Umstand zur Geltung, daß Mund, der über erhebliche psychiatrische Kenntnisse verfügte, in seiner wahnhaften Furcht: „ich habe keine Depression, ich verblöde", Dinge zur Darstellung brachte, halb bewußt, die ihm dies zu bestätigen schienen. Ich möchte all dies freilich lediglich als Vermutungen vorbringen; sie sollen nur zeigen, daß man hier, wie in vielen anderen Fällen, wohl auch ohne die schizophrene Erbkomponente auskommen könnte.

Zur Erklärung der besonderen Schwere der Erkrankung lassen sich noch verschiedene andere Dinge heranziehen. Mund stand beim Ausbruche seiner Psychose schon im Rückbildungsalter, ein Umstand, der erfahrungsgemäß vielfach zu besonders tiefgreifenden Störungen führt. Da der Kranke ferner von beiden Seiten schwer belastet ist, könnte man an Vorgänge im Sinne der Homomerie Plates, auf die Hoffmann in anderem Zusammenhange hinweist und die an sich die Psychosen schwerer zu machen geeignet ist, denken.

Man wird sich natürlich nicht verhehlen, daß die Herbeiziehung der andersartigen Belastung als eine viel ansprechendere Lösung der Schwierigkeiten erscheinen muß, wenn wir auch hier noch zunächst von der Erörterung der Möglichkeit absehen wollen, daß überhaupt klinisch als eigenartige Mischzustände erscheinende Psychosen etwas mit einer schizophrenen Anlage zu tun haben könnten. Angesichts des zeitweise ungemein schweren Bildes, das im Rahmen einer Schizophrenie schwerlich kennzeichnender auftreten könnte, werden auch sonst naheliegende Einwände, etwa daß die eigentlichen katatonen Symptome ja durchaus nichts der Dp Eigentümliches zu sein scheinen, zurückzutreten haben.

Wenn wir uns also in diesem Falle Mund im Sinne der Annahme, daß wir in der atypischen Gestaltung der Melancholie die Wirkung einer schizophrenen Erbanlage vor uns haben, zu entscheiden geneigt sein werden, wenn wir ferner in jedem ähnlich gelagerten Falle wohl zu den gleichen Schlüssen kommen müssen, so wird uns eine Stellungnahme in anderen Fällen, auch schon in einer Reihe der oben erwähnten Beobachtungen mit nachweisbarer schizophrener Belastung, erheblich schwerer werden. Immerhin wird man gerade in solchen Fällen die Grenzen weit zu stecken verführt werden.

Die Tragweite der ganzen Betrachtungsweise wird erst klar, wenn man sich nicht mehr wie bisher auf die zutage tretenden schizophrenen Psychosen beschränkt, sondern, wie es bei dem heutigen Stande unseres Wissens geboten ist, auch auf die in der Familie nachweisbaren abwegigen psychopathischen Persönlichkeiten und selbst auf die gesunden Familienmitglieder zurückgreift. Daß sowohl in den Familien Zirkulärer als in denen Schizophrener besonders geartete psychopathische Typen vorkommen, ist ja eine alte Erfahrung, auf die Kraepelin seit langen Jahren hingewiesen hat. In jüngster Zeit jedoch erst ist von Kretschmer in schönen Ausführungen gezeigt worden, wie fruchtbar die erbbiologisch-klinische Betrachtung zu werden verspricht, wenn man diese psychopathischen Typen voll in den Kreis der Erwägungen zieht. Läßt sich, wie es Kretschmer in einem Falle gelingt, wahrscheinlich machen, daß die md Erkrankung des Sohnes eines manifesten Epileptikers mit einer in seiner Mutter und den Geschwistern des Vaters allerdings nur im Temperament zum Ausdruck kommenden circ. Erblichkeit zusammenhängt, dann wird man mit Recht auch allenthalben dort, wo sich irgendein auffälliges, nicht zum Bilde passendes Syndrom oder eine eigenartige Form einer sonst klaren Psychose findet, in der Familie Umschau zu halten haben, und, wo sich keine entsprechende Psychose zeigt, unter den Psychopathen und, wenn man Kretschmer folgen will, schließlich den Gesunden nach erbzugehörigen Zügen suchen. Ich zweifle nicht, daß sich immer in der näheren oder weiteren Verwandtschaft solche werden finden lassen. Das ist bei der als sehr weit anzunehmenden Verbreitung der hier in Frage stehenden Erbanlagen ja natürlich. Zum mindesten wird man das, was Kretschmer als Legierungen bezeichnet, wohl niemals vermissen. Wir können uns das jeden Tag vor Augen führen, wenn wir uns nicht bloß unter den Angehörigen unserer Kranken, sondern im näheren oder weiteren Bekanntenkreis umschauen: reine Typen, „zykloide" Persönlichkeiten ohne jeden „schizothymen" Einschlag, wird man, wenn man ehrlich sein will, außerordentlich selten sehen.

Es geht uns in diesem Zusammenhange nichts an, wie die Erbbiologie sich mit den Problemen, die hier zutage treten, abfinden kann, ohne ihre Ausgangsstellung zu verlassen — denn daß es nicht leicht ist, die unendliche Mannigfaltigkeit der Legierungen auf der einen Seite, die recht primitiven Vorstellungen von den besonderen Erbgängen, die man bisher hat, auf der anderen Seite zu vereinen, scheint mir auf der Hand zu liegen. — Hier steht nur in Frage, welche Folgerungen wir selbst aus den bisherigen Betrachtungen zu ziehen haben, wenn wir damit rechnen, daß sich wohl allenthalben Hinweise auf die Möglichkeit einer schizophrenen Erblichkeit bei unseren Zirkulären werden finden lassen.

Die Entscheidung kann nicht schwierig sein. Wir halten es zwar für angezeigt, daß man bei dem Einsetzen von psychopathischen Persönlichkeiten in den Kreis der erbbiologischen Berechnungen sich zunächst auf die wenigen wirklich in die Augen fallenden Typen, wie sie in den klaren Ausdrucksformen des „Zykloids" und des „Schizoids" bei späteren und intervallären Psychotikern und in ihrer nächsten Familie sich zeigen, beschränkt. Doch werden wir angesichts der Unvollkommenheit unserer Familienanamnesen in keinem Falle die Berechtigung bestreiten können, in den etwa zutage kommenden auffallenden Syndromen die Wirkung einer näher oder ferner in der Familie auch anderweitig in Erscheinung tretenden, für uns nur nicht nachweisbaren, schizophrenen Erblichkeit zu sehen.

Damit ist dem, der eng erbbiologisch orientiert ist, Genüge getan. Der Wert der ganzen Betrachtungsweise für die Klinik, die sich wohl nur gegen die hie und da geltend machenden Übertreibungen zu wehren hat, muß hoch genug angeschlagen werden. Die Erbbiologie gibt sicher Anhaltspunkte, die uns dem Verständnis mancher bisher unklaren Erscheinung näher bringt. Dennoch bleiben auch im günstigsten Falle viele Fragen im Unklaren.

Betrachten wir die beiden oben näher beschriebenen Krankheitsfälle, so kann man vielleicht bei Frau Lehnert in jeder Psychose wie schon in der Persönlichkeit den schizophrenen Erbeinschlag zu spüren geneigt sein. Dennoch wird nicht verkannt werden können, daß eine auffallend in die Augen springende schizophrene Färbung nur den ersten beiden Psychosen eignet, während sie später nur, wenn überhaupt, in Andeutungen hervortritt. Noch deutlicher wird die Sachlage durch den Kranken Mund beleuchtet, in dessen Krankheitsgeschichte nach zwei schweren Psychosen und vielen leichteren Schwankungen die schizophrene Anlage erst und bisher lediglich in einer Psychose zum Ausdruck kommt, die nach dem 50. Lebensjahre einsetzt. Ähnliche Verhältnisse sehen wir nun bei fast allen anderen der nur kurz erwähnten 8 Fälle mit nachweisbarer schizophrener Erblichkeit.

Selbst wer alle die zahlreichen Aufstellungen der letzten Zeit sich zu eigen machen will, wer „cyklothyme“ und „schizothyme“ Persönlichkeiten klar zu sehen und in die Berechnung einzusetzen sich getraut, wer mit der Möglichkeit eines Dominanzwechsels rechnet, wer mit besonderen evolutiven, mit Hemmungs- und anderen Faktoren umgeht, wird damit nicht der Frage enthoben, weshalb die nebenhergehende andersartige Erblichkeit im gegebenen Falle nur zeitweise zur pathoplastischen Wirkung kommt.

Werden wir im ganzen in der nachgewiesenen oder vermuteten schizophrenen Erblichkeit vielfach eine Voraussetzung für das Auftreten schizophrener Syndrome im Rahmen zirkulärer Erkrankungen sehen dürfen, so werden wir nach dem Vorausgehenden doch zum mindesten uns weiter zur Aufgabe machen müssen, nach Bedingungen zu suchen, unter denen die schizophrene Erbanlage nun wirklich zutage tritt. Und wir werden, wenn wir dies häufig im Zusammenhange mit besonderen äußeren Schädigungen oder irgendwelchen anderen eigenartigen Bedingungen sehen, außerhalb dieses Zusammenhanges aber nicht, diesen besonderen Bedingungen irgendwelche ursächliche Bedeutung zuzuerkennen haben.

Ist dies der eine Gesichtspunkt, unter dem die folgenden Ausführungen betrachtet werden müssen, so soll hier weiter noch einmal besonders darauf hingewiesen werden, daß man natürlich nur dort mit einiger Berechtigung die Erblichkeit zur Erklärung wird heranziehen können, wo wirklich ganze im Sinne der Schizophrenie verdächtige Syndrome auftreten. Auch hier aber wird man noch vorsichtig zu sein haben. Niemand wird es bei dem heutigen Stande unseres Wissens zu entscheiden wagen, ob solche Syndrome nicht auch ganz unabhängig von einer spezifischen Erblichkeit etwa durch besondere exogene Bedingungen erzeugt werden können; mir scheint dies durchaus im Bereiche der Wahrscheinlichkeit zu liegen. Daß vollends einzelne Symptome, die nicht in den für die Schizophrenie im allgemeinen besonders kennzeichnenden Verkoppelungen auftreten, wenn sie an sich auch bei der Dp am häufigsten sind, nicht wohl mit einer schizophrenen Erblichkeit in Beziehung gesetzt werden dürfen, darauf braucht wohl kaum eigens hingewiesen zu werden. Wie man aber auf dem sonst hier nicht berührten Gebiet der affinen körperlichen Konstitution schon eine etwas schief gestellte Nase für hinreichend zur Annahme einer Legierung erachtet, scheint man auch allzu geneigt, einzelnen Symptomen eine zu große Bedeutung beizumessen. Dagegen sprechen aber gewichtige Umstände.

2. Katatone Erscheinungen im normalen Leben.

Lipps versuchte zu zeigen, wie schon ganz allgemein in der Vorstellung eines Gegenstandes der Gegenstand der Gegenvorstellung zugleich mitgedacht werde, wie im Streben das Widerstreben implizite mit erweckt werde, wie also schon im normalen Leben Bejahung und Verneinung am allernächsten beieinander liegen, worauf auch Kraepelin bei der Besprechung des Negativismus hinweist. Nach Bleulers Ausführungen hat man die negative Suggestibilität, die Tendenz zur Ablehnung der dargebotenen Vorstellungen, als das physiologische Prototyp des Negativismus aufzufassen und darin eines der wichtigsten Momente zur Erzeugung einer Überlegung vor dem Handeln zu sehen. Vor allem stark suggestible Individuen, Kinder, Frauen, Greise, Wilde, tragen diese physiologische Erscheinung ausgeprägt zur Schau. Ist infolgedessen gerade bei den letzteren ein Verhalten, das an Negativismus erinnert, besonders häufig, so reichen doch die gleichen Vorgänge weit in das Leben des normalen Erwachsenen hinein, vor allem wenn affektive Einstellungen in Frage kommen. Dabei bleibt freilich zu betonen, daß die beim Normalen beobachteten Dinge wohl nur äußerlich dem gleichen, was wir im wirklichen Negativismus des Katatonikers zu sehen haben. Daß die unter dem Namen Negativismus zusammengefaßten Symptome aus den allerverschiedensten Quellen hervorgehen und sich nur äußerlich täuschend ähnlich sehen, hat vor allem Kraepelin im Anschluß an Bleuler ausgeführt.

Findet man an Befehlsautomatie erinnernde Vorgänge auch im gesunden Leben oft genug, so dürfte viel seltener der allenthalben tätige Nachahmungstrieb äußerlich wie ein Echosymptom wirken. Schneider macht auf derartige Erfahrungen aufmerksam.

Ungleich häufiger schon begegnen uns Stereotypien, vor allem im nebenläufigen Geschehen, in Zuständen der Zerstreutheit, der Verlegenheit, der Unruhe, bei angestrengtem Nachdenken (Newton, Sokrates), worauf besonders Löwy hinweist. An die katatonen Zeichnungen, besonders bei langweiligen Sitzungen, ist oft erinnert worden. Erscheinungen, die an Manieren denken lassen, beobachtet man überall in Kleidung, Haltung, Gang, besonderen Gewohnheiten, auch bei ganz unverdächtigen Individuen.

Grimassieren, unmotiviertes Lachen, ja eine fast stereotyp festgehaltene lächelnde Miene kommt vorwiegend, affektiv bedingt, in Zuständen der Verlegenheit bekanntlich recht oft zur Beobachtung.

Weit in das Gebiet der normalen Wahrnehmung hinein reichen illusionäre Vorgänge, während Halluzinationen erheblich seltener vorkommen dürften. Daß man jedoch in Zuständen der Erwartung an die Zimmertür klopfen oder aber in der Nacht bei langem Wachliegen nahe Uhren ganz deutlich schlagen zu hören vermeint, ist wohl eine allgemein bekannte Erfahrung. Löwy hat auch gezeigt, daß bei Unruhe allerverschiedensten Ursprungs die Halluzination des Anrufes mit dem eigenen Namen etwas sehr Häufiges ist; ja, ich glaube, daß nicht einmal ein nennenswerter Grad von Unruhe zur Erzeugung dieser Erscheinung vorzuliegen braucht. Einer amerikanischen Arbeit entnehme ich, daß bei einer Rundfrage an über 27 000 als normal geltende Personen in $11,69\%$ der Fälle Angaben über beobachtete Halluzinationen erfolgten. Mag man freilich bei einer derartigen Erhebung aus naheliegenden Gründen mit einer beträchtlichen Zahl von falschen Auskünften rechnen müssen, so wird man doch dem Ergebnis nicht jeden Wert absprechen dürfen.

Was endlich den schizophrenen gleichende Sprachstörungen betrifft, so findet sich unter den berühmten Aussprüchen des Professors Galetti eine große Reihe von solchen, die von denen Schizophrener nicht zu unterscheiden sind. Auch sonst kann man in Zuständen von Zerstreutheit ganz ähnliche Erfahrungen machen. Vor allem hat Stransky in seinen Studien über Sprachverwirrtheit gezeigt, daß experimentell bei völliger Entspannung der Aufmerksamkeit und Drauflosreden Wortreihen entstehen, die einigermaßen den Produktionen Schizophrener ähnlich sehen, wenn freilich auch allenthalben der deutliche experimentelle Ursprung unverkennbare Unterschiede bedingt.

Können wir so eigentlich alle katatonen Symptome in ähnlichen Erscheinungen des wachen Lebens Normaler nachweisen, so ist eine besondere Fundgrube dafür vor allem der Zustand im Schlaf und in der Nähe des Schlafes. Hat doch Hoche letzthin gesagt, daß wir im Traume „die ganze allgemeine Symptomatologie, Sinnestäuschungen, Erinnerungstäuschungen, Personenverkennung, Hemmung, Sperrung, Ideenflucht, Verbigerieren und andere Sprachstörungen, abnormes Glücksgefühl, schwere Depression, Angstzustände, Spaltung der Persönlichkeit und vielerlei anderes" erleben. Für das Sprachgebiet hat eingehend Kraepelin dargetan, wie verblüffend die Ähnlichkeiten zwischen der Traumsprache und den Äußerungen Schizophrener sein können.

Rücken die Erlebnisse des Traums schon nahe an die Schwelle des Erwachens heran, so liefert vor allem die Strecke des sich vollziehenden Erwachens selbst, die Schlaftrunkenheit, eine reiche Fülle von Beobachtungen, die denen bei Dp sehr nahe stehen. Um zunächst bei den sprachlichen Äußerungen stehen zu bleiben: Ich besitze die Nachtmeldung eines Bataillons-Adjutanten aus dem Kriege, die dieser dem ihn weckenden Telephonisten aufgeschrieben hat, und die äußerlich und dem Inhalt nach dem Schriftstück eines Katatonikers gleicht.[1]) Dabei hatte der Offizier mit gut leserlichen Buchstaben geschrieben und noch dazu diese seine Meldung auch dann noch für gut befunden, als der Telephonist ihn abermals weckte und ihn kopfschüttelnd fragte, ob er dies ungereimte Zeug tatsächlich weitergeben solle. Erst am nächsten Morgen wurde die Sinnlosigkeit des Schriftstückes festgestellt. Ich erinnere mich ferner, augenblicklich mit der Leitung von Schlaftiefenversuchen beschäftigt, gänzlich beziehungsloser Äußerungen der Versuchsperson nach scheinbar vollendetem Erwachen. Auch an mir selbst habe ich erlebt, daß ich gelegentlich nach dem Erwachsen, während ich schon fähig bin, Gedankengänge richtig zu verfolgen, auf Fragen gänzlich

---

[1]) Die feindliche Artillerie schoß wegen Lebensgefahr nicht. gr. nußt. Mir geht es gut. Lassen Sie es sich gut gehen. Keine Änderung der Kräfteverteilung. Keine Metalle. Herzlichen Gruß Ihr H. W.

unsinnig antworte, dabei mit dem festen Bewußtsein, eine richtige Antwort zu geben.

Nicht nur derartige Beobachtungen sprachlicher Verirrungen, auch Handlungen sinnloser Art geschehen oft genug in Zuständen des Erwachens. An manche Berichte aus der Literatur der Schlaftrunkenheitshandlungen (Gudden) sei kurz erinnert, wenngleich hier vielfach abnorme Persönlichkeiten beschrieben sind. Wundt macht auch darauf aufmerksam, wie sich in der Schlaftrunkenheit Zustände von Befehlsautomatie ausbilden. Ich weiß ferner von mir selbst, der ich ganz besonders schwer erwache, daß ich gelegentlich, im Begriff aus dem Bett zu springen, auf halbem Wege innehalte und die einmal eingenommene Lage, auch ganz vertrackte, unbequeme Stellungen, über längere Zeit festhalte, ja wie ich, der unbequemen Lage mehr oder weniger bewußt, nichts dazu tue, Änderung zu schaffen. Vorgänge der gleichen Art beobachtet man in fast noch größerer Häufigkeit beim Einschlafen.

Nach alledem ist es ganz zweifellos, daß wir „katatone" Erscheinungen im normalen Leben, wo wir nur hinblicken, immer wieder sehen können. Freilich darf nur für einen geringen Bruchteil der Erscheinungen angenommen werden, daß sie auch inhaltlich den entsprechenden Dingen bei der Dp gleichen; vielmehr wird zu vermuten sein, daß äußerlich ganz gleiche Vorgänge durchaus verschiedenen Mechanismen entsprechen, ohne daß im einzelnen angegeben werden könnte, wie weit doch etwaige Zusammenhänge reichen. Es ist gewiß alle Vorsicht geboten, die sich im normalen Leben so oft aufdrängenden Deutungen ohne weiteres auf die Dp zu übertragen, selbst dann, wenn die subjektiven Angaben Schizophrener durchaus den eigenen Beobachtungen zu entsprechen scheinen. Ebenso wird man aber auch Zurückhaltung bei der Einordnung irgendwelcher ähnlicher Erscheinungen unter die katatonen Symptome üben müssen, wie unsere vorangehenden Betrachtungen lehren. Sind, wie wir gezeigt haben, derartige Vorgänge dem gesunden Leben keineswegs fremd, so werden wir sie auch bei Geisteskrankheiten, die mit der Schizophrenie nichts zu tun haben, von vornherein erwarten müssen, auch ohne daß man gleich schizophrene Erbeinschläge anzunehmen braucht.

3. Betrachtungen zur vergleichenden Rassenpsychiatrie.

So wenig fruchtbar bisher die spärlichen Mitteilungen zur vergleichenden Rassenpsychiatrie sind, so lassen sich doch einige Angaben aus ihnen entnehmen, die nicht ohne Belang für unsere Betrachtungen erscheinen. Zunächst einmal ist hinzuweisen auf die wiederholt hervorgehobene Tatsache, daß bei den Juden häufig „Zustandsbilder" beobachtet werden, die ein „regelloses, kaum entwirrbares Gemisch von funktionellen, paranoiden, schizophrenen und manisch-depressiven Zügen darbieten" (Pilcz). Dies soll vor allem für ostgalizische Juden gelten. Auch Kraepelin bemerkt, daß namentlich bei den Ostjuden die zirkulären Erkrankungen sich oft unter Beimischung von katatonen Zügen in sich langhinziehenden Mischzuständen darstellen. Von den Juden aus Warschau und Lodz berichtet ferner Urstein[1]), daß hier sich vielfach noch solche Fälle als zirkuläre entpuppen,

---

[1]) 1912 teilt U. allerdings mit, daß einer dieser Fälle doch ein Schizophrener gewesen sei.

die neben anderen katatonen Zügen abenteuerliche, an Paralyse erinnernde Wahnideen, Befehlsautomatie, Echolalie, Stereotypien, ja sogar physikalische Beeinflussungsideen aufweisen. Auch Mischzustände von mitunter jahrelanger Dauer hat er beobachtet. Mehrfach wird ein unangenehm räsonierender Zug in den zirkulären Psychosen der Juden hervorgehoben, woraus man desgleichen auf häufige Mischzustände schließen kann. Siebert, der die Bevölkerung Kurlands untersuchte, stellt endlich fest, daß bei den Juden in der Manie bei außerordentlich schwerer Ideenflucht der heitere Affekt ganz in den Hintergrund trete.

Die Bewertung aller dieser Befunde begegnet freilich großen Schwierigkeiten. Bei der bekannten Neigung, wenigstens der westeuropäischen, auch der nordafrikanischen Juden zur Inzucht (Angaben bei Revecz) und bei ihrer feststehenden, großen Anfälligkeit zur Erkrankung an endogenen Geistesstörungen wird man vermuten dürfen, daß in diesen atypischen Bildern gerade der Einfluß verschiedenartiger Belastung zum Ausdruck komme.

Man könnte auch daran denken, daß die überall bestätigte Vorliebe für Mischzustände, die an sich geeignet sind, alle möglichen sonderbaren Bildungen hervorzurufen, von wesentlichem Einfluß auf die Gestaltung der Psychosen sei; doch ist dabei wieder in Betracht zu ziehen, daß wir über die Art der Entstehung von Mischzuständen nichts wissen. Man wird endlich die Möglichkeit nicht für ausgeschlossen halten dürfen, daß für die Neigung zu abwegigen Bildern rassische Eigentümlichkeiten verantwortlich sind, die nicht unmittelbar mit den als weitverbreitet anzunehmenden kombinierten Veranlagungen zusammenhängen. Keine von diesen Möglichkeiten wird sich mit den zur Verfügung stehenden Mitteln wahrscheinlich machen lassen.

Unter unseren 100 Fällen finden sich 5 Juden, von denen einer außer auffallendem Nörgeln keine besonderen Erscheinungen darbot. Ein anderer Kranker litt an einer schweren chronisch-zirkulären Erkrankung ohne jedes schizophrene Beiwerk. Die drei übrigen endlich zeigten vorübergehend schwere schizophrenieverdächtige Züge. Ein Fall soll in anderem Zusammenhange näher besprochen werden. Bei dem folgenden setzte nach einem langen zirkulären Verlauf eine schwere manische Erregung ein, die unter unsinnigen Wahnideen und außerordentlich stereotypem Verhalten einherging und über eine Reihe von Jahren andauerte. Es folgten mehrere typische Melancholien, worauf in hohem Lebensalter eine über lange Jahre währende, unter dauernden, ziemlich regelmäßigen Schwankungen ablaufende, chronische zirkuläre Störung einsetzte, innerhalb deren wiederum vorübergehend ausgesprochene Stereotypen sich geltend machten. Zur Zeit des Auftretens der ersten schizophrenen Erscheinungen stellten sich auch die ersten Hinweise auf eine arteriosklerotische Erkrankung ein. Eine schizophrene Erblichkeit ließ sich nicht nachweisen. Der letzte Kranke endlich, bei dem wir in der Familie ebensowenig Dp finden konnten, ist der interessanteste. Nach einer großen Reihe leichter, in früher Jugend einsetzender melancholischer Verstimmungen und einer schwereren manischen Erregung folgte im 25. Lj. ein ängstlicher Verwirrtheitszustand mit starker Inkohaerenz, Verbigeration, unsinnigem Widerstreben, an den sich ein tiefer negativistischer Stupor anschloß. Im späteren zirkulären Verlauf traten bis zum Anfang der 30er Jahre nur kurze Verwirrtheitszustände mit einzelnen verdächtigen Erscheinungen, vor allem seltsamen Wahnbildungen, auf. Von da ab ließ die Erkrankung des nunmehr 50 jährigen Kranken alle auffallenden Züge vermissen. Bei diesem und einem anderen Falle stehen übrigens ausgesprochene hysterische Symptome stark im Vordergrund. An der md Natur der Erkrankung war in keinem Falle zu zweifeln; interessant ist es aber, daß der letzte Kranke lange Jahre hindurch als periodische Katatonie galt.

Zur Lösung der uns hier beschäftigenden Fragen bieten die angeführten Erkrankungen wegen der besprochenen Mehrdeutigkeit leider keinen sicheren Anhaltspunkt.

Abgesehen von den Nachrichten über die Juden finden sich spärliche Angaben in der Literatur über andere weiße Rassen, die für uns von Bedeutung sind. So betont Pilcz, daß bei den Nordslawen ein auffallend hoher Prozentsatz von atypischen periodischen Psychosen, wie Dipsomanie, periodische Amentia, periodische delirante Verworrenheitszustände, beobachtet werden. Auch hier wird man in der Deutung vorsichtig sein müssen, zunächst schon wegen Pilczs Stellung zur Amentia, dann aber, weil dieser Autor selbst die Frage aufwirft, ob sich nicht unter den deliranten Verworrenheitszuständen epileptische Geistesstörungen verbergen. Jedoch läßt sich auch aus anderen Mitteilungen schließen, daß die zirkulären Psychosen der Slawen sich durch Besonderheiten auszeichnen. Unter den vier zur Kennzeichnung des Verlaufs der Manie beschriebenen Fällen Ostankoffs ist keiner, der dem gewöhnlichen Bilde der Manie entspricht; ja, alle bieten Züge dar, die über das Maß dessen, was man gemeiniglich bei der verworrenen Manie findet, hinausgehen. Dabei wird nicht einmal die Frage der Differentialdiagnose gegenüber der Dp, sondern nur kurz diejenige gegenüber der Amentia erörtert. Sichere Hinweise auf verschiedenartige Belastung bei den einzelnen Fällen finden sich nicht. Auch auf eine gelegentliche Bemerkung Poppers, der die auffallende Neigung zu schizophrener Färbung der verschiedensten Bilder bei der slawischen Bevölkerung Böhmens betont, sei kurz hingewiesen. Man darf vielleicht in Anbetracht aller dieser Angaben nicht für ausgeschlossen halten, daß zirkuläre Psychosen bei Slawen an sich in etwas anderer Weise verlaufen und häufiger katatone Züge darbieten, als bei den Westeuropäern. Daß im übrigen das mdI bei verschiedenen Völkern (Franzosen — Deutschen — Rheinländern — Schwaben) und Gesellschaftsschichten nennenswerte Unterschiede bietet, ist ja eine bekannte Erfahrung.

Noch schwieriger wird die Beurteilung der Sachlage, wenn man die gelegentlichen Beobachtungen bei außereuropäischen Völkern heranzieht. So fand Kraepelin eine kleine Gruppe von periodischen Verwirrtheitszuständen bei den Eingeborenen Javas, deren Zugehörigkeit zum mdI ihm nicht gesichert erschien, die er aber doch bei seiner Zusammenfassung zu den zirkulären Erkrankungen stellt. Urstein berichtet von den Eingeborenen Zentralasiens, daß dort die Zustandsbilder des zirkulären Irreseins im allgemeinen dürftig und inhaltsarm seien, die Manien unproduktiv, die Depressionen wenig tief, ohne viel Affekt, ohne rechte Hemmung. Schließlich sei noch eines wertvollen Hinweises Linds gedacht, der bei sicher sehr vorsichtiger Auswahl der Beobachtungen für man.-depr. Neger Nordamerikas doppelt so häufig Halluzinationen feststellte wie für die Weißen. Lind führt das darauf zurück, „daß bei den Negern das unbewußte Material näher an der Oberfläche liege, die trennenden Schranken vom Bewußtsein nicht so feste seien“. Demgegenüber berichtet übrigens Kraepelin, daß er bei den Eingeborenen Javas seltener Halluzinationen fand als bei den Europäern.

Im ganzen läßt sich nicht verkennen, daß ziemlich erhebliche Abweichungen der zirkulären Bilder bei verschiedenen Rassen vorzukommen scheinen, und die Berechtigung des Schlusses, daß bei den tieferstehenden Rassen anscheinend die Ähnlichkeiten zwischen zirkulären und schizophrenen Erkrankungen größere sind, als bei unserem Beobachtungsmaterial, ist nicht ganz von der Hand zu weisen. Würde sich dies bestätigen, so hätte man darin einen weiteren Anhaltspunkt für die nicht spezifische Bedeutung katatoner Erscheinungen zu sehen.

4. Erkrankungen der Kindheit.

Ganz in demselben Sinne sprechen eine Reihe von Erfahrungen aus der Kindheit. Weygandt hat wiederholt mit großem Nachdruck darauf hingewiesen, daß wir in der normalen frühen Kindheitsentwicklung allen möglichen Bewegungsformen begegnen, die stark an katatonische erinnern. Auch die Gebilde der ersten sprachlichen Entwicklung haben eine bemerkenswerte Ähnlichkeit mit schizophrenen Produktionen; in Kinderversen finden wir unverkennbare Belege dafür. Echoerscheinungen vollends dürfen als notwendige weitreichende Durchgangsstufe für die Sprachbildung angesehen werden (darauf macht Schneider aufmerksam), ebenso wie man in dem kindlichen starren Eigensinn eine wichtige Vorbedingung für eine spätere Ausreifung des zielbewußten Willens zu erblicken hat. Man könnte im Anschluß an Kraepelin noch weitere Beispiele bringen, die alle nach der gleichen Richtung weisen.

Gehen wir zu den auch für die Kindheit pathologischen Erscheinungen über, so ist an die allgemein bekannte Erfahrung zu erinnern, daß Kinder besonders leicht halluzinieren, auch an ihre Neigung zu elementaren Krampfentladungen, denen vielfach eine Bedeutung für die spätere Entwicklung gar nicht zukommt (s. Husler). Daß katatone Bewegungsstörungen besonders bei Idioten der verschiedensten klinischen Bedeutung ungemein häufig sind, dafür bietet die Arbeit Plaskudas einen sicheren Beweis; und man muß ihm wohl in seiner Ansicht beistimmen, daß es nicht angängig ist, allenthalben an eine Kombination mit Dp zu denken. Friedmann betont, daß bei Kindern die Neigung zu triebartiger Unruhe auf der einen Seite, stumpfer Gebundenheit auf der anderen allgemein vorherrsche. Nach all dem wird man vielleicht erwarten dürfen, daß die affektiven Psychosen im Kindesalter gewisse der Dp ähnelnde Erscheinungen aufweisen werden, denen dann aber eine ganz andere Bedeutung beizumessen sein würde.

Unsere eigenen Fälle lassen uns leider in diesem Punkte im Stich. Nur fünf von ihnen reichten bis vor das 15. Lebensjahr zurück, und jedesmal war die Störung eine derartig leichte, daß es nicht zur Anstaltsbehandlung kam. Die Berichte lauten meist nur im Sinne einer auffälligen Stimmungsschwankung; von einem Kranken, bei dem allerdings starke hysterische Züge im Spiele sind, heißt es, daß er mit 15 Jahren sinnlos daherredete und sich im Kreise drehte, Angaben, die wohl kaum in unserem Sinne zu deuten sind. Leider ist auch die Literatur arm an bis in die Kindheit zurückreichenden Beobachtungen, die im Sinne unserer Leitsätze genügend gesichert sind. In einem Falle Ostankoffs wurde mit 8 Jahren die erste scharfe Stimmungsschwankung notiert, wobei Zwangsgedanken auftraten. Weitere Belege finden wir ferner bei Pilcz, die in der Tat bemerkenswert erscheinen. Seine drei hier in Betracht kommenden Beobachtungen 16, 19 und 2 zeichnen sich nämlich dadurch aus, daß jeweils die in der Kindheit ausbrechenden Phasen in tiefere Schichten hineinzugreifen scheinen als die späteren, schwerere Erscheinungen machen, ohne daß allerdings eigentliche katatone Züge auftreten. Meist jedoch scheint es sich, wie bei unseren Fällen auch, bei der erstmaligen Erkrankung nur um ganz leichte Störungen zu handeln, die Anstaltsbehandlung überhaupt nicht notwendig machen. Hoche spricht nur von einfachen Verstimmungen, die man als Beginn zirkulärer

Erkrankungen im Zusammenhang mit den ersten Menses beobachte, während der Steigerung der menstruellen Stimmungsanomalien und gewissen Zuständen stuporöser Verwirrtheit mit ängstlichen Sinnestäuschungen offenbar eine andere Bedeutung zukomme. Auch unter den 111 Beobachtungen Walkers finden sich nur zwei, bei denen die Störung vor dem 14. Lebensjahr begann, ohne daß sie zu Anstaltsbehandlung führte. Rehm, der sich bei seinen Angaben auf zwei nur katamnestisch festgestellte Fälle bezieht, die vor dem 10. Lebensjahr begannen, spricht von einer Einförmigkeit des motorischen Verhaltens, einer Leere des Bildes und dem schwachsinnigen Eindruck, den die Kinder machen. Es ist nicht ganz ersichtlich, worauf er diese Einzelausführungen stützt; der Fall von Liebers jedenfalls, den er besonders anführt, scheint mir in keiner Weise als manische Erkrankung gesichert.

Wie bei diesem Fall, so ist es im übrigen auch mit den zahlreichen Veröffentlichungen über Psychosen im Kindesalter. Ganz selten einmal findet sich eine auch nur über ein paar Jahre während Beobachtungszeit, so daß, wenn man schon von den vielfach recht unklaren Bildern absehen will, keinerlei Gewähr dafür geboten erscheint, daß die als Melancholien oder Manien diagnostizierten Zustände tatsächlich mit dem zirkulären Irresein etwas zu tun haben. Die sehr häufig hervortretende starke Psychogenie, die Angaben über Belastung und manches andere sprechen dafür, daß wir oft genug Störungen beschrieben finden, die ganz anderer Entstehung sind. Will man aus unseren, Rehms, Walkers und anderer Erfahrungen einen Schluß ziehen, so ist am ehesten anzunehmen, daß, wie auch Friedmann betont, mittelschwere und schwere Fälle von affektiven Geistesstörungen in der Kindheit zu den allergrößten Seltenheiten gehören und immer nur bei starker Belastung und besonderen anderen Hilfsursachen vorkommen; daß die meisten Erkrankungen aber im Schoße der Familie verlaufen, vielfach nur als Ungezogenheiten aufgefaßt werden und erst nachträglich die rechte Beleuchtung erfahren. Von Pilczs Fällen muß man wohl absehen, weil von ihm ein Material verwertet worden ist, das sich durch rassische, klimatische und andere Verhältnisse wesentlich von dem unseren unterscheidet.

Dennoch wird man nicht ausschließen können, daß eine Reihe der in der Literatur aufbewahrten Beobachtungen tatsächlich zum zirkulären Irresein gehört. Darf man darnach gewisse gemeinsame Züge herausgreifen, so könnte man neben der allenthalben starken Psychogenie und psychogenen Durchfärbung der Bilder besonders auf die auffallende Neigung zu Halluzinationen, vielleicht auch zum Stupor (s. den schönen Fall von Lackmann) und die Farblosigkeit der Bilder hinweisen. Daneben hebt Ziehen das Vorkommen einzelner katatoner Zeichen, das Grimassieren und die Tendenz zur Perseveration der Vorstellungen hervor.

Zusammenfassend läßt sich nach alledem mit großer Vorsicht etwa folgendes sagen: Das mdI führt im allgemeinen im Kindesalter nur zu leichten, Anstaltsbehandlung überflüssig machenden, meist nicht einmal erkannten Störungen. Bewirkt es aber unter Mithilfe von Gelegenheitsursachen einmal schwerere Psychosen, dann scheinen die Krankheitsbilder eine gewisse Neigung zu haben, auch katatone und schizophrenieverdächtige Erscheinungen zu machen.

Die Anregung, dieser Frage an einem möglichst großen Material nachzugehen, erscheint mir wegen ihrer Wichtigkeit am Platze. Es dürfte dazu kaum das Material einer Anstalt ausreichen, wie ich beim Durchsehen der alten Aufnahmelisten der Kreis-Irren-Anstalt München sehen konnte.

5. Pubertät.

Wir haben im allgemeinen Teil zeigen können, daß besonders im jugendlicher Alter die md Psychosen die Neigung zu haben scheinen, unter stärkeren schizophrenieverdächtigen Erscheinungen zu verlaufen. Man wird deshalb erwarten dürfen, daß man einen klaren Einblick in die bestehenden Bedingungen bekommen muß, wenn man vor allem die Erkrankungen der jüngsten für uns in Betracht kommenden Altersstufe einer Durchsicht unterzieht. Unser Material ist leider in dieser Hinsicht nicht sehr ergiebig. Von unseren 25 diesseits des 20. Lebensjahres erkrankten Patienten boten 15 so leichte Störungen, daß Anstaltsbehandlung vermieden werden konnte. Eine Reihe von Krankheitsfällen ist in anderer Weise kompliziert, so daß wir sie hier nicht heranziehen können. Auf eine Anzahl von Kranken werden wir im späteren Zusammenhang noch einzugehen haben. Um unser Bild von der besonderen Art der Psychosen in der Pubertät zu vervollständigen, mußten wir deshalb auf ein größere Material zurückgreifen.

Wir haben so für die größere Zahl derjenigen als manisch-depressiv diagnostizierten Fälle, die in einem Alter unter 20 Jahren in die Klinik aufgenommen wurden, Katamnesen erhoben und 88 mal brauchbare Antworten bekommen. Dabei hat sich herausgestellt, daß von 24 Männern 6 sicher, 3 wahrscheinlich, von 64 Frauen 14 sicher, 6 wahrscheinlich sich im Sinne einer Dp weiterentwickelt haben. Vielfach kam dabei noch ein recht kurzer Verlauf in Frage, so daß die angegebenen Zahlen bei der ungenügenden Art der Erhebung noch als zu klein angenommen werden müssen. Man wird angesichts dieser Tatsache in der Beurteilung der verbleibenden Fälle recht vorsichtig sein müssen und, soweit sie nicht nach Überstehen einer Reihe von Anfällen in ein höheres Alter vorgerückt sind, mit der Einordnung zurückhaltend sein. Überblickt man die restlichen Beobachtungen, von denen eine große Anzahl als ziemlich sichere manisch-depressive gelten können, im Zusammenhalt mit den Erkrankungen aus unserem Material, so scheinen eine Reihe von eigenartigen Zügen nicht gerade selten zu sein. Besonders auffallend ist vielfach die Neigung zu außerordentlich starken und rasch eintretenden, kurzdauernden Stimmungsschwankungen, ein gewisser alberner, boshafter oder läppischer Zug, zumal bei den jüngsten Fällen, vereinzelt auch die Gewohnheit, in bizarrer Weise vorbeizureden und verschrobene Redewendungen vorzubringen, auch wenn sonst die Bilder ganz unverdächtig erscheinen. Wie bei den Kindern, scheint sich auch hier relativ oft eine starke Psychoplastik bemerkbar zu machen. Die angegebenen Sinnestäuschungen tragen vielfach einen ausgesprochen hysterischen Charakter. Ferner ist bemerkenswert, daß in einigen Fällen neben heftigen Erregungen Stuporzustände vorkommen, die durch das scheinbare Fehlen stärkerer Affekte viel eher katatonen als depressiven ähnlich sahen, während bei den späteren Anfällen die depressiven Affekte deutlicher hervortraten. Sehr stark erschien uns mitunter auch die Zusammenhangslosigkeit aller Äußerungen bei nicht besonders in die Augen fallender Erregung. Oft ist von kindischem Verhalten die Rede. Das Benehmen nach dem Abklingen der stürmischeren Erscheinungen scheint mitunter nicht recht dem gewöhnlichen der Altersstufe zu entsprechen. Nicht selten sind ferner Krankheitsbilder, die unter starker Bewußtseinstrübung verlaufen und der Amentia sehr ähnlich sehen können.

Es ist zu betonen, daß neben derartigen eigentümlich gefärbten Anfällen solche in größerer Zahl vertreten sind, die sich in nichts von den Psychosen des späteren Alters unterscheiden. Jedoch, auch wenn man Vorsicht bei der klinischen Zuordnung walten läßt, kann man nicht verkennen, daß vielfach Züge in den md Krankheitsbildern auftreten, die sie denen Hebephrener ähnlich machen.

Für die Erklärung dieser Feststellungen wird man mit Recht auf die eigenartigen physiologischen Befunde der Pubertät zurückgreifen. Man hat schon längst darauf hingewiesen, daß die Psychosen dieser Entwicklungsstufe eine Reihe von gemeinsamen Erscheinungen darbieten, und hat sogar versucht, eine eigene Pubertätspsychose abzugrenzen. Daß es etwas Derartiges nicht gibt, hat man bald erkannt. Man begnügt sich jetzt, von einer „puberalen Modifikation" der Psychosen dieser Altersstufe zu sprechen. Als kennzeichnend führt Ziehen aus, daß die Affekte auffallend rasch wechseln, die Stimmungsstörungen nicht einheitliche sind; daß die Kranken in der ausgelassensten Heiterkeit hypochondrische oder weltschmerzliche Vorstellungen äußern, in der schwersten Depression alberne Scherze machen, daß Paramimie und Lachweinen häufig sind. Auch berichtet er von der Neigung zu unzähligen Wiederholungen, zu unverständlichen, hochtrabenden, gewählten Redensarten und bizarren Satzkonstruktionen. Das Tun und Treiben scheine auf den Zuschauer berechnet; die Wahnideen seien durch Abenteuerlichkeit und Kindlichkeit auffallend. Auch die häufig mangelnde Logik in den sprachlichen Äußerungen wird hervorgehoben. Überall handle es sich um pathologische Verzerrungen von auch der normalen Pubertät eigenen Zügen. Schon die normale Pubertät mit ihrer Unklarheit und Unausgeglichenheit erinnert ja an die Hebephrenie, bei Mädchen besonders das gezierte, schnippische, läppische Benehmen, das alberne Lachen, das scheue Sichzurückziehen, bei Knaben die bewußte Ablehnung aller Umgangsformen und die unabgerundeten Bewegungen, die Roheit und die Neigung zur Beschäftigung mit höchsten Problemen.

Sehen wir ab von Voisins summarischen Angaben, nach denen die Melancholie häufig unter schwerem Stupor mit Neigung zu impulsiven Handlungen, fixen Ideen und Halluzinationen, die Manie selten in gutartigen Formen verläuft, so finden wir nähere Angaben über die Psychosen der Pubertät besonders bei Wille. Nach ihm zeichnet sich die Melancholie aus durch eine gewisse Ärmlichkeit an Wahnideen, durch Oberflächlichkeit der Gefühle, Kokettieren mit den Gemütszuständen, das häufig wie gemacht wirkende Lamentieren, das um so mehr unecht erscheint, als man im tiefsten Weh plötzliches Lachen findet, endlich durch eine auffallende Neigung zu Halluzinationen. Bei den Manien führt er neben reinen und reizbaren Formen choreatische und katatonische an. Wenn er im allgemeinen für die Manie behauptet, daß die Ideenflucht nur scheinbar reichhaltig sei, tatsächlich aber dasselbe Material häufig wiederholt werde, motorische Regungen eine gewisse Monotonie zeigen, oft Komplikationen mit Stupor vorkommen, daß ferner häufige hebephrene Züge, altkluges oder kindisch-läppisches Benehmen auch bei ganz gutartigem Verlauf beobachtet werden, so ist zu bedenken, daß Wille neben sicher manisch-depressiven zweifellos auch Beobachtungen mit verwertet, die der Dp angehören. Wiewohl nach seinen Katamnesen in den allermeisten Fällen die Prognose eine durchaus gute war, und die Beobachtung sich vielfach über eine lange Reihe von Jahren erstreckte, ist doch sicher bei einer Anzahl von Kranken Verblödung eingetreten, und andere scheinen mir so sehr alle Züge der Hebephrenie zu tragen, daß ungeachtet des vorläufig guten Ausganges an ihrer Einordnung wohl kaum ein Zweifel bestehen kann. Was insbesondere die choreatische Form betrifft, auf die auch Ziehen hinweist, und für die Beobachtungen von Koeppen, Mairet, auch Schuele vorliegen, so erscheint mir in keinem dieser Fälle die Zugehörigkeit zum manisch-depressiven Irresein gesichert, ganz abgesehen davon, daß bei manchem von ihnen aus der Beschreibung keineswegs der wirkliche choreatische Charakter der Störung entnommen werden kann, in anderen es sich offenbar um hysterische Erscheinungen, in wieder anderen vielmehr um Kombinationen mit echter Chorea gehandelt haben dürfte. Wir haben in unserem Material jedenfalls keinen Kranken finden können, der in der Manie wirklich choreaähnliche Erscheinungen dargeboten hätte. Die von Saiz kurz angeführten Fälle zeigten choreatische Zeichen nur in Zuständen höchster Erregung zusammen mit einem wilden Zerstörungstrieb. Eine nähere Beurteilung lassen seine Mitteilungen, auch abgesehen von seiner wesentlich symptomatischen Betrachtungsweise, nicht zu. Ganz anders liegt eine Beobachtung von Rehm, bei der, nach früher überstandener Chorea, in den späteren Anfällen choreatische Störungen wiederkehrten.

Im folgenden will ich über einen Teil meiner Beobachtungen kurz berichten:

Eine jetzt 54 jährige Frau erkrankte im Alter von noch nicht 17 J. in unmittelbarem Zusammenhang mit den ersten Menses an einem deliriösen Zustand, der unter dem Bilde einer wilden, tobsüchtigen Erregung mit vielen Gewalttaten in wenigen Tagen ablief. Die Kranke zerschnitt eines Tages alle ihre Kleider, ging in eine Kirche, staubte dort den Altar ab, nahm einen Fußsack und ein Liederbuch, für das sie ein Geldstück in den Opferstock legte, mit, setzte sich ohne Geld in eine Droschke, gab kein Ziel an; sie begann auf der Polizei sofort, das Büro abzustauben, und kam dann rasch in ihre wilde Erregung hinein. Während dieser hielt sie sich bald für „die Strohkönigin", bald für das Christkind, für einen Schutzengel, meinte, sie sei schon gestorben, draußen werde schon der Sarg für sie gemacht, das Essen sei Menschenfleisch, glaubte sich in einem Schloß usw. Die Beruhigung und Klärung trat von einem Tag zum anderen ein.

Die Kranke ist später allein 14 mal in der Klinik gewesen, stets mit ganz leichten man. oder melanch., auch mit Mischzuständen, ohne daß jemals wieder schwerere Erscheinungen zutage getreten wären. Die Erregung ist hier eine auffallend starke, das Erleben ein recht seltsames gewesen, so daß wohl der Verdacht auf Dp hätte auftauchen können.

Liegt es in diesem Falle nahe, einen Zusammenhang der Schwere des Zustandsbildes mit der Pubertät anzunehmen, ohne daß natürlich ein Beweis dafür möglich ist, so bestehen für den folgenden größere Schwierigkeiten.

Therese Marschalk, geb. 69, Druckereileitersfrau. Heredität: Großvater v. zeitweise gk. Sohn 1922 mit Melancholie in der Klinik. Bruder an P. p. gest., anderer Bruder Potator;

weiterer Bruder Neurastheniker; Vater liebevoller Charakter, dabei leidenschaftlich, jähzornig. Cousine v. hatte beim Tode ihres Vaters Lachkrampf.

Vorg. Immer etwas phlegmatisch, sehr fleißig, gut gelernt, tüchtig, reinlich, gewissenhaft. Bei schwerer Gesichtsrose einmal lebhaftes Phantasieren. Menses mit 13 J., regelmäßig,
schmerzhaft. Bis IV. 86 Bleichsucht.

Pflegte kranken Vater, der vor 2 Tagen starb. Traurig, gefaßt. Folgende Nacht erschien
Vater leibhaftig. Stand die nächste Nacht oft auf, roch Chloroform, sah gläserne Augen.
Tags drauf lachte, sang sie viel, sprach wirr, wurde schlaflos, immer unruhiger, aß wenig,
vermutete Gift in Speisen.

Darauf I. Aufn. K. I. A. M. 3. XI. 86. — 5. XII. 86. Körp. o. B. Ausdruck verwirrt,
glänzende Augen; in unsteter Bewegung; weite, schwer bewegliche Pupillen. Lippen trocken,
rissig, Zunge stark belegt. Lebhafte mot. Unruhe. Ideenflucht, Gehörs- und Geruchshalluzinationen; spricht zu Nichtanwesenden, antwortet auf halluzinierte Fragen. Riecht Chloroform. Nur kurz fixierbar. Verwirrte Reden; erotische Äußerungen. 6. XI. Tags unruhig,
tätlich, entkleidet sich, sträubt sich gegen Nahrung; Bewußtseinshelligkeit schwankend.
Erste Nacht ruhiger Schlaf, folgende laut, unrein mit Urin. 10. XI. Bei Menses ruhiger, besonnener. Drängt jedoch aus offenen Türen. Nicht mehr unrein. Ißt hinreichend. 15. XI.
Anfallsweise noch verwirrt; zwei Nächte ängstlich, laut. 20. XI. Keine Halluzinationen
mehr, doch illusionäre Verfälschungen. Damen der Abteilung machen unverständliche, sonderbare Zeichen. Muß oft lachen. Briefschreiben erschwert, da das Nachdenken angreift. 30. XI.
Geordnet, gleichmäßig, zufrieden, einsichtig; erinnert sich mit großer Genauigkeit an Einzelheiten ihrer Sinnestäuschungen und das dadurch veranlaßte Verhalten; will gern noch Zeitlang auf Entlassung warten. 5. XII. Durch kindlich-natürliches Wesen allenthalben beliebt.
Hat 10 Pfund zugenommen. Entlassen.

ZZ daheim, besorgte selbständig Hauswesen; half im Geschäft; führte allein Bücher.
Sehr verlässig, fleißig; konnte sich selbst nie genug tun. Wenig Gesellschaft außerhalb der
Familie. Kürzlich ging ihr unschuldige Verurteilung in einem Theaterstück sehr zu Herzen.
28. III. matt, zu Bett, fürchtete Typhus zu bekommen, aß schlecht. Vom Arzt vorübergehend zu trösten. Glaubt, Vater sei auferstanden; sah sein Bild an der Wand weinen. Sang,
redete durcheinander, lief im Hemd umher, behauptete, tot zu sein. Dabei reinlich; nur
spuckte sie Essen aus. Bekam deshalb von der Mutter Schlag auf den Mund. Nannte diese
darauf Rindvieh. Bereitwillig nach der Anstalt.

II. Aufn. 4. IV. 89. 27. III. Schluß der abnorm kurzen Menses; zuletzt obstipiert. Zunehmend unruhig, treibt sich herum, legt sich zu anderen ins Bett. Tags leidlich, abends
aggressiv, isoliert. Im Einzelzimmer. Lebhaftest erregt, körp. Untersuchung unmöglich.
Stark, aber harmlos erotisch. Weitgehende Ideenflucht, nicht fixierbar. Ißt, reinlich. 5. IV.
War dauernd isoliert. Wischt heute morgen ihr Zimmer sorgfältig mit Urin aus; unterläßt
die sonst beliebten Entblößungen. Ißt und schläft sehr schlecht. 7. IV. Ruhig, bei Unterhaltung anfangs geordnet, bald zunehmend verwirrt. Im Tagesraum zu halten. Keine Einsicht. Ist überzeugt, daß die Mörder, die sie in ihrem Zimmer gesehen und gehört hat, wirklich
dagewesen sind. 9. IV. Hatte vorübergehend Fieber. Steht heute wieder auf. Fühlt sich
noch nicht gesund. Es kommt ihr alles so sonderbar vor. Noch abspringend; lacht und weint
beieinander. Schläft, ißt vortrefflich. 11. IV. Eine Nacht wieder isoliert, trieb Unfug, riß
andere an Haaren. Auch am Tage unruhig und verwirrt. 16. IV. Ruhig, doch noch verwirrt.
Schläft viel auch am Tage. 22. IV. Wird klarer. Es gehe ihr im Kopf zuweilen so durcheinander. 5. V. Ganz klar, geordnet, ruhig. Ab und zu noch Kopfschmerzen. In Genesung
entlassen.

ZZ. Zunächst daheim, ordentlich; arbeitete im Haushalt. 92 Heirat, glückliche Ehe.
Im Haushalt verständig und fleißig. Trotz gewisser Reizbarkeit im allgemeinen verträglich.
2 beschwerdelose Geburten. Vor 4 Tagen, im Anschluß an Monate lange Trinkexzesse, plötzlich erkrankt; schlaflos, Unruhe, Angst, Drang zum Beten. Sprach wirr von Gott, Teufel,
Mutter Gottes usw., sang ideenflüchtig. Angst, es könne ihr etwas geschehen. Obstipiert;
aß schlecht. Mit Ausbruch der Psychose Menses.

III. Aufn. 5. IX. 00. Örtlich orientiert; weiß, daß sie schon in der Anstalt war. Doch keine
speziellere Orientierung. Könne keinen Gedanken festhalten, „da Stimme ihren ganzen Kopf
durcheinander bringt". Ausgesprochene Ideenflucht. Sprunghafter, unmotivierter Stimmungswechsel. Weinen und Lachen, Jammern und Singen. Kann nichts Näheres über Stim-

men sagen, da alles durcheinander gehe. Wachabteilung. 10. IX. Seit gestern klarer; erkennt Umgebung; hält sich für gesund; will entlassen werden. Noch große Mühe, sich zu orientieren. Muß sich lange auf ihren und ihrer Kinder Geburtstag besinnen; kann Zeit ihres früheren Aufenthaltes in der Anstalt und Namen der Ärzte nicht angeben; besinnt sich lange auf Lage ihrer Wohnung. Bezüglich der jüngsten Vergangenheit ist ihr Gedächtnis noch lückenhafter. 18. IX. Noch erregt und zeitweise verwirrt. Man zweifle ihre Religion an; sie heuchle Frömmigkeit, werde gesagt, wahre Religion wohne im Herzen. Werde von anderen schlecht behandelt und beleidigt, macht aber keine näheren Angaben. Drängt hinaus; völlig uneinsichtig. Vielgeschäftig, schreibt konfuse Briefe; bei jeder Visite unzählige Wünsche. 25. IX. Hypomanisch. Faßte Plan, über die Mauer zu entkommen, teilt vertrauensselig dem Arzt den Entschluß mit. Vielgeschäftig; entsprechende Briefe. 30. IX. Wesentlich ruhiger und klarer, doch noch ohne Einsicht. Entlassungsvermerk fehlt.

ZZ. Gesprächig, ruhig, tüchtig, lustig, aufgeräumt, reinlich, zu gewissenhaft. Nie depressiv.

Im Anschluß an Tod des Schwagers heulte sie; wurde dann vergnügt, tanzte in der Sprechstunde des Arztes. Schlief nicht, sprach viel, sang; verschenkte in den letzten 5 Tagen Gegenstände.

IV. Aufn., Klinik München. 19. II. — 10. III. 07. Manisch, mäßige motorische Erregung, mäßige ideenflüchtige Verwirrtheit, heiter, scherzhaft, leicht erotisch, vollkommen zugänglich. Etwas affektiert. Sonst nicht auffällig. Gebessert entlassen.

Schriftl. Katamnese IV. 20. ZZ gesund.

Mündliche Katamnese in der Wohnung der Pat. unangemeldet, Ende XII. 20.

Blitzblanke Wohnung, peinlich saubere, außerordentlich jung und blühend aussehende Frau, mitten bei der Hausarbeit. Nach der ersten kurzen Befangenheit sehr freundlich, verständig, bereitwillig, rasch sehr angeregt, führt zum Schluß selbst die Unterhaltung. Volle Einsicht, gutes Verständnis für Zweck des Besuches. Gute Erinnerung, bereitwillige, zum Teil bis in die Einzelheiten gehende Angaben. Schleppt schließlich die Bilder ihrer Kinder heran.

In ihren Reden leichte Ideenflucht unverkennbar. Macht einen hypomanischen Eindruck. Nach ihren eigenen Angaben muß sie in den letzten Jahren immer so gewesen sein. Bei der Erzählung trauriger Dinge rasch schnell zu trocknende Tränen. Dankbar für den Besuch. Natürlich; macht einen liebenswürdigen Eindruck. Keinerlei Andeutung irgendeines Defektes.

Die jetzt 52 jähr., neben anderem durch eine periodische Geistesstörung belastete Frau macht im Alter von 17, 20, 31 und 38 J. je einen kurzdauernden psychotischen Zustand durch, von denen der letzte sich als einwandfreie Manie kennzeichnet. Im Laufe des Lebens scheint eine allmähliche Wesensänderung in dem Sinne einzutreten, daß die anfänglich phlegmatische, zu gewissenhafte Pat. ein immer mehr heiteres Temperament bekommt. Z. Z. besteht ein anscheinend dauernd vorhandener leichter, aber charakteristischer hypomanischer Zustand. Anzeichen für irgendeinen Defekt fehlen.

Die ersten drei Psychosen zeigen bemerkenswerte Besonderheiten, wobei wiederum die erste und zweite wegen der offenbar tiefen Bewußtseinstrübung zusammengehören. Es handelt sich bei den letzteren um Verwirrtheitszustände, die anscheinend durch kurze, delirant zu nennende Phasen eingeleitet werden. Der Beginn der ersten Psychose ist wohl etwas psychogen gefärbt; aufregende Ereignisse gehen voran. Während der Verwirrtheit bestehen reichliche Halluzinationen, im weiteren Verlauf illusionäre Erlebnisse. In die klarere Zeit gegen Ende der 2. Psychose werden delirante Erlebnisse der akuten Zeit hinübergenommen. Die dritte Erkrankung unterscheidet sich von den ersten beiden wesentlich dadurch, daß eine nennenswerte Bewußtseinstrübung nicht vorliegt, das Erleben nicht delirant erscheint, vielmehr die Gehörshalluzinationen alles beherrschen. Bemerkenswert sind auch die paranoiden Züge im Ausgang der Psychose.

Besonders hingewiesen muß endlich werden auf die hochgradige Unbesinnlichkeit nach Abklingen der akuten Erscheinungen zu einer Zeit relativer geistiger Klarheit. Die Störung hat fast einen amnestischen Anstrich.

Ein kurz dauernder fieberhafter Zustand im Verlauf des zweiten akuten Syndroms hat keinen nennenswerten Einfluß auf die Gestaltung des Bildes.

Die Psychosen stehen, teilweise wenigstens, mit den Menses in Zusammenhang. Regelmäßig ist Obstipation vorhanden.

Daß die Kranke den Man.-depr. zugehört, daran besteht wohl in Anbetracht des augenblicklichen Zustandes, der letzten Erkrankung, der Belastung und der Persönlichkeit der Kranken kein Zweifel. Auch in den atypischen Krankheitszeiten schimmert der manische Grundzug meist durch, wenn er auch vorübergehend verdeckt wird. Die Krankheitsbilder verlieren mit zunehmendem Alter anscheinend an Frische und Buntheit.

Gerade mit Rücksicht auf dieses allmähliche Verblassen, dem man nicht selten begegnet, wird man einen Zusammenhang der Sonderart der ersten beiden Psychosen mit der Pubertät in Zweifel ziehen müssen auch dann, wenn man für die 3. akute Phase eine gestaltende Wirkung des Alkohols annimmt. Immerhin wird man gewisse Beziehungen, da eine Reihe der oben angeführten Erscheinungen: Neigung zu Halluzinationen, große Verwirrtheit, abnorm rascher Stimmungswechsel, psychogene Auslösung, stark ausgeprägt sind, nicht ganz von der Hand weisen können. Sichere Anhaltspunkte für einen Zusammenhang liegen jedoch nicht vor.

Daß man vorübergehend an Schizophrenie denken kann, so besonders beim Ausgang der 3. Psychose, ferner im Hinblick auf die offenbar sehr ausgeprägten Halluzinationen, soll nur kurz angedeutet werden. Im ganzen aber wird wohl niemand den Verdacht selbst auf etwaige schizophrene Erbeinschläge haben, für die im übrigen auch kein Hinweis besteht.

Eine Reihe von auch hierhergehörigen Fällen soll erst im weiteren Zusammenhang erwähnt werden, da sie in anderer Weise kompliziert sind und keine begründbare Beziehung der Art der Psychose zur Pubertät erkennen lassen. Dagegen sei es gestattet, kurz zwei weitere Beobachtungen, deren Überblickszeit sich leider noch nicht über eine hinreichende Zahl von Jahren erstreckt, hier einfügen.

Neubauer, Antonie, geb. 20. IX. 97. Hered.: Vater Potator. Unehelich geboren. Als Kind nicht auffällig; gut gelernt. Sommer 11 bei ersten drei Menses je für 6—8 Tage Angstgefühl und Irrereden. Dann wieder dreimal Menses ohne Beschwerden. 8 Tage vor der Einlieferung Reise mit einigen aufregenden Erlebnissen und ungewöhnlichem, reichlichem Alkoholgenuß. Kurz darauf auffällig; kaufte unsinnig ein, machte Einladungen, lief davon, sprach irre, von einem Haus mit goldenen Gittern usw.; der Prinzregent wohne in ihrem Hause. Schloß sich ein; wurde tobsüchtig, sang stundenlang dasselbe, deklamierte verworren, unverständlich in gebundener Sprache. Religiöse und Heiratsideen. Keine geordneten Antworten; deutet nach der Decke: „Schau nauf, da lacht jemand herunter.“ Meinte, mit Dienstherrn verlobt zu sein; wollte einen blauen Kinderwagen.

In der Klinik vom 29. VII. bis 8. X. 12. Bei der Aufnahme unruhig. Spricht unverständlich, antwortet nicht, widerstrebend. Dann manisch; mit großer Ideenflucht; ohne Stereotypien und Manieren; redet und lärmt unaufhörlich; heiter; motorisch recht erregt; oft rhythmische Reden mit taktierenden, beschwörenden Gesten. So bis Anfang VIII. 3. VIII. verfällt sie plötzlich in einen Stuporzustand; wendet sich nur kurz um, wenn man sie zu wecken sucht; stumm; lacht; grimassiert. 5. VIII. wieder heiter, ideenflüchtig, wendet sich aber oft ab; sie wisse jetzt, wo sie sei. Will von ihren früheren Äußerungen nichts mehr wissen.

Fragt aber gelegentlich wieder plötzlich nach ihrem Bräutigam. Hilft eifrig bei der Arbeit. Natürlich, zugänglich. In den nächsten Wochen hypomanisch, nett, hält aber an der Verlobungsgeschichte fest. 16. VIII. leichte Angina mit geringem Fieber; am nächsten Tage wieder große Erregung; schreit; spritzt wild mit Wasser; grimassiert sehr viel. 20. VIII. verdreht den ganzen Tag die Augen, verzieht Nase und Mund, stößt sinnlose, wilde Schreie aus, ist ganz unzugänglich, spritzt wütend mit Wasser, wenn man sie anspricht. In ihrem Wesen völlig umgewandelt. „Zustand macht den Eindruck einer einförmigen, unproduktiven, sinnlosen, katatonischen Erregung." 10. IX. unverändert, unzugänglich, zusammengekauert im Bad; schimpft, schreit, spritzt. Gegen Ende des Monats etwas ruhiger und freier, bleibt aber zunächst noch reizbar; wird dann mehr ausgelassen, heiter, neckisch; ist noch haltlos und ungeordnet in ihren Bewegungen, unfähig, eine geordnete Schilderung zu geben. Hat einzelne Erinnerungen. In diesem Zustand entlassen.

Nach der Entlassung sehr rasch ganz beruhigt, doch für etwa anderthalb Jahre ein „Mangel an Frische". Darnach vollkommen gesund. 1915 für zwei Monate wieder in ähnlicher Weise krank; doch weit milder, so daß Anstaltsbehandlung nicht nötig wurde. Darauf gesund bis V. 17. Von da ab wieder für zwei Monate krank. Darauf kerngesund bis Ende X. 20; man wollte sie schon heiraten lassen. Ende X langsam wieder erregbar, machte Sprüche, Gedichte, Verse; schimpfte; drohte, aber nicht ernstlich; schlaflos; sehr lustig in der Nacht. 6. XI. — 22. XI. wieder in der Klinik. Anfänglich viele mutwillige Grimassen und stark ideenflüchtig-verwirrte Reden bei ziemlich erheblicher psychomotorischer Erregung. Dann sehr rasch Entwicklung einer nicht sehr produktiven, im ganzen aber ausgesprochenen, einwandfreien Manie, die bei der Überführung in die Anstalt schon im Abklingen war.

In der Anstalt rasch Übergang in einen leicht melancholischen Zustand. Genesend entlassen.

Die Kranke hat bisher sieben Anfälle durchgemacht, von denen die ersten drei nicht zur Anstaltsbeobachtung kamen. Beim vierten Anfall entwickelte sich nach einem manischen Beginn und einer eingeschobenen stuporösen Phase eine einförmige, unproduktive Erregung von katatónem Charakter, auf die ein hypomanisches, dann ein sehr lange dauerndes hypomelancholisches Stadium folgte. Nach zwei weiteren leichteren manischen Anfällen im Abstand von drei und zwei Jahren tritt allmählich wieder das Bild einer stärkeren, unverdächtigen Manie hervor.

Nach dem ganzen Verlauf der Krankheit und vor allem der letzten genau beobachteten Phase haben wir keinen Zweifel, daß die Kranke eine Zirkuläre ist. Bei ihr liegt es sehr nahe, einen Zusammenhang des ersten ungewöhnlichen Zustandes, der eigentlich alle als kennzeichnend für die „puberale Modifikation" angegebenen Züge darstellt, mit der Pubertätsentwicklung anzunehmen.

Auch hier haben wir bei genauer Befragung keinen Anhaltspunkt für schizophrene Erbeinschläge finden können.

Anna Nagel, geb. 12. I. 89, Dienstmädchen. Hered.: Tante heilbare Psychose. Vorg.: In der Kindheit immer gesund, fleißig, ordentlich, eher still; ohne Auffälligkeiten; sehr beliebt. 1906 zuerst erregt. 07 zum erstenmale manisch in der Klinik. Zustandsbild nicht weiter auffällig. 08 abermals erregt, aber nicht anstaltsbedürftig. 09 wieder manisch, für etwa drei Wochen in der Klinik; auffällig starker Stimmungswechsel, „zierliche Bewegungen", große Zusammenhangslosigkeit der sprachlichen Äußerungen. Gibt kleinen Finger zur Begrüßung. Schlechte Erinnerung an die Zeit der starken Erregung. Fünf Monate darauf kommt sie wieder in die Klinik in ausgeprägtem Stupor, nachdem seit etwa acht Tagen sich allmählich Verstimmung und Willenshemmung deutlich gezeigt haben. Regungslos in schiefer, gezwungener Haltung; starrer, leerer Ausdruck; reagiert nicht auf Aufforderungen; bei passiven Bewegungen Widerstand. Bei heftiger Anrede Angst. Führt bei Aufforderung Schlüssel zum Schlüsselloch, hält aber dann unschlüssig ein. Gibt keinerlei Auskunft. Nach acht Tagen freier, sinngemäße Antworten, habe nicht sprechen können, keine Angst gehabt, keine Sinnestäuschungen. Deutliche, typische Tagesschwankungen. In den folgenden Jahren wieder zweimal manisch; dann 1912 neuerdings depressiv, und zwar wenige Wochen nach der letzten manischen Erregung. Wieder stuporös, doch viel weniger gehemmt und mit deutlichem Affekt, ratlos. Sechs Wochen später abermals melancholisch in der Klinik, nun aber ganz unauffällig ohne jede katatone Beimengung. Darauf drei Jahre lang gesund, 1915 neuer Anfall, auch später noch Wiederholung der Anfälle, aber offenbar, ohne daß Anstaltsbehandlung notwendig war.

Auch in diesem Falle sehen wir die in der Pubertät vorhandenen katatonischen Beimengungen in späteren Krankheitsbildern immer weiter zurücktreten, bis schließlich nichts Schizophrenieverdächtiges mehr zum Vorschein kommt.

Es ist natürlich unmöglich, wahrscheinlich zu machen, daß in den angeführten Fällen die schwereren Störungen mit der Pubertät wirklich in näherem Zusammenhang stehen. Vor allem ist in Betracht zu ziehen, daß nicht nur die in der Jugend, sondern auch die späterhin ausbrechenden Erkrankungen von mdI, abgesehen von selteneren andersartigen Fällen, die Neigung zu haben scheinen, in den ersten Anfällen die gröbsten Störungen zu machen. Dennoch wird man den Zusammenhang auch nicht ablehnen können, um so weniger, als derartige Beobachtungen nicht allzu selten zu sein scheinen. Freilich darf wohl kaum angenommen werden, daß nun der Vorgang der Geschlechtsentwicklung als solcher allein für die eigenartige Färbung der Bilder verantwortlich sei. Viel wahrscheinlicher dürfte die große Jugend der Patienten die wichtigste Rolle spielen, wie denn überhaupt die Pubertätserkrankungen und die Pubertät dadurch ihr besonderes Gepräge erhalten, daß kindliche Züge sich mit solchen mischen, die den Erwachsenen angehören. Dadurch kommt wohl die seltsame Unausgeglichenheit dieser Altersstufe zustande. Wie weit ferner daneben erbbiologische Zusammenhänge reichen, läßt sich an der Hand unseres Materials nicht entscheiden. Wenn einzelne Züge, die ihr Gegenstück in den normalen Pubertätserscheinungen finden, auch in zirkulären Psychosen zum Ausdruck kommen, wird niemand an eine schizophrene Erblichkeit denken. Treten aber, wie in dem Falle Neubauer, ganze Syndrome hervor, wie sie besonders gern auf dem Boden der Dp wachsen, dann wird man den möglichen Zusammenhang nicht ohne weiteres von der Hand weisen mögen. Sehen wir die Schizophrenie auffallend häufig in der Pubertätszeit die ersten alarmierenden Erscheinungen machen, sehen wir weiter bei Psychopathen, die niemals psychotisch werden, die „schizoiden" Züge mit Vorliebe in der Pubertätszeit zutage treten, dann wird man erwägen müssen, ob diese Entwicklungsstufe nicht überhaupt innigere Beziehungen zu all dem hat, was in den schizophrenen Erbkreis gehört, und so gegebenenfalls auch Anlagen zum Ausdruck verhilft, die, sonst latent, nur gerade hier ihre pathoplastische Bedeutung entfalten. Wir hätten dann in der Vorliebe des Pubertätsalters für katatone Erscheinungen ein Zusammenwirken von einer ganzen Reihe von Faktoren anzunehmen: der Entwicklungsstufe mit ihrer besonderen Anfälligkeit überhaupt, des pathogenetischen Prozesses und der nebenhergehenden Erbanlage, die gerade in dieser Zeit besonders ansprechbar erscheint. Um mehr als Vermutungen kann es sich jedoch bei derartigen Erwägungen nicht handeln.

Werfen wir zum Schluß noch einen Blick auf die in der Pubertät einsetzenden Erkrankungen unserer zum Vergleich gesammelten Schizophrenen, so ergeben sich neben gemeinsamen Zügen auch einige bemerkenswerte Abweichungen. Wie bei den Zirkulären, sind bei den Schizophrenen auffallend die unvermittelten, starken, rasch wechselnden Stimmungsschwankungen. In einem Drittel der Fälle finden wir ferner hysterische Beimengungen, recht häufig auch eine psychogene Auslösung der Anfälle. Ebenso wie diese Merkmale, sind in der Jugend die unter amentiaähnlichen Erscheinungen verlaufenden Zustände bei den jugendlichen Schizophrenen häufiger als bei den Erwachsenen. Bei einer großen Zahl von Erkrankungen ist die läppische Färbung besonders hervorstechend. Auch kurzdauernde Stuporzustände und stürmische Erregungen scheinen nicht selten zu sein. Ob diese letzteren Erscheinungen in der Jugend häufiger auftreten als im späteren Altar, ist naturgemäß schwer zu entscheiden.

Die schizophrenen Erkrankungen weichen von den zirkulären ab durch das Hervortreten zweier Erscheinungsreihen. Einmal finden wir bei einem Viertel der Fälle stärkere hypochondrische Vorstellungen, während diese bei den Md zwar nicht ganz fehlen, aber doch äußerst selten zu sein scheinen, dann aber Wahnbildungen überhaupt, vor allem Verfolgungsideen. Auch diese gewinnen in einem Viertel der Fälle eine größere Bedeutung. Bei Zirkulären kommen sie dagegen nur sehr selten, dann auch nur in Andeutungen vor. Im übrigen sind paranoide Erscheinungen bei den jugendlichen Schizophrenen erheblich seltener als bei den erwachsenen.

6. Senium und Arteriosklerose.

Wir konnten oben bei der Verteilung der kataton gefärbten Anfälle auf die einzelnen Altersstufen feststellen, daß deren Häufigkeit im hohen Lebensalter zunimmt. Um uns im einzelnen über die Erscheinungsformen dieser Anfälle zu unterrichten, ziehen wir hier die Kgen jener 31 Fälle heran, die das 65. Lebensjahr überschritten haben. Vergleicht man bei diesen die nach jener, an sich ziemlich willkürlich gesteckten, Grenze sich einstellenden Psychosen mit den früheren, so ergibt sich, daß nur sehr selten keine kennzeichnenden Unterschiede zu finden sind. Nur 7 Kranke kommen hier in Frage. Natürlich kann auch für sie nicht genau angegeben werden, ob nicht etwa die Lebendigkeit des Affekts, der Grad der Ideenflucht sich verringert hat, die Bilder eintöniger geworden sind. Nur läßt sich in diesem Sinne nichts Greifbares aus den Krankenberichten entnehmen.

In den übrigen Fällen ist zu erkennen, daß die Alterserkrankungen Züge angenommen haben, die man schon physiologisch dieser Altersstufe zuerkennt. Treten auch Zeichen eines nennenswerten Schwachsinns bei kaum einem Drittel der Kranken hervor, so wird doch deutlich, daß allenthalben die Frische der Krankheitsbilder gelitten hat. Alle Äußerungen werden einförmiger. Schon bei mäßigen Erregungen wird sehr leicht Urteilsschwäche vorgetäuscht. Durch viele Erkrankungen zieht ein nörgelnder Zug. Bei einem Drittel der Fälle finden sich ein früher unbekanntes Mißtrauen, entsprechend häufig paranoide Wahnvorstellungen, die in früheren Erkrankungen nicht oder doch nicht in dem Maße hervortraten. Zwei Kranke äußerten erstmals im Greisenalter auffällige hypochondrische Klagen; einer entwickelte ganz unsinnige hypochondrische Wahnvorstellungen.

Dazu kommt, daß bei einem Viertel der Fälle die Alterserkrankungen eine abnorm lange Dauer haben. Ist dies schon für die Abgrenzung der Erkrankungen von schizophrenen Psychosen von Bedeutung, so wird diese noch erschwert durch das Auftauchen einer Reihe von Einzelzügen. Vor allem ist zu nennen das auch dem gesunden Greise nicht fremde störrische Verhalten, das oft bis zur völligen Unbeeinflußbarkeit geht. Bei 8 Kranken fanden wir ausgeprägtere Störungen dieser Art. Mitunter läßt auch im übrigen die Affektivität, abgesehen von der nicht seltenen Inkontinenz, eine deutliche Einbuße erkennen. Das Interesse an der Umgebung, ja an den nächsten Angehörigen, schwindet, wenn dies auch recht selten geschieht (2 Fälle); die Heiterkeit nimmt bei bestehendem Schwachsinn in etwa einem Sechstel der Beobachtungen einen auffallend läppischen Zug an. Noch bedenklicher ist es, daß im Greisenalter anscheinend auch der Sinn für Sauberkeit häufig nachläßt. Vier von unseren Kranken waren dauernd schmierig, nachlässig in ihrem Äußeren, auch in ruhigen Zeiten. In der Erregung nahm die Unreinlichkeit sehr unangenehme Formen an, während bei früheren Erkrankungen diese Erscheinungen gar nicht oder in viel geringerem Maße sich geltend gemacht hatten. In drei Fällen fanden sich erstmals im Greisenalter kurzdauernde Stuporzustände, in vier weiteren Halluzinationen. Nicht selten ließen die Wahnvorstellungen in ihrer Unsinnigkeit den zugrundeliegenden Schwachsinn erkennen.

Vor allem kennzeichnend für diese Altersstufe erscheint aber das mit dem zunehmenden Schwachsinn sich verstärkende einförmige Verhalten, das sehr oft den Charakter des Stereotypen annimmt. Dies ist beim Vergleich mit der früheren Beweglichkeit, vor allem in den manischen Zuständen, besonders auffallend, mag es sich nun um stereotyp geäußerte Wünsche oder Wahnideen, Redewendungen oder Klagen, um gewisse Bewegungsstereotypien, die dann und wann hervortreten, um eine unbeeinflußbare läppische Heiterkeit oder Traurigkeit unter den Zeichen des Schwachsinns handeln. Wird dadurch auch im allgemeinen die besondere Art der Grundstörungen nicht verdeckt, so geben alle diese Erscheinungen den Krankheitsbildern doch ein Gepräge, das die Unterscheidung von schizophrenen Psychosen erschwert. Bevor wir auf einzelne Krankheitsfälle eingehen, sollen kurz die bisherigen Erfahrungen aus der Literatur herangezogen werden.

Daß Psychosen, die im Rückbildungsalter auftreten, durch die psychische Gesamtverfassung dieser Altersstufe sich vor anderen auszeichnen, wird von allen Seiten betont. Vor allem sucht man in der letzten Zeit bisher schwer durchsichtige Krankheitsbilder aus dem Zusammenwirken von endogenen und exogenen Faktoren zu erklären, Fragestellungen, auf die wir hier nicht eingehen können.

Für die zirkulären Erkrankungen berichtet Gaupp, daß der Einfluß des Alters nicht wesentlich bemerkbar zu sein brauche, daß typische, langdauernde Manien und Melancholien vorkommen. Dies entspricht, abgesehen von unseren eigenen Erfahrungen, auch durchaus der Tatsache, daß eben auch Siebzigjährige und noch Ältere kein einziges Zeichen des Greisentums zu bieten brauchen, während andere schon in den fünfziger Jahren alle Lasten des Greisenalters mit sich herumtragen. Nach Gaupp gibt es auf der anderen Seite Fälle, bei denen sich eine allmähliche Verflachung der Verlaufsform zeigt, die Stimmungsanomalien rascher wechseln, die Affekte oberflächlicher erscheinen, die Krankheitsbilder eintöniger werden. Die Einförmigkeit der Wahnideen kann mitunter Schwachsinn vortäuschen, wie Zingerle hervorhebt. Davon spricht auch Fürstner, der ferner darauf hinweist, daß häufig der Affekt weniger zum Ausdruck komme, die Melancholie mehr unter dem Bilde schmerzlicher Apathie und mißtrauischer Abwehr jedes Liebesdienstes verlaufe. Der Gedankengang sei eintöniger; es wiege die Beschäftigung mit körperlichen Beschwerden vor. Aus der im Vordergrund stehenden Apathie komme es zu brüsken Entschlüssen, bei lächerlichen Anlässen zu schweren Selbstmordversuchen. Die oft nicht ernst gemeinte Nahrungsverweigerung sei mitunter verbunden mit der

Neigung, sich heimlich Genüsse zu verschaffen. Bei der agitierten Melancholie sei hervortretend die Einförmigkeit der Wahnideen, die unaufhörliche, schließlich rein mechanische Äußerung derselben, der Bewegungsdrang, dessen Stärke keineswegs dem Affekt parallel zu gehen brauche. Oft begegne man sinnlosem Widerstand, Mißtrauen, Geiz, hartnäckiger Nahrungsverweigerung. Für die Manie hebt Fürstner besonders die verminderte Ideenflucht hervor. Auffallend häufig seien bei Senilen auch die Halluzinationen, vorwiegend akustische, die sich allmählich aus, zunächst als Täuschungen erkannten, Ohrgeräuschen entwickeln. Auch von anderer Seite wird die Häufigkeit der Halluzinationen beschrieben, so von Rorie und Zingerle, der mit Ziehen sagt, daß im Senium auch bei solchen Psychosen Halluzinationen auftreten, in deren Verlauf sie sonst selten zur Beobachtung kommen. Dem sich geltend machenden Mißtrauen entspricht die ungemeine Neigung, Beeinträchtigungsideen zu entwickeln und nicht nach Art anderer Melancholischer die Umgebung zu überschätzen.

Nach alledem sind es also vor allem die Verflachung des Affektes, die Neigung zu Mißtrauen mit dem Gefolge von Beeinträchtigungsideen, das daraus sich entwickelnde Widerstreben, die Eintönigkeit der Wahnideen und ihre schließlich rein mechanische Äußerung, die auffallende Leichtigkeit, mit der sich Halluzinationen einstellen, die ganze Verschwommenheit des Krankheitsbildes, das Hervortreten hypochondrischer Klagen, die den affektiven Psychosen im Greisenalter eine eigenartige Prägung verleihen und, das liegt auf der Hand, Schwierigkeiten für die Abgrenzung gegenüber den Spätkatatonien ergeben. Es läßt sich nun freilich im einzelnen nicht nachprüfen, wieweit den oben genannten Autoren einwandfreie Beobachtungen von zirkulären Kranken vorgelegen haben, wieweit andersartige Fälle mit untergelaufen sind. Auch diese werden ja die gemeinsamen Züge des Greisenalters tragen müssen, wodurch die Schwierigkeiten sich weiterhin erhöhen. Bei Krankheiten, die erst im späteren Lebensalter ausbrechen, wird die Verwechslung mit Spätkatatonien noch um so leichter möglich sein, als die letzteren, wie Sommer betont, die eigentlich katatonen Züge in verhältnismäßig geringer Ausprägung darbieten und teilweise sehr milde verlaufen.

Es kommt ferner dazu, daß die Prognose vor allem jener Fälle des mdI, die im späteren Lebensalter entstehen, eine relativ ungünstige ist, sowohl was die Länge der Anfälle als auch vor allem die endgültige Heilung angeht. Nach Hoesslin sollen noch dazu in einzelnen Fällen, die er für sichere man.-depr. hält, sich allerlei Bizarrerien und Verschrobenheiten ausbilden, die dauernd fortbestehen bleiben. Derartige Beobachtungen wird man freilich mit großer Vorsicht hinnehmen müssen; wenn sie nicht nach jeder anderen Richtung hin, frühere einwandfreie Anfälle, gleichartige Erblichkeit usw., gesichert erscheinen.

Abgesehen von den zuletzt genannten Erscheinungen bedeuten unsere eigenen Erfahrungen eine Bestätigung der in der Literatur niedergelegten Feststellungen. Ich will im folgenden eine Reihe von Fällen wiedergeben, die in der einen oder anderen Richtung die Kennzeichen der senil gefärbten Krankheitsbilder darbieten. Zunächst ein paar kurze Beispiele für die Entwicklung schwachsinniger Wahnideen, die, wie vielfach betont, durchaus nichts gegen die Prognose einer Erkrankung besagen wollen.

Erinnern darf ich vielleicht vorerst an die Alterserkrankungen des alten Blücher, die Mayer wohl mit Recht als manisch-depressive auffaßt. Seinen Angaben zur Vorgeschichte muß hinzugefügt werden, daß offenbar nicht bloß der Urgroßvater ein aufgeregter Mann war, sondern daß auch ein Bruder Blüchers, wie dieser selbst, ein manisches Temperament gehabt zu haben scheint. Die bei Blücher selbst in einzelnen Anfällen bei vollkommen freien Zwischenzeiten auftretenden Krankheitserscheinungen weisen zum Teil unsinnige Wahnbildungen auf. So soll Blücher 1809, also in einer Zeit, nach der er erst seinen Weltruf erlangte, gemeint haben, er sei mit einem Elefanten schwanger, sein Kopf sei aus Stein; man solle ihm mit dem Hammer darauf schlagen. Seine Dienstboten seien durch Frankreich bestochen, ihm den Fußboden so einzuheizen, daß er sich die Füße verbrennen müsse. So glaubte er, auf den Fußspitzen herumspringen zu müssen. Auch von gelegentlichen, phantastischen Sinnestäuschungen, unter deren Einfluß seltsame Handlungen stattfanden, wird berichtet. Dabei wog allenthalben ein starker hypochondrischer Zug im Krankheitsbilde vor. Man wird freilich die zur Verblödung führende Erkrankung seines Sohnes in Betracht ziehen und damit rechnen müssen, daß bei Blücher eine schizophrene Erbkomponente vorhanden gewesen sein kann, wenn es auch nicht ausgeschlossen erscheint, daß auch der Sohn ein Zirkulärer war, bei dem die nachgewiesene schwere Schädelverletzung zur Verblödung geführt hat.

Von den eigenen Fällen möchte ich ganz kurz die folgenden erwähnen: Eine stark mit mdI belastete, im Alter von 72 J. in der Klinik verstorbene Dame, in der Jugend periodisch melancholisch, leidet seit dem Klimakterium an zunächst leichteren, später schwereren zirkulären Schwankungen. Im 65. J. macht ein schwerer manischer Anfall Aufnahme in der Klinik nötig. In dem 3 Jahre anhaltenden Zustand beherrscht der manische Grundzug dauernd das Bild. Dabei werden vielfach recht sonderbare Wahnideen vorgebracht: sie ist Robert Koch, der Kaiser, feiert ihre Hochzeit; der Arzt ist ihr Sohn; — alles in keineswegs spielerischer Weise vorgebracht. Zu gleicher Zeit fühlt sie sich vergiftet, gelähmt, mißhandelt usw. Daneben bestehen zu Zeiten tieferer Bewußtseinstrübung alle möglichen illusionären Vorgänge.

Die Kranke genest vollkommen und bleibt 5 J. lang trotz einer Reihe schwerer Belastungen gesund. Sie tritt darnach mit allen körperlichen Zeichen schwerer Arteriosklerose wieder ein, jedoch ohne einen Hinweis auf merkliche geistige Abschwächung. Wieder ist sie manisch und bleibt es bis zu ihrem 1 J. später erfolgenden Tode. Die nunmehr entwickelten Wahnideen sind ganz verworren: Sie ist Fliegeroffizier, hat einen Lungenschuß bekommen und spuckt deshalb Blut. Zu gleicher Zeit ist sie die Herrin des Hauses, der Schackgalerie; die Ärztin ihre Tochter; mit dem Großherzog verlobt. Auch jetzt wirken die Ideen nicht als Spielereien. — In der ganzen Krankheit macht sich ferner ein Zug von großer Unreinlichkeit und Schmutzerei bemerkbar. — In nächtlichen Verwirrtheitszuständen schimpft sie mit vermeintlichen Nachbarinnen herum. Sie stirbt an Karzinom.

Tritt hier neben der weitgehenden wahnhaften, das eigene Geschlecht einbeziehenden Verfälschung der Persönlichkeit vor allem eine starke Zusammenhangslosigkeit und Unstimmigkeit zwischen den zu gleicher Zeit bestehenden Ideen hervor, die nichts eigentlich Manisches mehr hat, so im folgenden Fall besonders die starke Eintönigkeit.

Es handelt sich um eine mit 68 J. verstorbene circ. belastete Kranke, welche bei heiterer Veranlagung mit 35 J. an einem langanhaltenden hypomelancholischen Zustand erkrankte, dem eine Manie nachfolgte. Mit 54 Jahren trat abermals eine 3 J. währende melancholische Phase ein. Mit 63 J. wurde sie wieder manisch und blieb deshalb 3 Jahre in der Anstalt, ohne daß irgendwelche Besonderheiten hervortraten. Sie lebte dann mehr als 1 J. in der Freiheit, um neuerdings manisch zurückgebracht zu werden. Mit zunehmendem geistigem Verfall äußerte sie bei der bis zuletzt durchschimmernden manischen Grundverfassung Monate hindurch immer in der gleichen Weise alltäglich, sie habe in der Nacht einen Sohn geboren, und, wenn sie unrein war, eben sei die Nachgeburt gekommen.

Belege für die zunehmende Unsinnigkeit der Wahnideen mit Fortschritt der Altersveränderungen gibt übrigens die Kasuistik von Fröhlich.

Auch in stereotypem Verhalten, doch in ganz anderer Weise zeigt sich der zunehmende geistige Verfall bei dem folgenden Kranken.

Wermsdorf, Mathias, geb. 21. II. 49. Hered.: 2 Geschwister schwerhörig.

Vorg.: Stets sehr solid, fleißig, gutmütig, lenksam; mäßig im Genuß von Alkohol; mäßig gelernt. Angeblich nach Scharlach schwerhörig.

Wird mit 30 J. allmählich geschäftig, bringt aber nichts fertig; macht Heiratsantrag; plant ein großes Fest, in dem er selbst die Hauptrolle spielt; wird schließlich so erregt, daß er in die IA eingeliefert werden muß. Hier befindet er sich erstmalig vom 26. VI. — 10. IX. 79. Macht eine manische Erregung durch, die anfänglich recht mäßig, schließlich Anfang VIII. sehr heftig wurde, aber dann rasch abklang und einem melancholischen Zustand Platz machte. Vorübergehend hatte auch in der Erregung offenbar eine leicht ängstliche Stimmung bestanden, die auf Halluzinationen zurückgeführt wurde. Bemerkenswert ist der folgende Eintrag von Anfang August, als die Erregung von manischem Charakter im Steigen war: Sehr auffallend war, daß Pat. gestern dem Ref. gegenüber behauptete, er sei 2 Tage in Starnberg gewesen und habe das so lange projektierte Fest gefeiert und dabei so viel Wein getrunken, daß er noch einen Katzenjammer habe; er ließ sich absolut nicht überzeugen, daß er nicht aus der Anstalt gekommen sei. Die Nächte waren stets unruhig.

Nach der Entlassung machte der Kranke einen typisch melancholischen Zustand mit Selbstmordversuchen durch, dem dann nach einem vorübergehenden Stadium der Gereiztheit eine neue Erregung folgte. Die erregte Depression ging in eine zornmütige Manie über, die allmählich heilte. Anstaltsbehandlung 15. IV. 80 — IV. 81.

In der ZZ arbeitete sich der Kranke, der bald seinen Vater verlor, rasch in die Höhe und gewann ein gewisses Ansehen. 92 heiratete er, war immer gesund, tüchtig, aber in den letzten Jahren etwas launisch, zeigte viel Stimmungswechsel ohne ersichtlichen Grund.

1904 war er vorübergehend recht aufgeregt, jähzornig, Nov. 05 machte er im Anschluß an Berufssorgen einen melancholischen Zustand durch mit heftiger Angst, in der er meinte, er sei an allem schuld, alles gehe zugrunde. Nach rascher Besserung war er wieder gesund bis IV. 1906. Darnach abermals depressive Ideen. Schließlich mußte er in die Klinik aufgenommen werden, wo er eine typische Melancholie mit beschimpfenden Gehörshalluzinationen darbot. Diese hielt etwa ein Jahr an; es erfolgte die Beurlaubung aus der Anstalt. Eine nun einsetzende Manie brachte ihn nach der Anstalt zurück. Der manische Zustand klang rasch ab und machte einem melancholischen Platz, der recht lange anhielt. Schon bei der Aufnahme in die Klinik zeigte sich eine ausgeprägte Arteriosklerose.

1913 war er durchschnittlich heiter, doch affektiv inkontinent geworden; er wußte sein Alter nicht mehr genau, kannte sich zeitlich gar nicht aus, merkte schlecht, verfügte aber noch über ein gutes Gedächtnis.

In dieser Verfassung etwa ist der Pat. bis jetzt geblieben. Das jetzige Zustandsbild setzt sich aus arteriosklerotischen und manischen Zügen zusammen. Der Kranke ist meist heiter und von einer ungemeinen Geschäftigkeit, hat den ganzen Tag zu tun, liest, schreibt; weiß einigermaßen über die Zeitereignisse Bescheid, über die er dann in seinen Gesprächen berichtet, tyrannisiert seine Umgebung, schlägt auch einmal zu, beschwert sich und droht, wenn er selbst geschlagen wird. In seinen mündlichen und schriftlichen Ergüssen ist er deutlich ideenflüchtig, weitschweifig, dabei schwachsinnig. In der Zeitrechnung begeht er grobe Fehler, ist zeitlich nicht hinreichend orientiert, merkt schlecht, hat aber noch ein leidliches Gedächtnis. Er ist anregbar, ablenkbar, meist freundlich, gerät bei Widerspruch leicht in Zorn, droht, fuchtelt einem mit der Faust unter der Nase herum. Kann leicht zum Weinen gebracht werden, lacht aber im nächsten Augenblicke wieder, wenn man ihm freundlich auf die Schulter klopft.

Dabei immer sehr gehobenen Selbstbewußtseins. Er bezeichnet sich selbst als des Herrgotts Feldgendarmerie, bringt alle möglichen verworrenen Größenideen vor. Halluziniert wohl sicher nicht.

In der letzten Zeit äußert er stereotyp dieselben Bitten, er möchte entlassen werden, wolle arbeiten, seiner Frau und seinen Kindern gehe es schlecht, er müsse arbeiten, sei ein sehr guter Baumeister usw. Dieselben Dinge schreibt er Tag für Tag auf kleine Zettel und bringt diese bei jeder Visite immer in der gleichen Weise dem Arzt, drückt sie ihm in die Hand und entfernt sich dann, ohne auf Antwort zu warten.

Eine Verständigung mit dem Manne ist sehr schwer möglich, da er kaum noch etwas hört und auch wegen Katarakts nicht recht lesen kann. Dabei schreibt er noch ganz leserlich. Er zeigt eine hochgradige periphere Arteriosklerose.

Nach etwa 8 Monaten, innerhalb deren er sich kaum verändert hat, erkennt er den Ref. wieder und begrüßt ihn freundlich. Für Tage ist er depressiv, verstimmt, gehemmt.

März 21 sah Ref. ihn abermals, diesmal in einem heiter gefärbten, seit einigen Tagen bestehenden Verwirrtheitszustand mit ausgesprochenem Beschäftigungsdelir: maß Wand ab, machte fingierte Zeichnungen, mauerte, usw., erkannte Ref. nicht.

Trotz fehlender Erblichkeit wird man den Kranken ohne weiteres als Zirkulären auffassen müssen. Die Krankheitsbilder sind aber in mancher Hinsicht bemerkenswert; zunächst einmal durch die Halluzinationen, die wohl auf die bestehende Ohrenerkrankung zurückgeführt werden können. Jedoch besteht kein Zwang für diese Annahme, da ja ähnliche Erfahrungen auch anderweitig gemacht werden und es nicht ohne bestimmten Anhaltspunkt möglich ist, jede Halluzination bei einem Schwerhörigen mit dem Ohrenleiden in Zusammenhang zu bringen. Auffallend erscheint besonders die in der ersten Kg erwähnte Erinnerungsfälschung: der Kranke hat draußen ein Fest gefeiert, hat dabei so viel getrunken, daß er jetzt noch den Katzenjammer verspürt. Derartige Vorkommnisse dürften bei Man.-Depr. selten sein. Es bleibe dahingestellt, ob die Erscheinung hier im Zusammenhang steht mit etwaigen nächtlichen deliranten Zuständen, auf die die erwähnte, allnächtliche große Unruhe hinweisen könnte.

Die nach dem 50. Lebensjahr auftretende Launenhaftigkeit dürfte auf die schon bei der Aufnahme in die Klinik nachweisbare, ziemlich erhebliche Arteriosklerose hindeuten, die nun im Laufe der Jahre weitere Fortschritte macht und in einer starken, affektiven Inkontinenz und der allmählich immer weiter gehenden Schädigung der intellektuellen Leistungen zum Ausdruck kommt. Auf die zunehmende geistige Einengung und die sehr schlechte Merkfähigkeit kann man auch ohne Not die stereotype Wiederholung immer derselben Bitten und Handlungen zurückführen. Daß diese scheinbar stereotypen Handlungen, die an ähnliches Gebaren Schizophrener erinnern, auf ganz anderem Wege zustande kommen, erhellt aus dem sonstigen Wesen dieses Kranken, das immer noch deutlich die manischen Grundzüge hervortreten läßt. Mitunter kommen übrigens auch Tage, an denen er melancholisch ist. Der Umstand insbesondere, daß der Kranke keinen Bescheid auf seine Gesuche erwartet, dürfte mit seiner Schwerhörigkeit zusammenhängen, die ihm in der letzten Zeit im Zusammenhang mit seiner nachlassenden Sehkraft jede Verständigung mit der Umgebung unmöglich macht.

Bei einem anderen Kranken aus meinem Material, der, schwer md belastet, seit seiner Jugend an regelmäßigen zirkulären Schwankungen gelitten hat und jetzt noch im Alter von 85 J. deutlichen Phasenwechsel zeigt, haben sich im Laufe der letzten Jahre eigenartige stereotype Reibebewegungen, daneben ein stereotypes Schmatzen herausgebildet. Beide Erscheinungen treten vorwiegend und ausgeprägt nur in den erregten Zeiten hervor. In den ruhigeren Perioden ist der Kranke unauffällig, geistig noch recht rege, ohne jeden Hinweis auf einen charakteristischen Zerfall. Seit nahezu 30 J. bestehen Zeichen von Arteriosklerose.

Die Reibebewegungen haben sich bei dem Kranken allem Anscheine nach
aus einer früheren Gewohnheit, die Haare aus der Stirn zu streichen, herausgebildet.

Die Neigung zu Sinnestäuschungen zu kennzeichnen, erscheint der folgende
Fall geeignet.

Diethelm, Georg, geb. 12. X. 49. Tapezierer. Hered.: Tochter hatte im 3. Jahrzehnt
einen mehrere Wochen dauernden Erregungszustand.

Vorg.: Unauffällig, nie übermäßig lustig, aber eher heiter als traurig, weicher Charakter,
leicht ängstlich, solid. Glücklich verheiratet. Gut gelernt. Aktiv gedient. Wenig Alkohol.

1902 sah er während einer Gesichtsrose deutlich ein kleines Männchen vom Bett aus auf
dem Ofen sitzen.

1909 einige Monate lang ängstlich, traurig, lebensüberdrüssig, hoffnungslos, keine
Sinnestäuschungen.

1920 vom Arzt eingewiesen. Klinik München, 13. X. — Ende XII. 20. Seit einigen
Monaten verstimmt. Kommt weinend. Periphere Arteriosklerose. RR 130 : 90. Romberg +, WaR 0. Gedächtnis und Merkfähigkeit deutlich herabgesetzt, aber nicht grob
beeinträchtigt. Leichte Denkhemmung. In Daten unsicher. Keine Wortfindungsschwierig-
keiten, keine Konfabulationen. Sei vor 18 J. plötzlich bei der Arbeit umgefallen, bewußtlos, keine Lähmungen, rasche Erholung. Sehe allerhand merkwürdige Sachen. Im
Oberlicht eines von seinem Fenster 10—15 m entfernt liegenden Nachbargebäudes sehe er
zu allen Tageszeiten, mit Ausnahme der Dämmerung, Männer, teils in ganzer Figur, teils nur
die Oberkörper, sinnlich ganz deutlich, von menschlicher Normalgröße, teils von vorn, teils
im Profil. Diese schauen stumm vor sich hin. Besonders morgens beim Erwachen waren die
Erscheinungen sehr lebhaft. Auch hier in der Klinik hat er schon im Widerschein der Lampe
deutlich Männer- und Frauenköpfe gesehen, manchmal 2 aneinander, die ebenfalls stumm und
ruhig waren. Zu Hause kam es vor, daß er plötzlich eine seiner Pupillen zu Boden schweben
sah, wo sie sofort unsichtbar ward. Will sich immer des Unsinnigen der Erscheinungen bewußt gewesen sein, habe aber die Täuschungen nicht in ihrer Deutlichkeit beeinflussen können. Bemerkt während der Exploration Lichtstrahlen. Zu den Gesichtstäuschungen kamen
zu gleicher Zeit Gehörstäuschungen, von denen das Gedankenlautwerden ihn besonders quälte.
So oft er zu Hause etwas dachte, hörte er wie ein Echo fremde Kinder in der ein paar Häuser
entfernt liegenden Kinderbewahranstalt seine eigenen Gedanken mit gedämpfter, aber deutlicher Stimme nachsprechen. Auch vorüberfliegende Vögel hörte er seine Gedanken nach-
zwitschern. Er wurde ängstlich, befürchtete, wegen mancher Gedanken zur Rechenschaft
gezogen zu werden, stellte fest, daß auf der Straße die Leute ihn eigentümlich ansahen und,
um ihn zu ärgern, seine Gewohnheitsgesten nachahmten. Er nahm an, daß Gedankenleser
sich mit ihm beschäftigten, ohne einen bestimmten Verdacht zu haben. Fand eine Bestätigung
und Erklärung, als er von Gedankenübertragung und dergl. las, ohne sich detaillierte Vorstellungen zu machen. Keine Beeinflussungsideen; keine Verfolgungsideen. Mußte keine
fremden Gedanken denken; nur seine eigenen wurden sofort erraten und offenbart. Nahm
sein Leiden sehr schwer; trug sich oft mit Selbstmordgedanken. Magerte ab, schlief immer
schlechter. Keine Selbstvorwürfe. Sieht die Zukunft schwarz; es reicht nicht mehr. Will
wieder arbeiten, hat bis vor $^3/_4$ J. gearbeitet. 16. X. Läßt sich nicht von der illusionären
Natur seiner Täuschungen überzeugen. 20. X. Gehörstäuschungen völlig geschwunden.
Sieht aber noch auf den Bäumen des Gartens Krankenschwestern sitzen. 10. XII. Keine
Gesichtstäuschungen mehr. Allmähliches Abklingen der depressiven Erscheinungen geht
Hand in Hand mit der zunehmenden Krankheitseinsicht. Vertrauensvoll, verständig, drängt
nicht. 16. XII. Kaum mehr depressiv; einsichtig; keine Täuschungen mehr; nimmt langsam
zu. Entlassen Ende XII.

Juni 21. Der Kranke ist zur Zeit unter den gleichen Erscheinungen wieder in der Klinik.

Der Kranke, von jeher ein ängstlicher, weicher Charakter, erkrankt, ach-
dem er sieben Jahre zuvor während einer fieberhaften Erkrankung delirante
Erlebnisse gehabt hatte, erstmals im Alter von 60 Jahren an einer leichten Melancholie. Mit 71 Jahren wird er von neuem melancholisch; neben den üblichen
Erscheinungen treten nunmehr ungemein reichliche Sinnestäuschungen, anschei-

nend vorwiegend illusionärer Natur, hervor; einmal deutliche Gesichtsillusionen, deren Realität der Kranke sich nicht ausstreiten läßt; dann vor allem auch eine besondere Art von Gedankenlautwerden. Alles, was er denkt, hört er in Geräuschen seiner Umgebung sehr deutlich vernehmbar wieder. Die sinnliche Wahrnehmbarkeit dieser lautgewordenen Gedanken geht so weit, daß Pat. fürchtet, wegen seiner Gedanken zur Rechenschaft gezogen werden zu können. Es entwickeln sich Beziehungsideen: Diethelm merkt, wie die Leute auf der Straße ihn eigenartig ansehen, seine Gebärden nachmachen; meint schließlich sogar, daß sich Gedankenleser mit ihm beschäftigen.

Daß bei den Sinnestäuschungen dieser melancholischen Erkrankung ein Zusammenhang mit dem Greisenalter besteht, läßt sich freilich nicht beweisen, wird aber doch wohl durch den Umstand nahegelegt, daß der Kranke neun Jahre zuvor eine Melancholie ohne jede derartige Erscheinung durchgemacht hat. Auch verfügen wir, wie oben bemerkt, noch über drei weitere Beobachtungen, bei denen erst im Greisenalter Halluzinationen auftauchten. Die Art des Gedankenlautwerdens unterscheidet sich von ähnlichen Erscheinungen bei der Dp dadurch, daß der Kranke sich bewußt wurde, die Stimmen aus Geräuschen der Umgebung herauszuhören. Immerhin bestand keine Krankheitseinsicht, wie aus den Erklärungsversuchen hervorgeht. Auch mit den Erscheinungen, die Cramer vor langen Jahren als charakteristisch für primäre Stimmungsanomalien beschrieben hat, haben die Störungen unseres Kranken keine Ähnlichkeit.

Abgesehen von den bisher erwähnten Umgestaltungen, welche die manisch-depressiven Anfälle im Greisenalter erleiden können, sind es noch zwei Erscheinungsreihen aus dem Bereiche der Alterserkrankungen, die Einfluß auf die Gestaltung der zirkulären Bilder gewinnen können, die deliranten Erregungszustände und die nächtlichen deliranten Erlebnisse, die mitunter bis in die Zeit des Erwachens hinein nachwirken. In unserem Material ist die erstere Erscheinung 3 mal, die letztere im ganzen 7 mal vertreten, mehrfach unter Vortäuschung katatoner Symptome. Kraepelin berichtet, daß die Senilen in ihren Erregungen verwirrt werden, halluzinieren, in ihren Äußerungen allen Zusammenhang verlieren; daß sie abgerissene, kaum verständliche Redewendungen vorbringen, eintönig einzelne Silben wiederholen, deklamieren, mitunter Echolalie zeigen; daß sich in schweren Zuständen ihr Handeln in ganz sinnlose Einzelbewegungen auflösen kann. Auch bei den Verwirrtheitszuständen der Arteriosklerotiker können ähnliche Erscheinungen auftreten; hier wie dort sinnloses Widerstreben, auf der anderen Seite interkurrent Stuporzustände. Auch von anderen Autoren wird Ähnliches beschrieben. So berichtet Zingerle von Bewegungsstereotypien und ununterbrochenem Grimassieren; Fürstner nennt das Einnehmen von barocken Stellungen. Es ist wohl richtig, daß es sich bei manchem Falle, in welchem diese Erscheinungen sich stärker ausprägen, um eine bisher latente Schizophrenie handeln mag, die nunmehr, wie Bleuler betont, akute Erscheinungen macht. Wir selbst haben erst kürzlich einen derartigen einwandfreien Fall, der erst nach dem 80. Lebensjahr manifest wurde, beobachten können. Auch daß die erwähnten Erscheinungen vielfach eine andere Genese haben als bei der Katatonie, ist wohl anzunehmen. Dies ändert aber nichts an der Tatsache, daß sie unter Formen, die man nicht von den katatonischen unter-

scheiden kann, auch bei Kranken zum Vorschein kommen, ohne daß sich ein
Zusammenhang mit der Dp oder schizophrener Erblichkeit ergäbe.

Die nächtlichen deliranten Erlebnisse ferner können, wie Zingerle ausführt, dadurch einen besonderen Einfluß gewinnen, daß das Erwachen Seniler
sich sehr allmählich vollzieht und Traum und Wirklichkeit sich durcheinander
mischen. So werden bisweilen die stark dissoziierten Traumerlebnisse als tatsächliche im wachen Zustand geäußert.

Ich gebe im folgenden zwei Krankheitsbilder wieder, die beide Erscheinungen nebeneinander darbieten, bei denen aber auch die anderen Züge des
Greisenalters einen wesentlichen Einfluß gewinnen. Daneben wird noch ein
weiterer Vorgang aus dem Symptombereich der senilen Erkrankungen sich geltend machen, nämlich die auf Mißempfindungen beruhenden und an sie an-
knüpfenden Beeinträchtigungsideen, wie wir sie im senilen Verfolgungswahn so
oft beobachten können.

Holle, Marie, 30. XI. 49, Arztensfrau. Hered.: Mutter circ., 2 mal in der Anstalt.
2 Geschwister abnorm; überhaupt ganze Familie der Mutter degeneriert. Vatersstamm gesund. Vorg. Aus der Jugend Näheres nicht bekannt. Heirat 71. Hatte nachher einige Jahre
an Kopfschmerzen zu leiden, die sich später verloren. Nach dem Tode des Vaters, 75, drei
Jahre lang deprimiert, still, ruhig, gedrückt; träumte allnächtlich von dem Verstorbenen, blieb aber gesellschaftsfähig. Dann ganz gleichmäßig, gesellig, lebhaft, fleißig,
tüchtig, willensstark, unternehmungslustig, sprach sehr viel. Dabei gutmütig und auf-
opfernd. Keine Launen. Frühjahr 01 ohne Grund gereizt, nörgelnd, friedlos, niedergeschlagen, Suizidideen. VI. 01 Typhus, darnach eine Zeitlang ziemlich normal. Im Herbst
Umschwung. Wurde heiter, lebhaft, wollte die Wohnung neu einrichten, war von allem
sehr entzückt, sehr redselig. Im Frühjahr 02 deprimiert, unfähig zu allem; jammerte,
brauchte Stunden, sich fertig zu machen. Selbstvorwürfe wegen religiöser Dinge usw.,
menschenscheu. Dieser Zustand dauerte bei Hauspflege bis VIII. 05. Dann lebensfreudig,
sprach wieder mehr, wollte Touren machen, fühlte sich ganz genesen. IX. steigerte sich
die Erregung; schimpfte viel. Konflikte; vernachlässigte ihr Äußeres. In den letzten
Wochen nahm die Erregung immer mehr zu.

Klinik München, 29. X. 05 — 2. VIII. 06. Kommt erregt, gereizt, bietet gleich dem
Arzte eine Maulschelle an, er habe spöttisch gelacht; weiter sehr gereizt; renommiert, sei auf ungesatteltem Pferde geritten usw. 30. X. Voll besonnen und orientiert,
unaufhörlicher Rededrang; ideenflüchtig, herrisch, selbstbewußt; behandelt Arzt wie Dome-
stiken, reimt gern, bringt fremdsprachige Brocken, spricht viel von ihrer adeligen Familie
und ihrer glücklichen, vornehmen Jugend; viele Wünsche; abends immer erregter; manischer Bewegungsdrang. Witzige, derbe Bemerkungen. Spricht einmal in Bibelversen; nähert
sich dem Arzt mit ausgebreiteten Armen; er sei Jesus. Schmiert zeitweise mit dem Essen,
streicht sich Butter ins Haar. 6. XI. Lebhaft erregt, Reimereien, Wortverdrehungen, ahmt
Vogelstimmen nach, meist heiter, gelegentlich herrisch, querulierend. Wirft dem Arzt des
öfteren vor, er magnetisiere sie, habe einen bösen Blick, stupfe sie mit Elektrizität; daher rührten Furunkel an ihrem Körper. Ins Essen werde ihr grüne
und gelbe Elektrizität getan; das Taschentuch rieche nach Elektrizität. Die Erregung geht in der gleichen Weise bis II. 06 fort, mit koboldhaftem Benehmen, starker Ideenflucht, Reimereien, Wortspielereien und Bildung von lustigen Wortungeheuern, lebhafte-
stem Betätigungsdrang. Kurze depressive Zeiten, in denen sie alle möglichen hypochondrischen Klagen vorbringt; der ganze Körper sei voll Eiter; man behandele sie
schlecht. Es entwickelt sich ein Lichen ruber planus, der mit Atoxyl behandelt wird und
II. allmählich zu verschwinden beginnt. Bis II. 40 Pfund Gewichtsabnahme. Mitte II.
wird sie ins Bett gebracht, nachdem sie bis dahin fast ausschließlich im Bad gehalten werden
mußte. Wollte erst nicht bleiben, da man sie magnetisiere. Queruliert viel; Änderungen
in der Anordnung der Möbel usw. Dann großer Schreibdrang, ausgesprochen manische
Schriftstücke in Inhalt und Form. Beginnt, sich zu beruhigen; nimmt jetzt bei gutem
Appetit stark zu; berichtet, sie habe im Bade mit dem Teufel gekämpft, sei

von Schwestern geprügelt worden usw. Schläft mit wenig Schlafmitteln recht gut. 2. III. Erregung nimmt langsam wieder zu, doch nur stundenweise im Bad; dann wieder länger im Bett zu halten. Stark ideenflüchtig. Sie erzählt vielfach allerlei Erlebnisse von ärztlichen Besuchen und Unterhaltungen mit ihren Verwandten bei Nacht. Stimmung gehoben; leicht zu haben. Die Erregung steigt nun wieder, nimmt einen nörgelnden Zug an; sie quält das Personal, ist stark erotisch, treibt manischen Unfug in ihrem Zimmer, sammelt Unrat, ist sehr ideenflüchtig, redselig. Berichtet dauernd von nächtlichen Erlebnissen; sie hat vom Arzt und der Familie Besuch gehabt, ist spazieren gefahren, hat allerlei geschenkt bekommen, das sie nun vermißt; nachts hat man sie verprügelt; sie hat Läuse und Würmer im Bett. Letztere demonstriert sie im Bade, indem sie Stücke Brot an die Wand klebt und so lange spritzt, bis es herunterfällt, wobei es sich in einen Wurm verwandle. Die Ärzte nennt sie ihre Söhne, jedoch beim richtigen Namen; nennt sie Du oder Sie nach Laune. Nimmt bei gutem Essen zu. Im weiteren Verlauf beruhigt sie sich weiter bis etwa zum 20. III. Neue delirante Erlebnisse: es wimmelt von Ungeziefer in ihrem Zimmer, Ratten, Mäusen. Gift ist im Essen; man vertauscht die Speisen mit minderwertigen, tut Rhabarber hinein, bläst Rhabarber durch das Schlüsselloch ins Zimmer. Aus der Heizung kommen Wolken von Ruß. Im weiteren Verlauf des III. treten die deliranten Erlebnisse etwas zurück, verschwinden Anfang IV. vollkommen. Die Erregung geht in Schwankungen weiter. Neue Züge treten nicht hinzu. Nie geht der manische Charakter mit dem lebhaften Betätigungsdrang, der starken Ideenflucht, den allmählich zurücktretenden scherzhaften Verkennungen, der Heiterkeit mit kurzen depressiven Einschiebseln, der Neigung, das Pflegepersonal zu quälen, verloren. Gegen Ende der Beobachtungszeit beruhigt Pat. sich etwas, wenigstens ist sie tageweise recht gut. In der Anstalt tritt dann vollkommene Beruhigung und Genesung ein.

ZZ. Bald wieder depressiv, wie vor der ersten Klinikbehandlung. Entschlußunfähigkeit; Unfähigkeit, sich zu beschäftigen; Scheu vor Menschen; häufige Selbstmordideen; sehr dankbar für die Behandlung in der Klinik. Dabei starke Obstipation und schlechter, kurzdauernder Schlaf. Neue Erregung Weihnachten 08; vor 8 Tagen Steigerung; badete von selbst oft im Sanatorium ihres Mannes; wollte nach der Klinik zurück.

II. Aufn. Klinik München, 23. II. 09 — 16. III. 09. I. A. D. — 14. I. 10. Die neue Erregung gleicht der vorangehenden sehr. Auf der zweifellos manischen Grundlage heben sich aber bei dieser Erkrankung stärker als bei der letzten zwei Erscheinungsreihen ab. Einmal der außerordentliche Betätigungsdrang. Pat., die in der Anstalt viel im Isolierzimmer gehalten wurde, demolierte 2 Isolierzimmer in kurzer Zeit gänzlich, schlug Türen hinaus, machte tagtäglich neue Reparaturen nötig. Zu gleicher Zeit aber, offenbar in Ermanglung anderer Beschäftigungsmöglichkeiten und aus einem offensichtlichen, durch den täglichen Kampf mit dem Personal hervorgerufenen Widersatz zu diesem, wird sie in der abscheulichsten Weise unreinlich, setzt den Nachttopf auf den Kopf, schmiert wüst mit Essen und Kot, mischt in ihr Essen Unrat, so daß der Teller entfernt werden muß. Behauptet dann, man stehle ihr das Essen. Läßt man es stehen, dann beschwert sie sich, daß sie Mist essen müsse. Überhaupt drangsaliert sie das Personal bis aufs Blut und verleumdet es dann in abscheulicher Weise. Gesteht bei größerer Ruhe aber dann zu, daß das Personal sie gut behandle. Bietet zuzeiten das Bild einer Megäre.

Ferner treten depressive Episoden etwas mehr hervor, als in der ersten Krankheit.

Auch hier wird wieder über nächtliche delirante Erlebnisse berichtet. Die Badewärterin hat einem Schlosser draußen zugerufen, er solle sie mit der Hacke erschlagen; in der Tür seien Schießlöcher angebracht; sie solle erschossen werden; sei in der Nacht gestochen worden; Graf L. steche sie in der Nacht; sieht ihren Vater in den Krieg ziehen. Sie behauptet, den Arzt schon früher gekannt zu haben, habe ihn im Traume mit dem Oberammergauer Christus verwechselt und gefürchtet, er solle gekreuzigt werden.

Bei der Entlassung ist sie noch in hypomanischer Verfassung, hat aber weitgehende Einsicht; ist sehr gerührt; bittet wegen ihres Treibens um Verzeihung.

Über ZZ nichts bekannt.

III. Aufn., erst Privatanstalt, dann Klinik, dann I. A. D., 11. XII. 11 — 3. I. 12. Flott manisch eingeliefert; im ganzen sehr liebenswürdige Manie; ideenflüchtig, aber fixierbar; schwätzt; heiter; erotisch. Duzt, wirft Geschirr an die Wand, schreibt mit lapidarer Schrift manische Briefe, verkennt scherzhaft, witzelt; dabei örtlich meist orientiert, ziemlich besonnen; nachts aus dem Schlaf heraus einmal wild erregt. Rasch infolge Herzlähmung gestorben.

Die Einordnung des Krankheitsfalles erscheint nicht zweifelhaft. Man könnte aber in Betracht ziehen, ob nicht neben der man-depr Erbkomponente eine andere mit im Spiele ist; neben den Angaben über degenerierte Familienangehörige legt vor allem Frau Holles megärenhaftes Wesen die Vermutung nahe. Von dem manischen Boden heben sich allenthalben Mißtrauen und hypochondrische Klagen, wie sie der Altersstufe eigen sind, ab.

Aus den Mißempfindungen, die vielleicht z. T. der Entwicklung des Lichen ruber planus angehören, dürften die vielfachen Beeinträchtigungsideen: man magnetisiere sie, stupfe sie mit Elektrizität, blase ihr Rhabarber durchs Schlüsselloch und Ähnliches, sich wohl erklären lassen. Das Sehen von Wolken von Ruß ist eine häufige Erscheinung bei Senilen. In der reichhaltigen Ausgestaltung der Berichte über diese Dinge zeigt sich wohl der manisch-spielerische Zug der Kranken.

Daneben spielen eine wesentliche Rolle nächtliche delirante Erlebnisse: sie kämpft im Bade mit dem Teufel, hat ganze Unterhaltungen mit Verwandten; es wimmelt von Ratten und Ungeziefer in ihrem Zimmer; die Wärterin unterhält sich mit einem draußen stehenden Schlosser; Graf X sticht sie in den Nacken. Manisch ist wiederum, wie sie die Würmer im Bade demonstriert.

Daß hier sehr viele Einzeldaten ebensogut in der Kg eines Schizophrenen stehen könnten, wird man zugeben müssen. Aber in ihrer Gesamtheit, unter Berücksichtigung des Bodens, auf dem sie sich gestalten, lassen sie wohl nur vorübergehend einen Zweifel an der Diagnose aufkommen.

Der Fall Holle erinnert einigermaßen an die Beobachtung II von Schroeder, nur daß bei der letzteren die Sinnestäuschungen auch am Tage zu bestehen scheinen und noch üppiger hervortreten. Schroeder lehnt übrigens den Gedanken ab, daß es sich bei den Erscheinungen um die Auswirkung seniler Störungen gehandelt haben könne, da sie mit dem Abklingen in der manischen Phase verschwunden seien. Wir meinen auch nicht, daß es sich um selbständige senile Prozesse handle, glauben aber doch, daß die der Manie zugrunde liegenden Störungen Symptome des Rückbildungsalters flott machen können, die in der freien Zwischenzeit latent bleiben.

Auch auf die Fälle von Poensgen kann hier im Zusammenhang verwiesen werden. Jedoch erscheinen mir zwei von ihnen nicht genügend beobachtet zu zu sein; lediglich der dritte (Fall 8) kommt für uns in Frage. Es handelt sich um eine 63 jährige Kranke, die mit 33 Jahren eine Melancholie durchmacht, um dann nach 30 Jahren wieder zu erkranken. Bei nicht erheblicher, depressiver Erregung bringt sie die unbeeinflußbare Wahnidee vor, unter der Haut ihrer rechten Stirnseite liege Ungeziefer, das sie mit allen Mitteln zu vertreiben sucht. Dabei bestehen keinerlei sonstige senile Symptome. Der Zustand hält acht Monate an, worauf vollkommene Genesung eintritt.

Poege, Julie, 30. III. 39. Beamtenswitwe. Hered.: Sohn Maler, optimistische Lebensauffassung. Tante v. wahrscheinlich circ., Großvater v. 3mal in Anstalt. Cousine v. circ.; Vetter v. Suizid, melancholisch; Neffe Suizid; Neffe II. Gr. Suizid.

Vorg. Nichts Besonderes. Nicht sehr gesellig, nie sehr lustig.

Klagte seit etwa 6 Monaten ab und zu: „Nur nicht narrisch werden." Vor 6 Wochen über Erkrankung des Sohnes sehr erschrocken, „daß die Kinnlade zitterte". In letzter Zeit sehr unschlüssig; seit 14 Tagen schlimmer; sprach, wenn allein; müsse verhungern, habe kein Geld mehr; meinte in einem Glas, das früher einmal zum Einnehmen von Arsenik gedient hatte, sei Gift; nahm es deshalb, um zu sterben, weil sie närrisch werde. Meinte, am Todestag der Mutter und Schwester auch zu sterben; spielte an diesem Tage bis nachts 12 Uhr die Sterbende, schlief dann auf Wasser als Schlaftrunk. In den nächsten Tagen zeitweise klar, schauspielerte, als ob sie sterben müsse; achtete darauf, daß die Verwandten es auch sahen. Vorgestern verwirrt, sprach halbe Sätze, konnte keinen Satz beenden. Nach gutem Schlaf war der Zustand schlimmer, besonders die Angst, sie müsse sterben oder närrisch werden. Gestern verwirrt; sagte, der Sohn solle eine Medizin bekommen, damit er nicht merke, wenn sie ins Irrenhaus komme; sonst gehe er in die Isar. Meinte, in den letzten 14 Tagen, es kämen Männer, sie abzuholen. In der letzten Nacht schlaflos; sprang plötzlich aus dem Bett, griff die Wärterin an, schrie: „Diebe, Räuber", erkannte aber den Sohn. War kaum zu halten.

I. Aufn., Klinik München, 24. III. — 15. X. 05. Feines, ausdrucksvolles Gesicht; weißes Haar. Bei der Aufnahme ruhig; wohlgesetzte Worte. Berichtet am anderen Tage, sie habe in der vergangenen Nacht genau die Räuber kommen und hantieren hören. Glaubt am nächsten Tage nicht, daß der Sohn dagewesen sei; der müsse schon längst seziert sein. In der Nacht zum 27. III. plötzlich mit einem Schrei aus dem Schlafe, auf die wachhabende Schwester los, schreit: „Mörder, du hast dich nur verkleidet"; zerreißt ihr die Kleider; nur mit Mühe zu halten. Im Bade allmählich beruhigt, gegen 2 Uhr aber wieder erregt, zerreißt auch da der Schwester die Kleider. Nach Scop. Ruhe. 27. läuft sie erregt im Zimmer auf und ab, schlägt Hände zusammen, hebt sie in die Höhe, jammert unausgesetzt. Verzweifeltes Gesicht. Sie lebe in schlechten Verhältnissen; der Vulkan sei endlich ausgebrochen; überall Furcht, Angst und Qual. Ob sie selbst an der Zerrüttung der Verhältnisse schuld sei? „Lächerlich, lächerlich"; der Sohn sei in der Jugend etwas leichtsinnig gewesen, habe seine Bilder verschenkt. Sehr theatralisch. Liest einen auf dem Tische liegenden Brief; meint, er sei von einem Bekannten des Sohnes; zerreißt ihn. Man habe sie mit Menschenkot gefüttert. Bei der Aufnahme habe der Arzt einen Büchsenöffner in der Hand gehabt; damit habe ihr der Hals abgeschnitten werden sollen. 31. III. Jammert, im Bett sitzend, vor sich hin, man habe sie in einem unterirdischen Gemach ins Wasser geschmissen. „Da waren lauter Kacheln an den Wänden; die konnten gedreht werden; und da kamen Männer heraus, je nachdem sie gedreht wurden. Das sind lauter internationale Verbrecher, die ganze Clique." Nennt Namen, bleibt bei einem, von dem sie alle möglichen grotesken Schlechtigkeiten aufführt; der habe auch sie um ihr Vermögen gebracht. Auch das Bad habe er gebaut mit seinen unterirdischen Gängen, „wo sie einen betäuben können." In den nächsten Tagen ganz gleiches Verhalten, nur mit Scop. Ruhe findend, sitzt sie am 5. IV. betend im Bett, seufzt hie und da tief, es gebe ja doch keine Rettung mehr. 6. IV. Schlief gut, heute vollkommen verändert, Miene heiterer; sei freier, habe Wahnideen gehabt. Dankbar; will heim, um dem Sohne alles zu besorgen. 7. IV. Wieder die alte Erregung. 9. IV. Spricht meist leise vor sich hin, betet auch, sie wolle büßen, könne ja doch nicht bezahlen; noch überzeugt, daß das Vermögen verloren sei; man möge den Sohn einfangen, der sonst noch mehr Torheiten anfange; er sei ja geisteskrank. 19. IV. Jetzt melancholisch mit Selbstanklagen; sie sei eine große Sünderin; hätte besser auf den jetzt geisteskranken Sohn und das Vermögen achtgeben müssen; zeitweise Nahrungsverweigerung; sie verdiene die Pflege nicht; Selbstvernichtungsideen mit Versuchen, sich den Kopf anzurennen; man solle ihr Morphin geben; dabei orientiert, sei gesund, aber etwas verwirrt gewesen. Recht einförmige, laute Klagen. Darunter: der Sohn habe Sachen gesagt, die „nicht identisch" seien. Klammert sich an den kommenden Sohn fest an; will ihn nicht fortlassen, damit er nicht mehr Dummheiten mache. 28. IV. Letzte Tage etwas ruhiger, zugänglich, freundlich, läßt sich je nach dem Inhalt des Gespräches in die Angst hineinsteigern oder ablenken. Sorgen um die Verdauung, verweigert die Nahrung, weil sich sonst der Leib zu sehr anfülle. 9. V. Die alten Ideen; innerlich noch sehr gespannt, äußerlich ruhig; schrieb ihre Ideen auf, brachte es am folgenden Tage nicht fertig; schrieb nur ein Wort; es liege wie ein Schleier vor ihrem Gehirn. Künstlich genährt, weil sie gar nichts aß. 13. V. Noch ängstlicher; unruhig; kniet im Bett; klammert sich an, ringt die Hände, jammert stundenlang, immer dieselben Worte wiederholend. Teilweise zugänglich, teilweise sind kaum ein paar Worte von ihr zu erfahren. Künstlich genährt. 19. V. Meist dasselbe Jammern; rief einmal den Arzt herbei, er solle alle anderen holen, damit sie ihnen sagen könne, alle seien sie Schufte, sie hätten sich mit ihrem Geld bereichert. 6. VI. Wechselnd, meist Versündigungsideen; des öfteren auch Beeinträchtigungsideen; sie werde in die Folterkammer geführt, solle getötet werden, man habe bei der Fütterung einen besonders dicken Schlauch genommen, sie zu ärgern. Aus ihren jammernden Reden durch vorgehaltene Gegenstände ablenkbar. 12. VI. Bittet Schwester in Brief um Geld, sie werde hier als elende Betrügerin angesehen, die sich eingeschlichen habe; spricht von der in Aussicht gestellten Strafe. 24. VI. Glaubt, bestraft, hingerichtet zu werden. Gärtner im Garten sei der Scharfrichter. Schwestern haben nichts Gutes im Sinne. Räuspern und Knarren der Schuhe bei der Nachtschwester bedeutet geheime Signale. Malt sich Todesart aus. Bei Vorhalt, man solle es ihr nur nicht ausreden, sonst werde sie zu sicher und nachher passiere doch etwas. 30. VI. Wieder sehr ängstlich. Die anderen sagen: „Es ist der letzte Abend, sie hat nur noch drei Tage. Jetzt kriegt sie den Schlauch. Sie sprechen nur in halben Worten, und dann denkt man sich es. Eine Kranke hat vor mir ausgespuckt, es ist schwer zu sagen; man kann das nur fühlen und empfinden; es ist nicht so, daß man es wiedergeben kann." „Die Kranken sind ja gar keine Kranken, sie sind ja ganz vernünftig. Aber ich bin ja auch vernünftig. Ja, es sind doch Kranke." Weist alles, was sie gern ißt, zurück, sich zu kasteien. 21. VII. Still resigniert, nur zeitweise sehr ängstlich. Glaubt einmal, eine Heiznische werde für sie hergerichtet, in der sie stehend verhungern müsse. Hört aus dem Schrei einer Kranken den Todesschrei des Sohnes heraus; er sei hier, in der Nacht umgebracht worden. Ist mit Spähern umgeben. Eine singende Kranke ist aufgestellt, sie zu überwachen. Mädchen mit großen Füßen sind verkleidete Männer. 5. VIII. Ruhiger, doch noch unsicher. Schreibt in einem Brief, sei angeklagt, ihren Sohn umgebracht und an die Anatomie verkauft zu haben; sei zum Tode verurteilt. 20. VIII. Geht draußen in Begleitung spazieren; nur noch zeitweise leicht ängstlich. Wahnideen zurückgetreten; volle Einsicht in das Krankhafte ihres Zustandes. Ißt befriedigend. 2. IX. Weitere Besserung, nimmt gut zu. 14. IX. Hie und da noch Andeutungen der früheren Ideen. Sagte gestern ihrem Sohne, sie sei seinerzeit vom Hausarzt auf das Sofa niedergezwungen worden und gefragt, wo die Papiere seien. Als sie es gesagt habe, sei oben in der Wohnung ein Freudengetrampel entstanden. Das würden wohl Spione gewesen sein. 4. X. Heiter, liest, geht spazieren; drängt. 15. X. Macht psychisch vollkommen gesunden Eindruck. Nie mehr Andeutungen der Wahnideen. Volle Einsicht. Soll aber noch vor 10 Tagen ihrem Mädchen gegenüber eine verdächtige Bemerkung gemacht haben. Hat sehr gut zugenommen, seit 12 Wochen 13 kg.

ZZ. Nach der Entlassung gut; seit 14 Tagen zunehmend erregt, schwer besinnlich; Sohn habe es nicht so, wie es sein sollte. Lieber sterben, als in die Klinik.

II. Aufn., Klinik München, 6. VII—21. XII. 08. In den ersten Tagen ruhig, besonnen, ohne tieferen Affekt, wird sie am 11. plötzlich vorübergehend von einer heftigen ängstlichen Erregung befallen, stöhnt, jammert; man wolle ihr etwas antun, gibt nur die Fingerspitzen, da der Arzt ihr auch etwas tun wolle. Abends ruhiger, noch ängstlich, am nächsten Tage einsichtig (Puls inaequal, irregulär). 14. wieder stundenweise ängstlich erregt. Vom 18. ab in dauernder ängstlicher Erregung, die der bei der ersten Aufnahme wie eine Kopie gleicht. Dieselben Ideen; der Sohn sei gestorben usw. 22. und in den folgenden Tagen ruhiger, teilweise korrigierend (Opium); 26. wechselnd ängstlich erregt; Bett sei nicht bezahlt; sie dürfe nicht darin liegen, solle in einem Korb fortgetragen werden; dabei zuweilen heimlich heiterer Ausdruck, Scherze. Von Anfang VIII. bis Ende X. in einer dauernden, wilden ängstlichen Erregung, verwirrt, ratlos, zeigt zeitweise beschleunigten Gedankenablauf, ganz unverständlich, bringt alle möglichen ängstlichen Ideen vor. 20. X.: meist in ängstlicher Erregung, fürchtet sich vor Arzt und Personal, zuweilen aggressiv. Erregung äußert sich zumeist in motorischer Unruhe: sie reibt mit beiden Händen an ihrem Körper, streicht sich in einem fort die Haare, nestelt an ihrem Hemd oder Bett herum; beim Sprechen kommt sie zuweilen in eine Art Schnattern, in dem sie rasche, rhythmische Bewegungen mit dem Unterkiefer macht, wobei die Worte in ganz kurzen Zwischenräumen verunstaltet hervorgestoßen werden. Nähert man sich in solchen Augenblicken ihrem Bett, so kreischt sie, schlägt mit den Händen um sich, erscheint absolut unzugänglich. Anfang XI. beruhigt, melancholisch; sei nicht mehr wert, besucht zu werden; man solle ihr Waffen verschaffen, damit sie sich umbringen könne; ob sie allerdings Kraft dazu habe, sei die zweite Frage. Bessert sich sehr rasch, äußert schon Mitte XI. keine Selbstvorwürfe mehr und wird einsichtig entlassen.

Körpergewichtszunahme 9 kg.

In der ZZ gut, sehr arbeitsam; nur hie und da etwas boshaft gegen die Schwiegertochter; reizbar. Hatte eine Reise nach Holland vor, wollte dann nicht; habe Angst. Vor 8 Tagen plötzlich ängstlich; dann wieder paar Tage gut; dann zunehmend depressiv; Jammern. Wolle zu Hause sterben. Keine Suizidgedanken.

III. Aufn., 26. VII. 12—17. IV. 20.

Obstipation. Romberg: leichtes Schwanken, Lidspaltendifferenz, leichter Hände- und Zungentremor, Schleimhautreflexe sehr schwach bis aufgehoben. Sensibilität für spitz und stumpf etwas unsicher. Sonst o. B. Spricht in intelligenter Weise. Erinnerung etwas mangelhaft. Rechnet gut. Besonnen, orientiert, freundlich; depressive Klagen; Insuffizienz; es sei aber nicht so schlimm, wie beim ersten Male. Die Depression nimmt rasch zu. Mitte August klagt sie über Seelenangst; es koste zu viel in der Klinik; der Sohn sei nicht recht bei Verstand, habe das Kapital angegriffen; sie ängstige sich so, wisse das alles nicht bestimmt, denke es sich aber; Sohn sage vielleicht nicht die Wahrheit, habe Passionen. Wenn sie gestorben wäre, wäre es besser. Sie habe aber doch nichts getan. Bei einer Injektion meint sie, das sei nur eine Vorbereitung zu schmerzhafteren Prozeduren. Ende VII. jammert sie viel; man möge sie hier nicht; man lache sie aus; ärgere sie. Vorübergehend besser aufgelegt, hält aber an ihren Ideen fest; sorgt sich, weil der Sohn sich den Bart „verstümmeln" ließ. Mitte IX. einmal in der Nacht erregt; will das Fenster geöffnet haben. Sei aus dem Schlafe aufgeschreckt, habe Zuckungen bekommen und gemeint, sie werde von der Schwester auf elektrischem und magnetischem Wege beeinflußt. Die Schwester streue etwas in die Luft, das auf sie wirke. Spontan: das müsse sie sich wohl alles eingebildet haben. Ein andermal meint sie nachts, es werde ihr mit einem Apparat Geld abverlangt. Habe so viel Angst, könne nicht sagen, wovor. Fürchtet, der Sohn müsse ihre Sünden abbüßen. Einsicht für das Unsinnige dieses Gedankens; überhaupt ziemlich weitgehende Einsicht für das Krankhafte des Zustandes in besseren Zeiten. Klagt dann, daß sie so unglücklich sei, Angst vor dem Sterben habe. Will alles gestehen, macht aber nur vage Andeutungen. Ißt nur aus Angst vor dem Schlauch. Hört einmal nachmittags im Garten Vögel-, Hunde- und Kinderstimmen, kann aber nicht genau verstehen. Einmal kommt ihr der Sohn nicht normal vor, geisteskrank. Verlangt ein andermal in der Nacht ihren Rock, weil der Arzt gesagt habe, sie solle gehen. X. Fast dauernd erregt, redet in teilweiser Neubildung von Worten (der „Wanzerscht", nennt den Neffen amtsrichterliches Schwein) vor sich hin oder lallt unzusammenhängende Silben; sehr ängstlich, verlangt Instrumente, sich die Augen auszudrücken. Entschuldigt sich, daß sie nicht alles ausführe, was die Stimmen befehlen. Das seien nicht eigentlich Stimmen, aber sie höre es so. Suizidverdächtig. XI. und XII. tageweiser Wechsel in der ängstlichen Erregung; spricht von den vielen Stimmen, die ihr widersprechende Befehle erteilen; von allen möglichen Zeichen, die sie im Sinne ihrer Selbstanklagen deutet: bittet um Entschuldigung, daß sie das Bett nicht für andere Kranke frei mache; habe sich schon oft entfernen wollen; drängt auch mitunter zur Tür. Jammert, daß man ihr zu viel zu essen gebe; intellektuell ohne Abnahme, Interesse für die gut aufgefaßte Umgebung. Kindlich-naive, ängstlich-unbeholfene, stotternde Sprache. Nachts seien Männer dagewesen, sie umzubringen oder abzuholen. Ist unsicher, ob der Weihnachtsstrauß von ihrem Sohne sei; er habe zwar so ähnlich ausgesehen; aber es könne auch ein anderer sein. In den ersten Monaten 13 annähernd derselbe Zustand; Versuche, aus dem Saal zu kommen, um sich umzubringen. Verdiene Blumen nicht; man solle sie altes Weib doch erschießen; verdiene Gartenaufenthalt nicht; man gebe ihr zu viel zu essen. Man wolle sie andererseits mystifizieren. Ißt nicht ohne Behagen trotz ihrer Klagen. IV. lacht sie gelegentlich bei Scherzen, V. wünscht sie schon Arbeit, VI. ist eine erhebliche Besserung verzeichnet bei dauernder Zunahme. Sie fährt aus, ist ruhiger, gewinnt wieder Freude an den Dingen, macht sich aber noch allerhand Sorgen, Vorwürfe über ihre Reizbarkeit, ist ziemlich mißtrauisch; hat allerhand Zweifel, ob der Arzt nicht der Verwalter sei; ob sie sich auf die Schwester verlassen könne. Glaubt aber an die Genesung. Von VIII. ab wieder Gewichtsabnahme bei allmählicher psychischer Verschlechterung. X. Schläft schlecht; deprimiert; Klagen und Jammern; zeitweise gereizt bei Versuchen, ihr Nahrung beizubringen. Mißtrauen. Will sich das Leben nehmen. Aber bei Übelkeit und Durchfall sehr unglücklich; jetzt dürfe sie gar nichts mehr essen. XI. zeitweise gereizt, zw zugänglich; verweigert bald die Nahrung; bald will sie schlecht geschlafen haben. Durch den Besuch des Sohnes meist für ein paar Tage aufgeheitert. Nur sie allein müsse essen; alle anderen bekämen nur einen warmen Dunst auf den Teller. 1914 bildet sich allmählich der Zustand heraus, der bis zum Ende, allerdings immer mehr an Farbe einbüßend, besteht. Es kommen leichte Schwankungen im Gewicht, psychisch aber nur geringe Änderungen: Klagen, sie mache nichts recht, müsse sich Vorwürfe machen. Es gehen Dinge vor, die sie nicht verstehe. Ohne viel ersichtlichen Affekt; sie ängstige sich, kenne sich nicht aus; dabei unruhig reibende Handbewegungen, zeitweise Gereiztheit; Furcht, Anstoß zu erregen; Nahrungsaufnahme unter großem Schimpfen und Jammern. Dabei Klagen, daß die anderen weniger mit dem Essen gequält werden. Das Essen sei eine Strafe. Manchmal so wütend beim Essen, daß sie bei Anrede zuschlägt; man werde durch das Essen bloß krank. Man solle sie umbringen, ihr den Kopf abhacken, „ach machen Sie mich doch tot"; alle Klagen mit komisch vorwurfsvollem Ton. Dabei meint sie aber bei dem Fliegeralarm XI. 18, sie wolle nicht durch Flieger, sondern lieber richtig sterben. An dem Kommen des Sohnes immer große Freude; X. 17 aber einmal verändert, spricht nicht, Augen geschlossen, am nächsten Tage wieder wie sonst, ihr Sohn habe keine Augen mehr, da man sie ihm ausgestochen habe. Großes Interesse für die Umgebung; beobachtet alles genau, liegt deshalb immer auf einer Seite, da ihr Bett so gestellt ist; so lange, bis sie ein ganz asymmetrisches Gesicht bekommt, das eine Augenlid ganz ödematös wird. 17 beweist sie ihr gutes Gedächtnis; bekommt bei jeder Visite des Direktors Fragen für ihren Sohn, um bei der nächsten Visite die Antwort zu bringen. Meist geht das sehr gut. Sehr schwer zum Sprechen zu bringen; nur mürrische, verdrießliche Antworten. Wenn gereizt, etwas gesprächiger. Fängt schon 17 an, jede Beschäftigung möglichst abzulehnen; geht ungern in die anderen Abteilungen; man möge sie da nicht; strickt widerwillig, habe keine Wolle; muß zu allem überredet und geführt werden. Behauptet einmal, ein Mann habe hinter ihr gestanden und ihr streng verboten, nach der ruhigen Abteilung zu gehen. Auch in den letzten Jahren kommen noch Verständigungs- und Kleinheitsideen zutage. Reicht nicht die Hand, weil diese zu sehr schwitze, freut sich aber anscheinend, wenn man sie ihr gibt. X. 17 behauptet sie einmal, es habe jemand hinter ihr gestanden und ihr böse Gedanken eingegeben. Vereinzelt einmal schaut sie recht schelmisch drein; oder aber sie ist über Kleinigkeiten verdrießlich, beklagt sich, daß keine Blumen an ihrem Bette stehen. Von I. 20 ab, in dem sie ein schweres Ekzem bekommt, erfolgt eine langsame, stetige körperliche Abnahme. Schon IX. 19 hatte sie 2 Ohnmachtsanfälle an einem Tage. Schläft schließlich unter zunehmender Benommenheit ein, nachdem sie noch am letzten Tage beim Besuch des Sohnes lebhafter geworden war und versucht hatte, sich verständlich zu machen. Das Kennzeichnende des ganzen Zustandes war in der letzten Zeit entschieden die depressiv-nörgelnde Stimmungslage, die sich zeitweise zu Gereiztheit steigerte, zeitweise aber auch leichte heitere Schwankungen möglich machte, bei gewissem Interesse an der Außenwelt und Fortbestehen der farbloser werdenden, sich stereotypisierenden depressiven Ideen.

Gegen die Zuordnung der Kranken zum mdI dürfte niemand Bedenken haben, vor allem auch im Hinblick auf die starke gleichartige Erblichkeit. Von vornherein hinzuweisen ist auf die hysterischen Züge bei der Kranken, die sich vor allem beim Ausbruch der Erkrankung, dann aber auch später in den lächerlichen Übertreibungen, der Sucht, Aufheben von ihren Beschwerden zu machen, dem Luftschlucken, Schnattern usw. äußern.

Daneben bietet die Kranke viele schizophrene Krankheitszeichen: Stereotypien, Manieren, ablehnendes Verhalten, Stupor, sinnlose Erregung, imperative Stimmen, impulsive Handlungen, Wortneubildungen, absurde Ausdrücke, unsinnige Wahnvorstellungen, physikalische Beeinträchtigungsideen: man verlangt ihr mit einem Apparat Geld ab usw.

Meist verraten diese Erscheinungen ohne weiteres ihre eigenartige Entstehung; zum Teil sind sie Reste nächtlicher, deliranter Erlebnisse; zum Teil treten sie in Erregungszuständen mit tiefem Affekt und starker Bewußtseinstrübung, wie sie bei Senilen auch sonst vorkommen, auf. Die Stimmen sind wohl keine eigentlichen Halluzinationen, worauf gewisse Bemerkungen der Patientin hinzuweisen scheinen. Die unsinnigen Ideen aber dürften wohl nur aus ihrer Sucht hervorgehen, mit möglichst drastischen Ausdrücken die Aufmerksamkeit auf sich zu lenken.

Neben alldem soll noch einmal hingewiesen werden auf die stark hypochondrische Färbung des ganzen Bildes, auf die allmählich eintretende Verflachung und vor allem auf die mangelnde Geschlossenheit des Affektes, der mehr in einzelnen Stürmen auftritt und mehrfach sogar von kurzen entgegengesetzten Schwankungen unterbrochen wird. Außer den Mischzuständen, die vor allem zu Anfang und am Schluß vorwiegen, traten auch reine Phasen für lange Zeiten hervor. Aus den Mischzuständen heraus entstehen die paranoiden Erscheinungen.

Bemerkenswert ist endlich der allmählich eintretende geistige Verfall, der aber doch viel tiefer erscheint, als er wirklich war. Gelegentliche Erfahrungen sprechen wenigstens dafür. Mit der Möglichkeit aber, daß die Kranke nur durch ihren Tod verhindert worden sei, zur Genesung zurückzufinden, ist wohl nicht zu rechnen. Ich sehe davon ab, weiteres über die Kg zu sagen, die für sich selbst sprechen dürfte.

Überblickt man die in diesem Abschnitt beschriebenen Erscheinungen, so läßt sich nicht verkennen, daß, abgesehen von anderen beträchtlichen Unterschieden gegenüber den Erkrankungen in der frühen Jugend, die Züge in den Krankheitsbildern, die schizophrenieverdächtig sind, selten in ganzen Syndromen oder längeren Verläufen auftreten, sondern mehr vereinzelt und meist, ohne daß im Hinblick auf die Gesamtheit der Erscheinungen ernstliche differentialdiagnostische Zweifel möglich sind. Vielfach liegt auch die Entstehung der den katatonen ähnlichen Erscheinungen aus den besonderen Bedingungen der Altersstufe auf der Hand; für andere ist ein solcher Zusammenhang wahrscheinlich oder doch sehr wohl möglich.

Gerade bei den Alterserkrankungen würde man danach am wenigsten auf schizophrene Erbeinschläge zur Erklärung der entsprechenden Krankheitszüge zurückzugreifen haben. Man wird aber dabei im Auge behalten müssen, daß ja auch die im Alter ausbrechenden katatonen Psychosen offenbar vielfach wenig charakteristische Züge zu tragen scheinen, so daß man doch wieder, wenn etwa eine Reihe verdächtiger Züge nebeneinander in Erscheinung tritt, die nicht ohne weiteres auf die besondere Grundlage zurückweist, an besondere konstitutionelle, nicht allein an die konstellativen Verhältnisse wird denken müssen. Wir haben in den besprochenen Fällen keinen sicheren oder selbst wahrscheinlichen Anhaltspunkt für eine schizophrene Erblichkeit; doch sind unsere Erhebungen, soweit nicht bloß ausgeprägte Psychosen in Frage kommen, im Sinne der Genealogen nicht genügend. Wenn es sich bestätigt, daß manche torpide Melancholie des höheren Lebensalters mit einer schizophrenen Erblichkeit einhergeht, wenn auf der andern Seite, wie ich kurz erwähnen möchte, besonders langdauernde Manien im höheren Lebensalter auffallend oft bei Kranken mit kombinierter Belastung auftreten, ohne daß sich sonst verdächtige Züge verraten, so wird man naturgemäß mit seinem Urteil sehr zurückhaltend sein müssen. Man wird aber auf keinen Fall umhin können, eine Mitwirkung der besonderen Bedingungen der Altersstufe mit in Rechnung zu ziehen.

Leider steht uns kein genügendes Material zur Verfügung, das die Einwirkung des Seniums auf schizophrene Krankheitsbilder festzustellen erlauben würde. Es kommen nur drei Fälle in Frage, von denen zwei sich sicher in nichts von anderen Schizophrenen unterscheiden, während bei einem dritten anscheinend ein tiefer Greisenblödsinn sich zur Dp hinzugesellt hat.

7. Alkohol und Skopolamin.

Aus unserem Material läßt sich entnehmen, daß auch dem Alkohol eine bedeutsame Rolle bei der Erzeugung ungewöhnlicher zirkulärer Zustandsbilder zukommt. Von unseren 100 Ausgangsfällen kam für 12 Kranke ein mehr chronischer, für weitere 10 ein vorübergehender stärkerer Alkoholmißbrauch in Betracht. In den letzteren Fällen war das Trinken meist an die Zeiten der Erregung gebunden. Nur 10 Kranke ließen in ihren klinischen Bildern dauernd jeden Hinweis auf den Alkoholismus vermissen, darunter jener, der am schwersten an Trunksucht litt. Bei ihm stellte sich allerdings recht früh eine gewisse, auf Arteriosklerose zu beziehende, geistige Schwäche ein. 2 Kranke vertrottelten, offenbar im Gefolge ihres Alkoholismus, und sanken sozial immer weiter herab.

Drei Fälle boten delirante Zustände, die deutlich ihren alkoholischen Ursprung verrieten, darunter ein Mann 5 mal. Bei ihm wurde jedesmal Delirium tremens angenommen, bis die späteren manischen Anfälle Klarheit brachten. Derselbe Kranke machte später übrigens einen Zustand durch, der mit seinen unaussprechlichen, unbeeinflußbaren Obszönitäten und Gemeinheiten bei einer läppisch-heiteren Stimmungslage und sehr geringem Bewegungsdrang eher einen hebephrenen Eindruck machte. Die späteren Anfälle waren reine Manien. Außer den drei Kranken mit schwereren Delirien zeigte noch ein anderer Mann im Beginne seiner Manie flüchtige, an alkoholische erinnernde, delirante Gesichtstäuschungen. Bei zwei weiteren Fällen lassen sich die ausgeprägten Gehörstäuschungen am ehesten auf den Alkoholismus beziehen.

Wird in allen diesen Fällen wegen der deutlich hervortretenden körperlichen Krankheitserscheinungen, die auf den Alkoholismus hinweisen, eine größere diagnostische Schwierigkeit nur selten entstehen, so scheint eine andere, allem Anschein nach mit der Trunksucht in Beziehung stehende Erscheinungsreihe mitunter die Abgrenzung manischer Erkrankungen von katatonischen fast unmöglich zu machen. Unter dem Einfluß starker alkoholischer Ausschreitungen oder doch jedenfalls im Anschluß daran ging bei 6 Kranken die motorische Erregung in der Manie über das gewöhnliche Maß hinaus. Während in zwei Fällen die Erscheinungen etwa denen des agitierten Rausches entsprachen und nur ganz kurze Zeit anhielten, währten in den übrigen 4 Erkrankungen die stürmischen motorischen Störungen längere Zeit und nahmen zweimal Formen an, die man viel eher bei schweren katatonischen als manischen Erregungen findet.

Auch von den Autoren wird übrigens dem chronischen Alkoholismus ein Einfluß auf die Schwere der Erkrankung zugestanden. So berichtet Ziehen, daß die Manien meist unter dem Bilde der Mania gravis auftreten, in der sich die Ideenflucht rasch zu sekundärer Inkohärenz steigere und die motorische Agitation sehr hohe Grade erreiche; ferner, daß man sehr schwere Formen von agitierter Melancholie auf dem Boden des chronischen Alkoholismus sehe. Auch Saiz fand unter seinen Fällen von „Manie" auf alkoholischer Grundlage auffallend zahlreich sehr schwere Formen: zweimal steigerte sich das Krankheitsbild zu einem „Delirium acutum"; bei zwei periodisch Manischen traten schwachsinnige Größenideen, Halluzinationen, vorwiegend des Gesichts, einmal auch des Gehörs auf (allerdings waren beide Kranke Debile); auch die drei zirkulären Erkrankungen boten schwere Bilder dar.

Ich möchte im folgenden einen meiner Fälle, der dafür sprechen könnte, daß unter dem Einfluß von Alkoholexzessen außerordentlich stürmische Erregungen von katatonischem Charakter und eine weitgehende Dissoziation sich einstellen können, ausführlicher mitteilen.

Jörgensen, Theodor, geb. X. 45, gest. I. 07, akad. geb. Beamter. Hered.: Mutter Melancholie, Suizidversuch. Schwester 3mal melancholisch. Vater Apoplexie.

Vorg.: Als Kind von der Bank gefallen, darnach schwerhörig. Gern und fleißig gelernt, doch große Neigung, gegen seine Lehrer sich widerspenstig zu zeigen.

I. Erkrankung 69, in Privatheilanstalt. Bei Verlobung heitere Erregung, die nach einigen Monaten abklang.

ZZ. Machte den Feldzug mit. Dann dienstlich angestellt. Tat den Dienst anstandslos. Im Benehmen immer lebhaft, schnell, schlecht Widerspruch vertragend, leicht gereizt. Ende 77 allmählich ansteigende Erregung, innerhalb derer wieder verlobt. Löste die Verlobung selbst nach 4 Wochen auf. Krankheitsgefühl. Ging zum Arzt, weil ihn das Geringste aufregte; beschimpfte angesehenste Leute, wurde mißtrauisch, auch gegen Freunde. Hielt sich für verfolgt, sprach schnell, ideenflüchtig. Schon angeblich II. 77 ein ähnlicher Zustand, nur viel leichter. Nahm damals Urlaub, kehrte gut zurück. Erregung jetzt so stark, daß man ihn nach der I. A. B. bringen wollte. Entzog sich dem durch Flucht; kam freiwillig nach M. in die Anstalt.

II. Aufn., Kr. I. A. M. 19. I.—20. II. 78.

Hier leichte Manie, mehr gereizten als heiteren Charakters. Geheilt entlassen.

ZZ wieder im Dienste. 82 leichter Erregungszustand, den Pat. in der Freiheit durchmachte.

Seit einigen Wochen zerstreut; lautes aufgeregtes Wesen; doch Dienst bis zum letzten Tage. Heute im Bureau Schimpfen über alle möglichen Leute; ging selbst zum Arzt; wurde dann nachmittags in einem Haufen von Leuten schimpfend angetroffen und in die Anstalt gebracht. Hat in der letzten Zeit in Alkohol exzediert.

III. Aufn., 18. VI.—16. VII. 84. Bei der Aufnahme in ideenflüchtiger Verwirrtheit, versucht, sich zu entkleiden, wiederholt beständig dieselben Worte: „Buchholz, Briefe, 1, 2, 3, General- Holladam-Liebigdenkmal, Polizei" usw. Kurz nach seinem Eintritt wird er ruhiger, besonnen; ist sehr müde; weiß nicht recht, was mit ihm geschehen ist. Nachts unruhig, steht öfter auf, öffnet die Fenster, knüpft Gespräche mit den anderen Herren an. Am Morgen dem Arzt gegenüber sehr drastisch; Kraftausdrücke; auf Vorhalt sehr heftig; droht, schimpft, schreit; beruhigt sich, doch noch gehoben. Nach drei Wochen vollkommen beruhigt; freier Ausgang, den er mißbrauchte; deshalb entlassen. Bei Abschied gerührt, Versprechungen. Führt Erregung auf unangenehme Auseinandersetzung zurück.

IV. Aufn., 22. VII.—29. IX. 84. Wiedergebracht. Sehr reduziert. In der ZZ sehr viel getrunken. Ziemlich verwirrt, anscheinend etwas betrunken, gibt keine weitere Auskunft. Sei müde. In der Nacht sehr unruhig, pfeift, schreit ohne Unterlaß. Sucht sich im Garten zu entkleiden. Zerreißt, verwirrt, sehr erregt, isoliert. 27. VII. Andauernd sehr unruhig, total verwirrt; nimmt fast keine Nahrung zu sich; speit alles aus; zerreißt; unrein; wirft die Betten durcheinander; wälzt sich am Boden; schnellt sich an der Wand entlang; zappelt mit Armen und Beinen; spricht dazwischen nur abgerissene, zusammenhangslose Worte. Schnellt sich stundenlang in vollkommen stereotyper Weise im Bett auf und ab. Bisweilen scheint er große Angst zu haben. Meint die Welt gehe unter (1, 2, 3), weiß nicht, wo er ist, kennt den Arzt oft nicht. Große Dosen Morphin ohne erheblichen Erfolg. 31. VII. Seit 2 Tagen Beruhigung. Mit Mühe ist dem Kranken, der über große Trockenheit im Halse und Schmerzen in allen Gliedern klagt, flüssige Nahrung beizubringen. Noch leicht heftig und ärgerlich; besonnen. Am ganzen Körper blaue und braune Flecken. Keine klare Erinnerung' an das Vorgefallene. Leicht gereizt, sei verkehrt behandelt worden. Vom 9. VIII. ab als psychisch gesund bezeichnet; doch schwere Folgen von seiten der verschiedenen dekubitalen Stellen, die infolge der sinnlosen Unruhe entstanden sind. Mächtige Abszesse am Trochanter, am Gesäß und im unteren Teil der Brustwirbelsäule, die ausgiebige chirurgische Behandlung nötig machen. Ohne Zwischenfall geheilt. Genesen entlassen.

ZZ wieder im Dienst, wollte Broschüre auf eigene Rechnung herausgeben; trank am letzten Tage mit Leuten niederster Sorte Sekt.

V. und VI. Aufn. 3.—30. IX. 89 u. 25. X. 89—19. II. 90. Ziemlich heftiger manischer Erregungszustand, der nach 6 Tagen abgeklungen ist. Danach zunächst noch paranoid; man habe ihn während der Erregung geärgert durch Klopfen, Singen und Schreien. Dann sehr rasch vollkommen verständig. Genesen entlassen. Wird aber bald aus Verona zurückgebracht nach Sistierung durch Polizei. War päderastischer Handlungen beschuldigt. Nichts Genaues bekannt. Manischer Zustand mäßiger Höhe, erregt mot. und psychisch, hohe Selbsteinschätzung, schimpft, queruliert. Entweicht nach mehreren Tagen und wird aus Bozen zurückgebracht. Sehr gesprächig; queruliert; in der ersten Nacht isoliert, schmierte er;_ war auch die nächsten Tage noch ziemlich erregt, beruhigte sich aber allmählich und bekommt schon I. 90 Ausgang in Begleitung, II. freien Ausgang. Arbeitet von da ab in seinem Bureau und wird gebessert entlassen.

ZZ im Dienst. Kommt selbst in die Anstalt, weil er in der letzten Zeit nicht mehr arbeiten konnte.

VII. Aufn. 3. VIII. 90—28. XII. 92. In leichter Verstimmung eingetreten. Diese wuchs sehr rasch; verzweifelt; sei verloren; könne gar nicht mehr denken; Welt gehe unter; alles müsse sterben; er sei der größte Verbrecher; habe Selbstbefleckung getrieben, geistige Erkrankung simuliert. 15. VIII. Etwas besser; doch kommt ihm noch alles verändert vor. Zweifelt, ob Gedanken von Weltuntergang Träumereien waren. 5. IX. Viel freier, nur noch leicht verstimmt. 7. X. Noch verstimmt, arbeitet seit einigen Tagen an einem Brief an seinen Bruder. Bringt nichts zusammen. Verstimmung nimmt allmählich zu. 13. I. 91 seit einigen Tagen in tiefster Depression, namentlich früh verzweifelt. Selbstvorwürfe. Zw Nahrungsverweigerung. Habe ungeheure Angst. IV.—V. Bei fieberhaftem Gelenkrheumatismus psychisch frei. VIII. Ziemlich wohl; manchmal leicht verstimmt, Sorgen um die Zukunft, „habe geistigen Schleier vor den Augen". Allmähliche weitere Besserung, schließlich ganz frei, gebessert entlassen.

Schon Ende I. 93 kommt Pat. manisch zurück in mäßig schwerer Erregung ohne Zeichen, die im Sinne einer Dp verdächtig wären. V. 94 entlassen, ist er dann 9 Jahre lang frei, um 1903 für 6 Monate mit einer mäßigen manischen Erregung, wenige Monate später mit einer etwa ebenso lange anhaltenden Melancholie in der Anstalt zu sein. In beginnender Manie entweicht er, um Mitte I. 06 in voller Manie zurückgebracht zu werden.

Die späteren Erkrankungen bieten keine in unserem Sinne wesentlichen Erscheinungen mehr. 11. I. 07 Tod an Herzschwäche.

Nach der freundlichen Mitteilung des Herrn Obermedizinalrat Vocke, der den Kranken aus persönlichen Gründen besonders gut kannte, hat sich bei Jörgensen nie die Andeutung eines Defektes im Sinne der Dp gefunden.

Über die Zugehörigkeit des Falles braucht kein Wort verloren zu werden. Von den übrigen typischen Erkrankungen heben sich zwei in kurzen Abständen

aufeinander folgende Anfälle, die übrigens beide von Kraepelin beobachtet
worden sind, deutlich ab. Beide standen unter dem Einfluß von starken Trink-
exzessen, besonders aber die spätere, während in der Vorgeschichte aller anderen
Erkrankungen ein Hinweis auf Potus nicht zu finden ist. In der ersten Krankheit zeigt sich neben einer starken Erregung das sterotype Wiederholen sinnloser
Worte: ,,Buchholz, Briefe, eins, zwei, drei, General Hollerdam" usw. Diese
Erregung klingt ungemein rasch ab und macht dem gewöhnlichen manischen
Zustand Platz. In den nun folgenden wenigen Wochen hat der Kranke un-
mäßig getrunken; er kommt verwahrlost und verwirrt in einer ganz sinnlosen
Erregung zurück. Wie Kraepelin, der mich auf den Krankheitsfall aufmerksam machte, betont, bot er lange Tage geradezu das Musterbeispiel einer schweren
katatonen Erregung, der man gänzlich fassungslos gegenüberstand, weil die
Bewegungsunruhe des Kranken jeder Beeinflussung trotzte und die schwersten
dekubitalen Erscheinungen unvermeidbar wurden.

Die Annahme, daß wir bei der katatoniformen Erregung an die Mitwirkung
des Alkohols zu denken haben, wird, abgesehen von den Angaben der Literatur,
weiter gestützt durch andere Beobachtungen aus unserem Material. So geriet
ein im Alter von 72 Jahren verstorbener md belasteter Mann von manischer
Konstitution im Alter von 40 Jahren, nachdem er monatelang während eines
leichten manischen Anfalles außerordentlich stark getrunken hatte, im Anschluß an einen heftigen Wortwechsel in eine furibunde Erregung. In dieser
zerschlug und zertrümmerte er Gegenstände, lief der Frau mit der Hacke nach,
befreite sich aus der Fesselung, spie dem Arzt ins Gesicht, schmierte, aß selbst
seinen Kot. Die stürmische Erregung dauerte etwa 10 Tage, um dann dem
gewöhnlichen leichten manischen Zustand Platz zu machen. 1916 war der Kranke
mit einer reinen Manie in der Klinik. — Übrigens scheint auch einer der oben
erwähnten jüdischen Kranken seine wildeste Erregung, in der er innerhalb
weniger Stunden eine Arrestzelle in einen Trümmerhaufen verwandelte, im
Anschluß an Alkoholexzesse bekommen zu haben.

Daß mitunter auch, anscheinend unter dem Einfluß von Alkohol hervortretende, Sinnestäuschungen zu diagnostischen Schwierigkeiten führen können,
möge der folgende Fall zeigen.

Frischhut, Isaak, Handelsmann, geb. X. 51. Erblichkeit: Mutter führte ein Wander-
leben. Sohn Dp, zirkuläre Form. Dessen Mutter sonderbar, streitsüchtig.

Unehelich geboren; scheint in der Jugend unauffällig gewesen zu sein; nahm früh am
vagierenden Leben seiner Mutter teil, kam schon mit 12, 13 Jahren bis nach Ungarn, war
im Kriege Freiwilliger, beging im Garnisonleben später rasch tätlichen Widerstand, brach
aus dem Arrest aus, kam zur Fremdenlegion, ließ sich bei den Holländern anwerben und
war in den ostindischen Kolonien als Soldat; er kam mit einem falschen Paß wieder nach
Deutschland, wurde verhaftet, zog sich in der Haft eine Unzahl von Disziplinarstrafen
zu. Später war er reisender Händler, heiratete, hatte Kinder. Er kam bald in einen starken
Alkoholmißbrauch hinein. Seine Strafliste weist 84—96 zehn Einträge wegen typischer
alkoholischer Vergehen auf. 98 wurde er zum ersten Male anstaltsbedürftig, nachdem er
in Faschingskleidern außerhalb der Faschingszeit auf der Straße herumgelaufen war. Für
einige Monate bot er das Bild einer leichten Manie. Ebenso war er 1902 wegen eines manischen Zustandes für eine Reihe von Monaten in einer Anstalt. 1912 mußte er wieder
aufgenommen werden, nunmehr mit einem eigenartigen Krankheitsbild. Die leider etwas
kurz gehaltene Vorgeschichte berichtet, daß er scheußlich viel getrunken habe; der begleitende Spitalaufseher meint, er könne Fäßchen vertragen. Trank auch Absinth. Er kommt
in gedrückter, ängstlicher Stimmung, antwortet langsam; starker Tremor. Seit Jahren

Angst vor gesprenkelten Schlangen und dicken Spinnen; die Angst währe Tag und Nacht; nachts sei sie stärker. Schlaflos, immer aufgeregt; zeitlich desorientiert. Druckvisionen: große Kreuzspinnen. Hört schreiende Stimmen, vorwiegend nachts, oft unartikuliert, oft deutlich: „Kindsmörder". Geordnet, kein Beschäftigungsdelir. In der folgenden Nacht schlägt er seinen Kopf fortwährend an die Bettstelle, so daß er beschränkt werden muß. Habe Kinder ermordet. Bei Befragung ängstlich, beklommen. Habe als Fremdenlegionär im Gefecht gefangene Araber (etwa 80) mit Frauen und Kindern auf Befehl niederschießen helfen, sei deshalb zum Tode reif. Läßt sich nicht beruhigen; höre schon seit 6 bis 8 Jahren namentlich nachts oft Kindsmörder rufen, erstmals im polizeilichen Gewahrsam. Die Stimme sei die des französischen Hauptmanns, komme telephonisch von oben herunter; er gehöre gehenkt. Keine imperativen Stimmen. Die drohende Art der Stimmen beunruhige ihn. In der nächsten Nacht wieder sehr erregt, schlägt Schädel an, will sterben, spuckt Arznei aus; habe Kinder umgebracht. Schweißbedeckt. Hyoszin hilft wenig. In den folgenden Monaten melancholisch; ängstliche Wahnideen; hört Stimmen der Angehörigen der ermordeten Kinder; starkes Krankheitsgefühl; will aufs Schafott. Ist nach 6 Monaten so weit beruhigt, daß er arbeiten kann, keine Sinnestäuschungen mehr hat, wenn er auch noch deutlich melancholisch ist. Nach weiteren drei Monaten wird er entlassen. Der Kranke hat dann das Trinken aufgegeben. Er war 1915 mit einem rein manischen Zustande in der Klinik.

Man würde über den Krankheitsfall nichts Besonders zu sagen haben, wenn nicht die auffallende Erblichkeit eine Bemerkung erforderte. Sind die Anschauungen über die Heredität der Dp, wie sie zurzeit vielfach vertreten werden, richtig, handelt es sich bei ihr um eine dihybride rezessive Anomalie, dann muß man auch bei Frischhut, nicht nur bei seiner sonderbaren Frau, eine schizophrene Erbkomponente annehmen, auf deren Mitwirkung man die Entstehung des auffallenden Bildes zurückführen geneigt sein könnte. Man würde dann hier wiederum ein Zusammenwirken der verschiedensten Faktoren zu sehen haben. An Ähnliches kann man natürlich auch bei den anderen angeführten Kranken denken.

Nun scheint aber das Zusammentreffen von zirkulären Erkrankungen der Eltern ohne jeden auffallenden Zug mit schizophrenen bei Kindern nach meinen sonstigen Erfahrungen gar nicht selten zu sein. Gerade im Hinblick darauf meine ich, daß eine eingehende Betrachtung solcher Beobachtungen in größeren Reihen uns vielleicht auch Neues über die Erblichkeit der Dp lehren könnte, ohne daß ich mir hier irgendwelche Vermutungen erlauben möchte.

Noch an eine andere Erfahrung ist zu erinnern. Wir haben in unserem schizophrenen Material auffallend oft eine direkte Belastung durch Alkoholismus feststellen müssen. Ist man heute auch geneigt, den übertriebenen Alkoholgebrauch vorwiegend als ein Symptom zu betrachten, so sind doch über die keimschädigende Wirkung des Alkohols die Akten noch nicht geschlossen. Es ist zunächst keineswegs undenkbar, daß der Alkohol irgendeine Rolle, wenn auch bescheidene, bei der Entstehung der Dp spielt. Auch hierauf kann in diesem Zusammenhange nicht näher eingegangen werden; doch mußte in Anbetracht des Falles Frischhut die ganze Unsicherheit der Sachlage wenigstens berührt werden.

Zum Schluß will ich an die zahlreichen Beobachtungen Stoeckers erinnern, die allerdings wohl wegen der nicht hinreichenden Art der Erhebung der Katamnesen mit einer gewissen Vorsicht aufgenommen werden müssen. Vielfach sehen wir hier, wie die sonst klaren Bilder eine eigenartige Färbung annehmen und nur bei Kenntnis der Vorgeschichte eine richtige Beurteilung zulassen. So sei besonders an Stoeckers Fall 2 erinnert mit seinen unklaren Krankheitsbildern bald mehr deliranten, bald halluzinoseartigen Gepräges.[1])

Im Anschluß an die Erfahrungen beim Alkohol sei darauf hingewiesen, daß vielleicht auch der reichliche Gebrauch von Skopolamin geeignet erscheint, Krankheitsbilder im Sinne einer Dp zu färben. Bumke betont zwar, daß er Halluzinationen unter dem Einfluß des Mittels nie beobachtet habe, meint aber doch, besonders im Hinblick auf die Erfahrungen von Klinke, daß sie vereinzelt vorkommen können. Kurz nach Bumkes Bericht erschien die Veröffentlichung Vleutens über ein Delirium, das trotz aller Komplikationen mit einiger Wahrscheinlichkeit auf Skopolaminwirkungen hindeutet. Wir selbst haben vor wenigen Jahren eine Kranke beobachten können, bei der nach Gaben von Skopolamin in der gewöhnlichen Höhe stets etwa 2 Tage währende delirante Zustände auftraten. Von meinen 100 Kranken fanden sich bei 2 Erscheinungen, die auf Skopolamin bezogen wurden. So machte ein Kranker, der Trinker war, aber früher und später nie delirante Erscheinungen darbot, nach einer versehentlichen Gabe von Skopolamintropfen einen „einem Säuferdelir ähnlichen Zustand" durch. Eine Patientin reagierte stets sehr unangenehm auf das Mittel, meist mit zunehmender Erregung. Einmal geriet sie nach einer etwas größeren Gabe innerhalb einer sonst durchaus heiteren Manie in einen wilden ängstlichen Erregungszustand mit nachfolgender Amnesie. Gewisse Erfahrungen lassen uns schließen, daß ähnliche Zusammenhänge, zum mindesten Halluzinationen, nicht gerade zu den Seltenheiten gehören. Aber auch abgesehen von den Sinnestäuschungen dürften die Wirkungen des Mittels Ungewöhnliches in die Zustandsbilder hineintragen, so vor allem die scheußliche Austrocknung und die widerliche Geschmacksbelästigung, die von den Kranken oft im Sinne von Beeinträchtigungsideen ausgedeutet werden. Wiederholt habe ich den Eindruck gehabt, daß sonst ganz frische Bilder von Manien farbloser, eintöniger werden, vor allem in bezug auf den Bewegungsdrang, und daß die unter dem Einfluß des Mittels sich einstellende intellektuelle Schädigung die Ideenflucht durch Haften und alle möglichen Stereotypien belastet. Das ist ja, wie die seelische Wirkung kleiner Hyoscindosen aufweist, eigentlich selbstverständlich. Es würde sich lohnen, dieser Frage in eingehenden Versuchen nachzugehen und sie in Krankenberichten zu verfolgen.

8. Infektionen.

Auf die weitgehende Ähnlichkeit einer Reihe von „symptomatischen Psychosen" mit gewissen akuten katatonischen Zustandsbildern hat man wiederholt aufmerksam gemacht. Man wird so damit rechen, daß Infektionen u. U. eine Färbung zirkulärer Psychosen herbeiführen, und zu differentialdiagnostischen Schwierigkeiten Anlaß geben könnten.

---

[1]) Bei meinen schizophrenen Vergleichsfällen kam ein sehr starker Alkoholmißbrauch nie zur Beobachtung. Immerhin überschritt in 7 Fällen die Alkoholaufnahme das übliche Maß. Doch scheint in keinem Fall der Alkoholismus von nennenswertem Einfluß auf die Krankheitsbilder gewesen zu sein. Bei einem Kranken wurde vorübergehend von alkoholischen Sinnestäuschungen berichtet. Es dürfte sich hierbei aber um eigentliche schizophrene Krankheitszeichen gehandelt haben, die kurz darauf Anstaltsaufnahme nötig machten. Während der Anstaltsbeobachtung fand sich kein Hinweis auf alkoholische Störungen.

In Wirklichkeit dürften jedoch Infektionen für die Gestaltung man.-depr. Krankheitsbilder von erheblich geringerem Einfluß sein, als man im allgemeinen annimmt. Daß zirkuläre Anfälle durch Ansteckungen aller Art zur Auslösung kommen können, steht fest. Doch scheinen sie, auch wenn ein enger Zusammenhang mit der auslösenden Ursache besteht, nur außerordentlich selten eine Ausgestaltung im Sinne der Bonhoefferschen Prädilektionstypen zu erfahren. Ich habe jedenfalls bei der Durchsicht eines großen Materials von Krankengeschichten keinen Fall finden können, bei dem irgendein symptomatisches Zustandsbild in eine einwandfreie zirkuläre Phase übergegangen wäre. Eine Kranke, die zweimal bei Infektionen psychotisch wurde und beide Male über einen kurzdauernden „hypomanischen" Zustand hinweg gesundete, bot in Vorgeschichte, Persönlichkeit und Erblichkeit keinen Anhaltspunkt für die Annahme einer zirkulären Erkrankung. Auch die beiden von Saiz angeführten, hier in Frage kommenden Fälle scheinen mir nicht beweiskräftig. Rehm berichtet, er habe mehrfach delirante Zustände bei Kranken gesehen, die auch ohne Infektionen gleichartige Phasen durchmachten, so daß also auch seine Erfahrungen nichts beweisen. Mitunter scheinen bei schweren Infektionen Zustände von einfacher Benommenheit sich einzustellen, wie Saiz berichtet und auch wir an der Hand unseres Materials bestätigen können.

Auch im Ablauf begriffene Bilder des man.-depr. Irreseins scheinen bei Eintritt schwerer Infektionen ungemein selten eine „symptomatische" Färbung anzunehmen. Ich habe alle Kgen der zahlreichen, meist an akuten Infektionen, in der Klinik verstorbenen Manisch-depressiven (nahe an 100) durchgesehen und kaum je irgendeine Hindeutung darauf finden können, daß zum Schlusse Delirien, epileptiforme Erregungen, Amentiabilder sich entwickelt hätten. In der Diskussion Bonhoeffer-Specht über die Frage, ob sich die exogenen und die endogenen Schädigungstypen grundsätzlich voneinander trennen lassen, oder die exogenen Schädigungen lediglich einer Steigerung der auch bei den endogenen wirksamen Krankheitsursachen ihre Entstehung verdanken, sagt Bonhoeffer, es komme wohl gelegentlich einmal vor, daß echte Manien Zustandsbilder manischdissoziierter Verwirrtheit, auch traumhaft-dämmerzustandsartigen Charakters ohne nachweisbare exogene Schädigung entwickeln können, wobei aber immer der manische Charakter nachweisbar zu bleiben pflege. Wirklich schwere Delirien habe er nur dann beobachten können, wenn somatische Schädigungen hinzugetreten seien. Die außerordentliche Seltenheit der Steigerungen manischdepressiver Bilder zum Delirium acutum lasse an eine Kombination, vorläufig allerdings unbekannter Art, denken. Daraus geht hervor, daß Bonhoeffer unter dem Einfluß körperlicher Schädigungen Steigerungen der Erscheinungen bis zur „symptomatischen" Höhe gesehen haben muß; es läßt sich aber nicht ergründen, ob unter diesen Schädigungen auch Ansteckungen eine Rolle spielen. Mir erscheint die Frage im Hinblick auf die Kleistsche Anschauung von der „konstitutionellen symptomatischen Labilität" ungemein wesentlich, weil von anderen Autoren angenommen wird, daß die symptomatischen Psychosen überhaupt lediglich endogen präformiert seien und nur eigenartig gefärbte Zustandsbilder der üblichen endogenen Erkrankungen darstellten. Das ist freilich eine einzeln stehende Anschauung, wogegen die meisten anderen Forscher (Krisch, Ewald, Bonhoeffer usw.) bei aller Berücksichtigung des endogenen Momentes den exogenen Einflüssen doch die eigentliche ursächliche Bedeutung zuerkennen.

Die außerordentliche Seltenheit symptomatisch gefärbter Anfälle im Rahmen des mdI im Zusammenhang mit der Tatsache, daß auf der anderen Seite die zweifellos aus äußeren Ursachen hervorgehenden Psychosen ebenso selten den endogenen Reaktionsformen folgen, rechtfertigt wohl, ohne daß ich mich weiter auf die jetzt im Mittelpunkt des Interesses stehende Frage einlasse, die Darstellung des folgenden Falles:

Nathalie von Martinow, Senatspräsidentensgattin, geb. 1870. Vater an Paralyse gestorben, vorher nervös, doch gesund; starb, als Patientin 17 Jahre war.

Vorg. Immer ungewöhnlich, mußte stets alles gründlich wissen, grübeln, nach dem Grunde fragen. Sehr früh Ausbildung im Singen, Klavierspielen usw. Im Gymnasium erst schlecht, dann sehr gut gelernt; ins Konservatorium, als sie schon verheiratet war. Gab später Konzerte. Tanzte; viele Verehrer. VII. 94 Heirat. 95 Mann im Irrenhause gestorben; wahrscheinlich Paralyse. Nach Internierung des Mannes bei Verwandten, recht egoistisch. Von 99 Wechsel von manischen und depressiven Zeiten, die sich fast ununterbrochen aneinander anschlossen. Vorwiegend depressiv mit qualvollen Grübeleien, Gefühl innerer Leere, Depersonalisationserscheinungen. Sehr tief gehende Hemmung. Es kommt so weit, daß es ihr unmöglich wird, den einfachsten Gedanken zu Papier zu bringen. In den manischen Phasen Vielgeschäftigkeit, Reiselust, Unternehmungsdrang. Hat schon Konservatorium gegründet, um es dann einfach im Stich zu lassen. In der Manie sehr erotisch; Heiratsannoncen, anonyme Briefe, Rendezvous. Dann auch großsprecherich; philosophische Studien und dementsprechende hohle Gespräche. 1909 in eine deutsche Privatanstalt, hier vom 5. VI.—28. VIII. Viele hypochondrische Beschwerden; ziemlich nörgelig; unzufrieden; reizbar. Gab selbst an, daß ihre Depressionen immer begründet gewesen seien. Zunge zittert stark; einige Druckpunkte; beschreibt Migräneanfälle; ziemlich matt. Von Mitte VII. ab lebhafter, mehr heiter, doch noch häufiger Stimmungswechsel. Allmählich geschäftig. Sie beginnt Virchow-Briefe ins Russische zu übersetzen; alles geht jetzt leicht von der Hand; viele Wünsche; große Unzufriedenheit. Vom 28. VIII. 09—1. II. 10 in einer anderen Anstalt. Dort als in ihrem Denken und Gefühlsleben hochstehende Persönlichkeit geschildert; sensitive, gewissenhafte Künstlerin mit reichem Innenleben und Interessen. Zunächst leidlich gute Stimmung, dann allmählich wieder von Mitte Oktober ab Herabsinken der Stimmung; Hemmung; sehr geringe Teilnahme am Anstaltsleben; oft Tränen. Geht dann sehr schwer aus der Anstalt. Reist nach Paris, um sich dort mit Hypnose behandeln zu lassen. Wurde von Dr. B. hypnotisiert; Stimmung wurde aber von Sitzung zu Sitzung schlechter; Abbrechen der Kur. 2. III. 10 in die Klinik aufgenommen. Klein, sehr beleibt, watschelnder Gang, doppelseitige Hüftgelenksluxation. Auffallend schwache Patellarreflexe; Achillesreflexe fehlen. Waden sehr druckempfindlich; Lasègue positiv; sonst Nervensystem in Ordnung. Leidet schon seit Jahren an Ischias. Gesichtsfeld ohne Einengung. Sehr gedrückt, hypochondrisch; Krankheit sei hoffnungslos; wozu sie noch auf der Welt sei. Affekt scheint recht tiefgehend zu sein. Intellektuell intakt; oft nichtssagende, philosophische Termini. 6. III. Will nicht aus dem Bett; sei viel zu schwach. Immer viele Tränen; hinter dem Rücken des Arztes querulierend, unzufrieden mit der Anstalt. 10. III. Sehr labil; läßt sich gern schmeicheln. Seit gestern heftige Schmerzen im linken Arm, Temperatur 37,8; umschriebene Druckempfindlichkeit des linken Plexus brachialis. 13. III. „Rheumatismus" am ganzen Körper; schreit bei jeder Bewegung laut auf; Temp. zwischen 37 und 38. Soll bei letzten Reisen sehr viel Sekt getrunken haben; hatte bei der Aufnahme in Privatanstalt 2 Flaschen Kognak im Koffer. In der letzten Zeit sicher nichts mehr getrunken. 16. III. Temp. 38,5; immerfort rheumatische Schmerzen in allen Gliedern, schläft deshalb fast gar nicht; ständig Zustand rauschartiger Benommenheit mit schwerfälliger, literalataktischer Sprache, fast ganz aufgehobener Wortbildung. Weinerlich, querulierend. 20. III. auf dreimalige Chiningabe fieber- und schmerzfrei. Bei Weglassen des Chinins wieder Schmerzen und Fieber. Seit einigen Tagen eigentümliche phantastische Konfabulationen. Behauptet, als man sie auffordert, sich Blut abnehmen zu lassen, man habe verlangt, sie solle sich ein Stück aus dem Gehirn herausschneiden lassen. 30. III. seit einer Woche entfiebert;

noch geringe Druckempfindlichkeit, stark nur an den Waden; kann nicht stehen. Oft ganz verwirrt, bringt russische, deutsche, französische Worte durcheinander; faßt sehr schwer auf, gewöhnlich nur ein einziges Wort; ergänzt es zu einer phantastischen Bemerkung, die mit dem wirklich gefallenen gar keine Beziehung dem Sinne nach hat; perseveriert darüber stundenlang in Selbstgesprächen und der Umgebung gegenüber; Stimmung meist läppisch heiter. 2. IV. Halluziniert; sieht den Zaren auf ihrem Bett sitzen, Affen auf Möbeln herumspringen. Gestern stundenlang Wachtraum mit schrecklichen, plastischen Visionen. Vermummte Männer kamen, wollten sie töten; überreichte ihnen die tatsächlich nachts ausgerissenen Ohrringe als Lösegeld; sei von den Männern über den Korridor geführt worden, in den Krankensaal; alle hätten sie erschreckt angestarrt. Sah im Saal einen Sarg mit Blumen bedeckt; Männer wollten sie immer am Anschauen der Leiche verhindern. Während dieser Erzählung lebhafte Agitation; gestikuliert; spricht nach dem Fenster hin. Da ständen die Männer wieder; fleht sie um Gnade an, beruft sich auf das Hergeben der Ohrringe; entsetzt darüber, daß diese nicht antworten. 5. IV. Fast nie bei ungetrübtem Bewußtsein; hört Russen draußen reden, die herein verlangen und nicht herein gelassen werden. Sei schon über ein Jahr hier, will sich in Indien von Fakiren behandeln lassen; Teufel sitzt stundenlang auf der Bettdecke. Meist ängstlich, weint, queruliert; viel Psychogenes, keine Druckvisionen. 10. IV. Glaubt, sie liege im Sterben, will den Pfarrer; redet völlig verwirrt zu ihm. Nach dem Besuch zuerst heiter, schimpft später auf den Pfarrer. 12. IV. Hört deutlich den ganzen Tag den Pfarrer draußen sprechen, stürzt schließlich wütend aus dem Bett, ihm zu Hilfe zu kommen. 15. IV. Halluziniert; Sprache schwerfällig, unverständlich, stierer, dämmerartiger Ausdruck, nicht zu fixieren, läßt alles fallen. 16. IV. Schreit abends laut auf, zittert, verläßt immerfort das Bett, kriecht suchend auf dem Boden herum, erkennt Arzt nicht. Telephoniert russisch. 17. IV. Gleiche delirante Verfassung; spricht immerfort schwerfällig vor sich hin, lacht und weint abwechselnd, offenbar völlig desorientiert, erkennt nicht einmal die Freundin. 19. IV. weiter delirant; auf Tüchern gespannt im Bad, da sie nicht im Bett bleibt und zu schwach zum Gehen ist. Abgerissene, unzusammenhängende Antworten. Im folgenden Verlauf zunehmende Herzschwäche. Tod 24. IV.

Sektion ergibt als Todesursache fulminante Lungenembolie, ausgehend von marantischer Thrombose der parametralen Venengeflechte. Chronische Cholecystitis und Cholelithiasis, hochgradige Degeneration der Parenchyme, besonders des Herzens. Im Gehirn keine Anzeichen für Paralyse und Lues, auch mikroskopisch nicht.

Eine Verwechslung des Zustandsbildes mit einem katatonischen war bei Berücksichtigung der Entstehung und der Abhängigkeit von dem körperlichen Krankheitsvorgang und der sehr schweren Bewußtseinstrübung wohl nicht möglich.

Daß die vorangehende Krankheit eine manisch-depressive war, geht aus der Vorgeschichte, den in der Anstalt beobachteten Zustandsbildern und der Persönlichkeit der Kranken wohl mit genügender Sicherheit hervor. Über die erblichen Beziehungen ist leider zu wenig bekannt. Es scheint aber, daß die Kranke von den manisch-depressiven Erscheinungen unabhängige, starke psychopathische Züge dargeboten hat. Auf dem Boden einer leichten, nörgelnden Melancholie erhebt sich im 40. Lebensjahr der Patientin, 12 Jahre nach dem Beginn der Psychose, ein Zustandsbild, das deutliche exogene Zeichen aufweist. Daneben spielen anscheinend psychogene Züge eine gewisse Rolle. Um was es sich gehandelt hat, ist nicht zu entscheiden. Es dürfte eine Polyneuritis vorgelegen haben. Ob dabei die alkoholische Genese, auf die seinerzeit in der Klinik großer Wert gelegt wurde, überhaupt in Frage kommt, muß dahingestellt bleiben; die wesentliche Bedeutung hat sie wohl kaum.

Bemerkenswert ist, daß der einzige zu Frau Martinow in Parallele stehende Fall Bornsteins auch im Zusammenhang mit einer Polyneuritis ein symptomatisches Zustandsbild entwickelte.

Mit diesem Aufsuchen exogener Zustandsbilder im Ablaufe manisch-depressiver Erkrankungen wird die Frage der symptomatischen Psychosen von einer ganz anderen Seite her beleuchtet, als dies gewöhnlich geschieht. Unsere Erfahrungen lassen darauf schließen, daß für das mdI und die Neigung zu symptomatischen Psychosen keine engeren Beziehungen bestehen. Für die Dp scheint sich das anders zu verhalten. Doch ist gerade hier eine Entscheidung sehr schwer möglich. Wie symptomatische Psychosen unter reichlichen katatonen Zügen verlaufen können, so kann sich auch einmal die Schizophrenie, unabhängig von äußeren Ursachen, unter dem Bilde einer symptomatischen Psychose darstellen, so daß häufig eine Differentialdiagnose überhaupt unmöglich ist.

Nicht selten dürfte die Beeinflussung zirkulärer, wie übrigens auch schizophrener, Psychosen durch körperliche Erkrankungen im Sinne einer Besserung sein, wie aus der sorgfältigen Zusammenstellung von Pilcz hervorgeht. Hier scheinen mir ganz ähnliche Verhältnisse zu bestehen, wie sie von pädiatrischer Seite für die Krampfanfälle nachgewiesen werden konnten. Schädigungen, die erfahrungsgemäß bei Kindern Krampfanfälle, seien es nun Gelegenheits- oder wirkliche Begleitkrämpfe, vorwiegend aber die ersteren, hervorzurufen vermögen, gehen an genuinen Epileptikern und latent Spasmophilen meist ohne jeden Eindruck vorbei, wirken auf jeden Fall äußerst selten anfallssteigernd, während sie vielfach sogar einen günstigen Einfluß auszuüben scheinen.

Der augenblickliche Stand der ganzen Frage hat mich veranlaßt, unsere Beobachtung und die abgerissenen Bemerkungen, die kaum unmittelbar zum Thema gehören, zu geben. Zur Klärung der Sachlage werden sie wenig beitragen; sie können aber doch anregend wirken insofern, als sie nahelegen, neben der Sammelforschung symptomatischer Psychosen und der systematischen Inangriffnahme vom Standpunkt des Erblichkeitsforschers aus auch an einem großen Material Zirkulärer, wie es sich in Anstalten findet, den Einfluß der Ansteckungen und überhaupt der äußeren Schädigungen zu studieren. Sollte es sich wirklich herausstellen, daß zirkuläre Krankheitsbilder unter dem Einfluß äußerer Schädigungen sehr selten eine symptomatische Färbung annehmen, wie es nach unseren Erfahrungen scheinen will, während schizophrene Krankheiten sich anders verhalten, so würde dem eine große Bedeutung auch für die Abgrenzung des mdI von der Dp zukommen. Es ist aber schon hier daran zu erinnern, daß allem Anschein nach das mdI von sich aus Zustandsbilder hervorbringen kann, die symptomatischen Psychosen ähnlich sehen.

9. Wochenbett.

Ich schließe hier einige kurze Bemerkungen über die Puerperalpsychosen an, weil ja gerade im Wochenbett neben den verwickelten endokrinen Umstimmungen eine große Reihe von weiteren, exogenen Momenten in Frage kommt, die geeignet sein könnten, etwa entstehenden manisch-depressiven Phasen ein eigenartiges Gepräge zu geben. In der Tat führt Krafft-Ebing an, daß die Mania puerperalis neben anderen Eigentümlichkeiten sich auszeichne durch das primäre Auftreten von Sinnestäuschungen und deren Vorwiegen im Krankheitsbilde. Es handle sich im allgemeinen um schwere Formen von Tobsucht mit erheblicher Bewußtseinstrübung. Für die Melancholia puerperalis nennt er als eigenartig die tiefere Bewußtseinsstörung und die demente Färbung. Auch hier sollen Halluzinationen sich häufig einstellen. Überblickt man die neueren Veröffentlichungen über Psychosen im Puerperium (Aschaffenburg, Mayer, Jolly, Runge, Anton) so finden sich ab und zu wohl Hinweise darauf, daß die Melancholie besonders schwer verlaufe; im allgemeinen aber scheinen die Krankheitsbilder den typischen zu gleichen. Auffallend ist jedoch der allenthalben vermerkte hohe Prozentsatz von Amentiafällen, von denen einige anscheinend doch zum mdI gehören, wenn sich freilich auch aus den meist kurzen Nachrichten sichere Schlüsse nicht ziehen lassen. Die Mitteilungen von Saiz: unter sieben Fällen von einfacher Manie im Wochenbett einmal Entwicklung einer Mania gravis; bei zwei anderen Fällen Beginn der Erkrankung unter dem Bilde einer „ideenflüchtigen Varietät der akuten Paranoia" unter Weiterentwicklung im Sinne der Hypomanie, könnten dafür sprechen, daß öfters atypische Anfälle vorkommen. Auch Aschaffenburg betont, daß sich ab und zu bei den Manien eine ziemlich hochgradige Verwirrtheit gezeigt habe, die ohne Anamnese wohl hätte an Amentia denken lassen. Es kämen aber auch sonst beim mdI derartige Zustände vor, so daß es nicht berechtigt sei, die Abweichung mit dem Puerperium in Zusammenhang zu bringen. Diese Begründung ist nicht stichhaltig. Sollte es sich nämlich herausstellen, daß häufig bei Frauen, die sonst unter typischen Bildern erkranken, gerade im Wochenbett die Psychosen unter Amentiaformen verlaufen, so müßte man darin doch den Beweis eines Zusammenhanges erblicken.

Befragen wir darüber unser Material, so finden wir viermal Psychosen im frühen Wochenbett auftreten, übrigens recht selten im Hinblick auf die mehrfache Behauptung, daß das Puerperium besonders oft zu Erkrankungen an mdI führe. Auffälligerweise zeigen alle abweichende Bilder, drei sogar Psychosen, die man wohl Amentia nennen kann. Jedoch stellt sich heraus, daß diese drei Frauen auch sonst noch, ohne jeden Zusammenhang mit dem Wochenbett, später oder früher an Psychosen gelitten haben, die von denen im Puerperium nicht zu unterscheiden sind. Danach kann also mit größter Wahrscheinlichkeit ein Zusammenhang der ungewöhnlichen Bilder mit dem Wochenbett, wenigstens für diese Beobachtungen, abgelehnt werden. Auf zwei von diesen Fällen werden wir unten noch näher einzugehen haben. In der vierten Beobachtung zeigt sich, daß die kurz nach der Geburt ausbrechende Erkrankung sich ziemlich weitgehend von den zahlreichen späteren Anfällen unterscheidet. Ich will auf diese Kranke kurz eingehen.

Lotter, Josefine, 2. XII. 72, Arztensfrau, israel. Hered. Tante v. abnorm, deren Tochter in der Klinik als man-depr.

Vorg. Nicht auffällig, Töchterschulbildung. 91 Ehe. 3 Partus. Im Beginn der letzten Gravidität melancholische Verstimmung, die 4 Wochen vor der Entbindung schwand. Nach der Frühgeburt erregt, fortdauerndes Sprechen, doch vielfach noch logisch. Rasche Zunahme der Erregung.

I. Aufn., K. 5. XII. 97—28. III. 98. 6. XII. Ruhig; war unrein; verweigerte die Benutzung des Nachtstuhls, weil sie Prinzessin sei; verlangt silbernen Nachtstuhl; entkleidet sich, „weil die Kleider zu schlecht sind", verlangt Schokolade anstatt Kaffee. Bei der Visite freundlich, heiter, gesprächig; sie sei eine Prinzessin gewesen; man habe sie aber hypnotisiert und nun sei sie ein Wickelkind. Ihr Mann habe sie heute nacht hierher gebracht; sie kenne ihn aber nicht. Habe heute nacht Hochzeit gefeiert mit ihm; da er aber gesehen habe, daß er ein Wickelkind geheiratet habe, habe er sie verkauft, und jetzt sei sie hier in der I.A. nachdem sie zunächst gemeint, sie sei im Schloß zu X. Sprach dann von ihrer Brautnacht im Residenzschloß in M. mit dem König Ludwig; dieser sei in den Starnberger See hineinhypnotisiert worden. Sie gehöre in den Mond. Will heute nacht allerhand Menschen in ihrem Zimmer gesehen haben, große und kleine Narren, Bauern, Kinder und dergleichen. Ihr ganzer Kopf sei verlaust, ihr Körper verbissen wie von Flöhen. Ißt schlecht; schlief z. T. 9. XII. Ruhiger, klarer; immer noch mäßig verworren und ideenflüchtig; heiter; übermütig; fühlt sich wohl. Redselig. Wie lange hier, weiß sie nicht, „ich glaube schon 7 J.", später bringt sie nach einigem Besinnen heraus, daß es nur einige Tage sein könne. Weiß Monat, meint aber, ihr Geburtstag sei; dann der Weihnachtsabend. Will nicht geboren haben. Meint bald, in I.A., bald, in Wasserheilanstalt zu sein. Die letzte Nacht habe nur eine Stunde gedauert; sie habe ein fortwährendes Rollen gehört, sei mit einer elektrischen Eisenbahn gefahren, in Ägypten gewesen als Königstochter, dann wieder im Münchener Königsschlosse; sei seziert und durch Elektrizität wieder zum Leben geweckt worden. Langeweile; zertrennt Bettjacke; entkleidet sich gern; läßt Urin öfter unter sich; es sei im Traum geschehen. Nachmittags, sei nicht in K., sondern in einem beweglichen amerikanischen Hotel; entweder zu Schiff oder in der Eisenbahn; müsse erst auf das Verdeck hinauf, um sich zu orientieren. Man habe Halbtötungen mit ihr vorgenommen. Ißt besser. 12. XII. Noch immer leicht benommen; scheint auch manchmal zu halluzinieren, wenigstens nachts. Hat eigentümliche Empfindungen, die sie in phantastischer Weise deutet, macht nachts große Reisen im elektrischen Schnelldampfer; sei auf dem Rigi, in Chikago gewesen, habe große Feste und Aufzüge gesehen; spricht von König, Bräutigam, dann vom Mann. Arzt habe sie in die Anstalt geholt; sie habe ihn sprechen hören. Ideenflüchtig. Macht sich über Ärzte, zeitweise auch anscheinend über sich selbst lustig. Allerlei Wünsche, manchmal sexuell erregt. 20. XII. Ganz manisch. Spricht oft von ihren illusionären Erlebnissen bei der Verbringung in die Anstalt, wie sie meinte, bald in einem Königsschloß, bald in einem Stall zu sein, wie das Volk sich vor ihr verneigte. Dann geht es typisch manisch weiter, immer mit einem gewissen läppischen Zug. Sie wird allmählich Ende II. ruhiger und offenbar noch nicht ganz genesen entlassen.

Nach der Entlassung noch über der Linie, wird sie bald leicht depressiv, allmählich nach einer vorübergehenden Besserung weiter verstimmt und kommt mit einer typischen, mäßig schweren Melancholie in die Anstalt zurück, wegen deren sie vom 2. VII.—2. IX. 98 bleibt.

III. Aufn., 26. II.—17. V. 03. Kommt klassisch manisch an, beschreibt sehr schön ihre Ideenflucht: Gedanken schwirren im Kopf; sie empfindet förmlich den Drang, das unterste zu oberst zu kehren, alles durcheinander zu mischen, Vergangenheit und Jetztzeit, rechts und links, erste Liebe, letzte Liebe, Kind und Backfisch, Braut, Mutter und Gattin, närrisch und gescheit, Himmel und Hölle, übers Bett, unters Bett, Juden, Christen, Doktoren, Freimaurer, Sozialdemokraten usw. Zeitweise kurz melancholisch. Schlafe schlecht, habe Hall., sehe Geist ihrer verstorbenen Mutter vorbei fliegen, fühle sich von rückwärts angeblasen, auch direkt berührt. Ob dem Arzt jemals eine so interessante Kranke vorgekommen sei. 4. III. Zunehmend verworren, isoliert, verkehrt, wollte unters Bett kriechen; lag heute morgen halb entblößt mit geschlossenen Augen und offenem Haar im Bett, machte den Eindruck, als ob sie halluziniere. 7. III. Habe die Manie im Sinne Griesingers, witzelt. Dann weiter ganz manisch; „Gedankenstörung nach allen Windrichtungen". Nicht ganz genesen entlassen.

IV. Aufn., Klinik M., dann K., 18. VI.—25. XI. 08. Typische Manie, aber längst nicht mehr so farbenprächtig, wie bei den früheren Aufnahmen. In der vorangegangenen ZZ fast alljährlich leichtere Anfälle; aber auch ganz gesunde Zeiten. In dem nun folgenden Lebensabschnitt bald depressiv bis V. 09, dann leicht hypomanisch bis XII. 09, dann depressiv bis V. 10, dann normal bis XI. 10.

V. Aufn., Klinik M. 18. XI.—28. XII. 10. Wieder typisch manisch.

Pat. ist später 1912 für 3 Monate, 1914 für 3 Monate in der Klinik gewesen, jedesmal manisch, ohne alle Besonderheiten; in den ZZ war sie einmal depressiv, erkrankte auch 1915 noch einmal depressiv, war aber nur 2 Monate krank und nicht anstaltsbedürftig. Seitdem keine ernsten Schwankungen mehr. V. 16 machte sie eine Myomoperation ohne Rückfall durch.

Jetzt ist sie gesund.

Es ist wohl nicht zu leugnen, daß die Erkrankung im Wochenbett eine Reihe von Besonderheiten darbietet. Sie macht mit ihren phantastischen zusammenhängenden kombinierten Sinnestäuschungen und traumhaften Erlebnissen zeitweise einen ganz deliranten Eindruck. Die ganze Psychose ist dabei recht läppisch gefärbt. Hierdurch und von den unsinnigen, verschrobenen Ideen, die zum Teil bei völliger Besonnenheit vorgebracht werden, wird jedoch die manische Wesenheit der Erkrankung nicht verdeckt, so daß man wohl kaum an eine Schizophrenie denken konnte.

Gegenüber einem etwaigen Versuch, die Schwere der Erkrankung mit dem Puerperium in Zusammenhang zu bringen, ist auf die weitere Entwicklung der Erkrankung hinzuweisen. Von Mal zu Mal nämlich verlieren die Bilder an Reichhaltigkeit und Lebendigkeit des psychopathologischen Geschehens; die Psychosen werden immer ärmlicher und zeichnen sich später geradezu dadurch aus, daß sie die Grundstörungen des mdI allein ohne Beiwerk zur Schau tragen. Wie vielfach, so liegt es auch hier im Zuge der Krankheit, daß sie anfangs zu den buntesten Bildern führt, um später immer mehr zu verblassen.

Wir haben auch im übrigen beim Überblick über eine große Zahl der in der Literatur niedergelegten, als sicher erscheinenden Fälle von mdI, bei denen einmal eine Erkrankung im Puerperium ausbrach (Fälle bei Karrer, Sioli, Ritti, Mordret) keine Anhaltspunkte dafür finden können, daß dem Wochenbett ein sichtlicher Einfluß auf die Schwere der Erscheinungen zukomme. Um sicher zu gehen, müßte man ein großes unausgelesenes Material verarbeiten.

Übrigens ließen sich auch in den Erkrankungen der sechs Fälle von Dp meines Materials, die im frühen Wochenbett ausbrachen, besondere Züge nicht finden.

10. Imbezillität.

Neun von meinen 100 Kranken standen intellektuell auf der Stufe der Debilität oder Imbezillität. Von ihnen wurden 4 vorübergehend als Dp diagnostiziert und noch bei einem weiteren Kranken wurde diese Diagnose mehrfach ernstlich in Frage gezogen. Zu den Debilen gehört einer der oben beschriebenen jüdischen Kranken. Der Umstand ferner, daß 3 von den hier in Betracht kommenden Fällen zeitweise starken Alkoholmißbrauch trieben, verkleinert die Zahl der reinen Beobachtungen beträchtlich. Doch waren zwei von den alkoholsüchtigen Kranken so lange Zeit in der Anstalt interniert, daß man wenigstens lange, vom Alkohol sicher nicht beeinflußte Krankheitsstrecken für die Bearbeitung heranziehen kann.

Ein Überblick über die verbleibenden Fälle ergibt zunächst die auffällige Tatsache, daß 4 von ihnen nur manische Krankheitszustände dargeboten haben und bei zwei weiteren melancholische Krankheitserscheinungen nur in recht geringer Ausprägung vorkamen. In allen Krankheitsgeschichten wird der läppische Zug der Bilder hervorgehoben, ferner der schwachsinnige, z. T. faselige Charakter der zutage tretenden Wahnideen. Auffällig häufig sind auch hypochondrische Klagen (4 Fälle). In der Erregung tritt rasch eine starke Verworrenheit ein, in der Melancholie, soweit sich aus unseren wenigen Fällen schließen läßt, ein auffällig schwerer Grad von Denkhemmung. Zweimal erscheint das Bewußtsein dabei tief getrübt. Dabei ist die melancholische Verstimmung nicht

sehr tief, sondern macht eher einen stumpfen Eindruck. Ungewöhnlich häufig
sind ferner Stuporformen, allerdings oft ganz vorübergehender Natur, in zwei
Fällen allem Anschein nach durch Affekte bedingt. Auf der anderen Seite wurden sechsmal Erregungen beobachtet, die nicht durch ihre Dauer, wohl aber
durch das Ausmaß und z. T. auch die Einförmigkeit des Bewegungsdrangs sich
vor sonstigen manischen Erkrankungen auszeichnen. Bei einem Kranken, jenem,
der immer wieder diagnostische Schwierigkeiten machte, nahmen sie mehrfach
den Charakter katatonischer Erregungen an. Er grimassierte, machte rhythmische Bewegungen, bellte, nahm Stellungen ein und war dabei tief verworren.
Die letzte Erkrankung des Mannes, die hier beobachtet wurde, trug aber ein ganz
manisches Gepräge. Auch Halluzinationen scheinen bei Schwachsinnigen etwas
häufiger vorzukommen als bei Normalen.

Die Zusammenfassung aus meiner sehr kleinen Zahl von Beobachtungen ist
naturgemäß nicht von weittragender Bedeutung. Doch werden unsere Erfahrungen durch die Mitteilungen der Literatur bestätigt. So spricht Kraepelin
von einer verwaschenen Ausbildung der Krankheitserscheinungen, während
Hoche für die periodisch Manischen auf das läppisch-alberne Benehmen und
einen gewissen elementaren Charakter des motorischen Dranges hinweist. Weiterhin sind nach Ziehen in der Melancholie die Wahnvorstellungen auffallend un-
bestimmt und inhaltsarm, die Angst weinerlich. In der Manie habe die Heiterkeit etwas Albernes; die Ideenflucht sei äußerst monoton; selbst die Agitation
bekomme einen etwas stereotypen Charakter. Auch ein Überblick über die in
der letzten Zeit veröffentlichten Krankengeschichten (Luther, Wasner)
spricht im Sinne unserer eigenen Erfahrungen. Nach Wasners Mitteilungen
scheint mir die starke äußere Beeinflußbarkeit hervorzuheben. Auch tiefe
Stuporformen wurden von anderen Beobachtern in ganz sicheren Fällen,
zu denen m. E. auch Wasners, von ihm als Schizophrenien angesehene, Fälle
1 und 2 gerechnet werden dürfen, wiederholt gefunden.

In Anbetracht dieser Besonderheiten wird man verstehen können, worauf
Wilmanns gelegentlich hinweist, daß häufig auf Grund dieser Erscheinungen
Mißdeutungen der Krankheitsbilder im Sinne der Dp vorkommen. Auch unsere
eigenen Erfahrungen sprechen dafür.

Im folgenden will ich einen unserer Kranken etwas ausführlicher be-
schreiben.

Huber, Josef, geb. 4. XI. 70, Taglöhner. Hered.: Vater Trinker; schlug die Mutter; war
jähzornig. Mutter vom 42. Lebensjahre an periodisch geisteskrank; zunächst außerordentlich heftige akute Verwirrtheitszustände, die allmählich die Form manischer Erregungen
annahmen; Ausgang in ein chronisch hypomanisches Bild mit exzessivem Sammeltrieb;
zum Schluß sexuelle Beeinträchtigungsideen. Tod an Apoplexie mit mehr als 70 Jahren.

Pat. von Jugend auf schwachsinnig; durch Leichtsinn und Faulheit aufgefallen; lernte
nichts, blieb zweimal sitzen; wurde Taglöhner; wegen Landstreicherei und Diebstahl
wiederholt vorbestraft; als unsicherer Heerespflichtiger eingezogen, bald entlassen. Trank
außerordentlich viel, bis zu 24 Maß am Tage. 98 im Krankenhause: sehr gehoben; ko-
mische Schlagfertigkeit; heiter; sei mächtiger als Gott; Vater sei Gott, Mutter Mutter
Gottes; hat Teufeln den Krieg erklärt; die Zelle sei ein großes Reich; reizbar. Bei Fragen
zur Vorgeschichte ausweichend. Motorisch erregt, laut; zerstört, zerreißt; dabei sehr lenksam. Schlaflos. Nach der Anstalt gebracht, wird er als manisch geschildert, dabei lebhaftes Grimassieren erwähnt. Vorübergehend behauptet er, nachts Teufel und Hexen gesehen zu haben. Bald ruhiger; treibt aber noch viel Allotria. Nach 5 Monaten ist er im

Gleichgewicht, einsichtig, fleißig, sehr brauchbar, neigt aber doch zu allen möglichen tollen Streichen. Erst im April 1900 wird er entlassen.

1901—1902 befindet er sich wieder in der Anstalt und zeigt dabei kurzdauernde nur Stunden oder Tage während Erregungszustände, die offenbar aus äußeren Anlässen kommen; er ist dann sehr wüst, aggressiv, zertrümmert Scheiben, zieht sich nackt aus, schreit. Von Juni 1903 bis August 1906 von neuem in der Anstalt. Kommt in heftigster Erregung, die offenbar über das Maß der bisherigen weit hinausgeht. Er hat in der Zwischenzeit außerordentlich viel getrunken. Im weiteren Verlauf ist er immer kindisch heiter, doch meist sehr eifrig und brauchbar. Dabei leichte Schwankungen; nie mehr eine tolle Erregung. Mitte VIII. 06 entwichen, wird er einen Tag darauf angetrunken in die Klinik gebracht; redet allerlei Unsinn. Hat draußen Zechprellerei begangen; sein Bier solle der Staat bezahlen, für den er arbeiten müsse. Struma. Sehr redselig, laut; konfuse Reden; grimassiert; beschränkt; euphorisch. Sei nicht krank, überall zu brauchen. Beim Tod des Vaters habe er die Erscheinung des Herrgotts gehabt. Sei Gottes Sohn. 98 im Krankenhaus habe er ein schwarzes Mannerl gesehen; Muttergottes und deren Kind, die sagten, er solle das Beichten nicht vergessen. Der Teufel sei gekommen und habe mit ihm angebandelt. Der Teufel und der Herrgott seien noch oft erschienen; Gott habe gesagt, Sodom und Gomorrha seien untergegangen; wenn er komme, dann steige es wieder herauf. „Ich bin Zimmermannssohn, kein anderer ist da. Wenn ich nicht bin, ist alles verloren." Er will nach Gottes Wunsch in der Wüste Sahara eine Kirche bauen und selbst weihen. Im weiteren Verlauf ruhig im Bett; pathetisch; Predigerton; sagt einmal, er könne die Welt erlösen als Zimmermannssohn; bringt alles bei zurückgebeugter Haltung in singendem Tonfall vor. Droht hie und da einmal mit den Armen. Nach zwei Tagen schon wieder nach der Anstalt zurückgebracht. Hier ist er gleich ganz manisch, bringt zunächst noch dieselben Ideen vor, wird dann vorübergehend heftiger erregt. Anfangs 07 in eine Außenkolonie der Anstalt versetzt, ist er da immer ruhig, fleißig, zum Witzeln geneigt, nicht weiter auffällig. 1911 entweicht er wieder in einer beginnenden manischen Erregung, kommt sehr bald nach der Anstalt zurück, wo die Erregung rasch abklingt. V. 14 ist er wieder zwei Monate manisch, endlich setzt VII. 20 eine neue typische manische Erregung ein, in der der Pat. bei genauer Beobachtung keinerlei Absonderlichkeiten zeigte. Bei der eigenen Untersuchung bot der Kranke, abgesehen von seinem deutlichen Schwachsinn, nichts Unnatürliches; nichts, was im Sinne einer Dp auffällig gewesen wäre. Während seiner Erregung schrieb er dem Ref. einen typisch manischen Brief.

Der Kranke, der nun über 22 Jahre fast dauernd unter ärztlicher Beobachtung steht, hat eine große Reihe teils leichterer, teils schwerer Erregungen durchgemacht, die aber zu keinerlei Defekten, keiner irgendwie faßbaren Abschwächung und Veränderung seiner Persönlichkeit geführt haben. Bei seinen konfusen, schwachsinnigen Wahnideen, seinem Grimassieren, seinem pathetischen Verhalten und nicht weiter ausgesprochenen Affekt könnte man bei Fehlen jeglicher Vorgeschichte kaum an etwas anderes denken, als an einen Verblödungsprozeß. Daß diese Annahme nicht stimmt, geht aus dem weiteren Verlauf mit Sicherheit hervor. Es ist möglich, daß Huber, der früher sehr viel getrunken hat, unter Alkoholeinfluß vorübergehend wieder halluziniert hat, wie er das früher, offenbar im Zusammenhang mit seinem starken Trinken, schon getan hat. Im übrigen findet man recht häufig gerade von periodisch Manischen, die nicht selten minderbegabt zu sein scheinen, beim Ausbruch der Erregung Nachrichten über allerhand flüchtige Sinnestäuschungen und Wahnbildungen meist ganz dürftigen Inhalts, die mit weiterem Ansteigen der Erregung rasch zurücktreten. Ich möchte nicht entscheiden, wie man sich im vorliegenden Fall die ungewöhnlichen Krankheitserscheinungen erklären soll, da die objektiven Unterlagen dazu nicht ausreichen. Auffällig ist auch hier wieder, daß der Kranke seine schwerste Erregung dargeboten hat, als er, schon manisch, sehr stark trank. Der Bewegungsdrang scheint dabei nach der Kg ein ganz elementarer gewesen zu sein. Naturgemäß ist in Betracht zu ziehen, daß hier Schwachsinn und Alkohol in ihren Wirkungen kaum voneinander getrennt werden können.

Schließlich möchte ich noch kurz auf einen anderen Kranken eingehen, um auch die anscheinend bei den Schwachsinnigen bestehende Neigung zu Stuporzuständen zu beleuchten. So wird von einem jetzt 52 Jahre alten Kranken, der zweimal später wegen einwandfreier Manien in der Klinik war und nun, seit 8 Jahren wieder gesund, einen Vertrauensposten bekleidet, folgendes berichtet:

Der geistig beschränkte Mann wird im Alter von 22 Jahren erstmals in eine Anstalt gebracht, nachdem er kurz zuvor Verfolgungsideen geäußert hatte: ganz stuporös. Muß katheterisiert werden. Alle Bewegungen ungemein träge. Deutliche Flexibilitas. Läßt alles unter sich.

Mutistisch, oder nur leise Antworten. Kann Geburtstag nicht nennen. Völlig ausdrucksloses Gesicht, leerer Blick, offener Mund, schlaff herabfallende Glieder. Bleibt nach einigen Schritten regungslos stehen. Ißt sehr schlecht. Extremitäten kühl, zyanotisch. Pupillen auffallend weit. Sitzt immer auf dem gleichen Fleck, regungslos. Bemüht sich, Aufforderungen nachzukommen. Der Stupor dauert 3 Monate; erst gegen Ende kommt ein ängstlicher Affekt zum Vorschein. — Anschließend rasch ansteigende Manie.

Nach Abklingen der späteren Manien zeigte der Kranke jeweils für kurze Zeit Zustände tiefer Hemmung, ohne daß es zu eigentlichem Stupor kam.

Aus den Angaben über Erblichkeit läßt sich Sicheres nicht entnehmen, vor allem auch kein Anhaltspunkt für Schizophrenie.

Ob wirklich ein Zusammenhang zwischen dem Schwachsinn und der Neigung zu Stuporzuständen im Rahmen zirkulärer Psychosen besteht, läßt sich nach unserem kleinen Material natürlich nicht entscheiden. Die Möglichkeit ist aber angesichts unserer eigenen und der fremden Beobachtungen nicht von der Hand zu weisen. Darüber, wie man sich diesen Zusammenhang zu denken hätte, sind kaum Vermutungen möglich. Wir wissen ja noch kaum etwas Sicheres darüber, wie, abgesehen von grob organischen Schädigungen, angeborene Schwachsinnsformen zustande kommen, wissen vor allem noch nichts von näheren hereditären Beziehungen. Eine Klärung dieser Fragen wird vielleicht auch Licht auf die beobachteten abwegigen Erscheinungen werfen, soweit diese nicht ohne weiteres aus dem schwachsinnigen Verhalten der Kranken erklärbar sind.

11. Hysterie.

Bleuler schreibt in seinem Lehrbuch, daß alles, was sonst als hysterische Manie oder Melancholie bezeichnet werde, seiner Meinung nach zu den Schizophrenien gehöre. Die wenigen Male, die er geglaubt habe, von dieser Regel abgehen zu können, habe er eine falsche Diagnose gemacht. Doch gibt er an anderer Stelle an, daß mitunter einige hysterische Symptome bei zirkulären Anfällen vorkommen, besonders wenn sie auch in den Zwischenzeiten da seien. Ausgesprochene und hartnäckige, aber vereinzelte hysterische Symptome jedoch deuten nach seiner Meinung mit Wahrscheinlichkeit auf eine Kombination mit organischer oder schizophrener Krankheit hin. Während sich Bleuler in der Ablehnung der hysterischen Melancholie und Manie wohl mit vielen Autoren im Einklang finden dürfte, wogegen nur einzelne, vor allem mit Nachdruck Specht, an einer eigenartigen Form, der Hysteromelancholie, festhalten, dürfte man wohl kaum seiner Erfahrung beitreten, daß alle stark hysterisch gefärbten Formen den Schizophrenien zuzuteilen seien. Unter meinen 100 Kranken finden sich jedenfalls 3, für die Bleulers Annahme sicher nicht zutrifft. Darin werden alle Autoren einig sein, daß einzelne hysterische Symptome beim mdI häufig sind. Kraepelin nennt 13—14% bei Männern, 22% bei Frauen und führt eine große Reihe von Einzelstörungen auf. Wir finden etwa 20% bei den weiblichen, 10% bei den männlichen Kranken, darunter dreimal ausgesprochene Dämmerzustände. Die Frage, ob diese Symptome eine andere Genese haben, als sonst hysterische, ist hier an sich belanglos. Ich möchte jedoch Rehms Mitteilung, daß Kranke, die außerhalb der Psychose niemals hysterische Erscheinungen darbieten, zirkuläre Anfälle mit reichlichem hysterischem Beiwerk durchmachen können, und umgekehrt, aus meinem Material bestätigen. Mit aller Vorsicht könnte man daraus schließen, daß vom mdI einmal auch unabhängig von der Konstitution Bedingungen für das Auftreten hysterischer Störungen neu geschaffen werden.

Ich möchte hier kurz einfügen, daß unter meinen schizophrenen Vergleichsfällen etwa 14% der Frauen und 9% der Männer hysterische Erscheinungen darboten, meist flüchtiger Natur und ganz überwiegend nur in früher Jugend. Im späteren Leben treten die Störungen ganz zurück, während die Zirkulären zwar auch in der Jugend besonders dazu neigen, aber doch in mehr als der Hälfte der Fälle auch im mittleren und selbst späten Alter diese Erscheinungen beibehalten. Natürlich kann man aus meinem kleinen Material keine weitergehenden Schlüsse ziehen.

Unter unseren bisher genannten Fällen haben wir einen gefunden, der hysterische Beimengungen zeigte, Frau Poege, bei welcher übrigens in der Vorgeschichte und in den konstitutionellen Ursprüngen nichts auf Hysterisches hindeutet. Zu diagnostischen Zweifeln gaben hier die Erscheinungen keinen Anlaß. Abgesehen von den unten näher zu beschreibenden Fällen wurde auch sonst bei meinen Kranken kaum je eine unklare Lage geschaffen, wenn auch im übrigen mitunter mit hysterischen Zügen einhergehende melancholische und manische Psychosen differential-diagnostische Schwierigkeiten gegenüber der Dp machen.

Augenblicklich haben wir zwei derartige Frauen auf der Abteilung, von denen die eine in mehreren Anstalten der Schweiz als Schizophrenie diagnostiziert worden ist, die andere ohne Besinnen von einem durchreisenden Schweizer Kollegen als solche angesprochen wurde. Bei beiden kann davon keine Rede sein.[1])

Zu Zweifel Anlaß geben wohl meist die unangenehme Theatralik der Affektäußerungen, die immer wieder an der Tiefe des Affekts zweifeln läßt, und die Unregelmäßigkeit der in steilen Windungen verlaufenden Affektkurve, die in zirkuläre Bilder durch hysterische Beimischungen häufig hineingetragen wird. Eine genaue Analyse der Zustandsbilder im Verein mit der Vorgeschichte werden wohl meist eine richtige Zuordnung möglich machen.

Ich gehe hier nicht auf einzelne Beobachtungen ein, weil wir später noch Gelegenheit haben werden, auf hierhergehörige Erfahrungen zurückzukommen.

Treffen, wie bei dem folgenden Kranken, hysterische Züge und eine minderwertige intellektuelle Veranlagung zusammen, dann erwachsen Bilder, die lange Zeit eine Diagnose kaum möglich machen.

Kobler, Anton, 17. IV. 71, Konditor. Hered.: Bruder man.-depr. Mutter aufgeregt, tiefe Schwankungen. Vater erregbar, bedrohte einmal die Söhne mit Erschießen, sonst

---

[1]) 1922. Die erste Kranke befindet sich wesentlich gebessert noch in der Klinik; die zweite ist geheilt.

intakt. Onkel v. Suizid. Tante v. soll nicht normal gewesen sein. Beide Großeltern v. erregbar. Vetter v. „Hysterie". Dessen Mutter Epilepsie.

Vorg. Angeblich nicht schlecht gelernt, war aber in der Realschule nicht möglich; versuchte es in einer Apotheke, wo er sich unbrauchbar erwies; kam dann in eine Lehre, wo er nach einer Züchtigung entlief. Soll mit 13 J. stark masturbiert haben. Wechselte oft die Stellung seit dem 16. Lebensjahre. In der Schule etwas kindisch. 87 kurzer Zustand, in dem er sich im Kreise drehte und sinnlos daherredete.

I. Aufn., Krhs.-K. I. A. M. VII. 89—22. I. 90. Anfangs VI. ruhelos, davongelaufen, zurückgebracht und wieder davongelaufen; deshalb eingeliefert. Zuerst ruhig, nur gewisse Hast in Bewegungen; hypochondrische Klagen. Dann lebhafter; Klagen hören auf; will entlassen werden; seine Reden werden unzusammenhängend. Äußert, er studiere Chemie, übersetze sein Konditorbuch ins Französische, damit er „daraus" Jodoform machen könne. Werde einen Balsam machen, der alle Wunden heile. 12. VII. Lebhafter; verschmiert Wand mit Wasser; das eine sei Kupfer, das andere Zink; es gebe nichts Schöneres, als diese Flecken an der Wand. Dann Steigerung der Erregung; verstellt Mobiliar, steigt am Fenster hinauf, reißt Gitter ab. Sieht vor dem Fenster einen Sarg stehen. Unrein. Ausgesprochene Ideenflucht. I. A. 15. VIII. isoliert; expansiv; tobt Tag und Nacht; spricht ganz verwirrt. 23. VIII. Viel ruhiger, doch abgeschlagen; spricht klar. In der folgenden Zeit bis zur Entlassung vollkommen beruhigt, anfangs noch ohne rechte Einsicht, dann einsichtig; doch noch zum Schlusse allerlei hypochondrische Klagen. Während der Erregung habe er alle möglichen Erscheinungen gehabt; der Strohsack war schwarz, hatte rote Linien, drehte sich; es lag ein toter Mensch darauf. Es war jemand da, der ihn mit einer Keule erschlagen wollte. Hat den Vater um Hilfe gerufen, den er hat schreien hören. Körperlich: juvenil, schlecht genährt, anämisch. Ohrmißbildung. Sensibilität stark herabgesetzt. Globus hystericus?

ZZ. Nichts ganz Genaues; soll periodisch erregt gewesen sein; trieb sich dann herum; äußerte, wenn zurückgebracht, Suizidideen. Hat gearbeitet.

II. Aufn., Krhs, Kr. I. A. M. IV.—14. VIII. 97. Wegen Wunde ins Krankenhaus. Sehr aufgeregt, geschäftig; beschmiert seine Wunde mit allen möglichen Sachen, uriniert auch darauf; bei Vorhalt bedrohlich; will aus dem Fenster, sich Puls, Brust aufschneiden; abnorm starker Hunger und Durst. Habe in der letzten Zeit viel getrunken, wenig gegessen. K.I. A. 22. IV. Ruhig, orientiert. Alle möglichen hypochondrischen Klagen. Zweckloses, hastiges Herumlaufen. Zw gereizt. V. Zahlreiche Sensationen, die er wahnhaft auf Verfolgungen von seiten der Mitpt. bezieht. Bis zur Entlassung dann ruhig, ordentlich, nur hypochondrische Klagen.

ZZ. Gut geführt, arbeitete zuletzt als Telegraphenarbeiter. Seit Ende IV. wieder aufgeregt; räsonierte, schimpfte, blieb, wie vor den früheren Aufnahmen, wieder die Nächte fort. 8. V. Betroffen, wie er in der Nacht einer Kellnerin mit Gewalt ein Paket entreißen wollte und sie drosselte. Festgenommen, gab er an, die Kellnerin habe ihn zum Beischlaf aufgefordert, aber dann zu schreien angefangen. Er sei in London geboren; nannte einen „englischen Namen": „Rolväring'.

III. Aufn., Krhs, K. I. A. M. 8. V. 01—20. IV. 02. Sehr erregt, gestikuliert, läuft umher, schimpft ununterbrochen; Gensdarmen hätten ihn nach Australien oder sonstwo gebracht. Nennt den Oberpfleger Oberkoch, Oberteufel, Berchtold, den Priester, der die Hostie verloren hat. Wird frech. Zelle; zieht sich nackt aus; schimpft; es sei alles voll Chloroform. Beruhigt sich rasch, klagt auch am folgenden Tage noch über Chloroformgeruch. Er kenne das ganz genau, sei in einem chemischen Geschäft gewesen. Renommiert später mit seinen chemischen Kenntnissen. Als „Idiotie" nach der Kr. I. A. Schimpft wütend und theatralisch über seine Internierung. In den ersten 14 Tagen kaum ansprechbar; markiert Bedrohungen; erzählt dummdreist, habe ein ganzes Faß Bier ausgetrunken; macht dumme Witze bei Fragen nach Hall., der Arzt habe seine Krawattennadel verzaubert, die er jetzt immer nähen höre und Ähnliches; er höre Engel singen. Spricht sehr viel, läuft umher. Nachdem er bis VIII. in andauernden Sensationen und Sinnestäuschungen befangen war (Stein im Magen, Herablaufen von Wasser am Körper, Blei im Schädel) und zeitweise phantastische „Sprachverwirrtheit" gezeigt hatte, klingt die Erregung allmählich ab. Arbeitet. Seit IX. Einsicht mit einigen leichten, Tage dauernden Rückfällen. Im weiteren Verlauf tadellos einsichtig; gebessert entlassen.

Nach der Entlassung zunächst Ausgeher, unauffällig, ging er nach einem Jahre auf die Wanderschaft, arbeitete gut, schrieb nette Briefe. Sommer 06 begann er, erregt zu werden, wurde je für kurze Zeit in M. und A. aufgenommen und von da heimgeholt. Zu Hause wurde er erregter, schimpfte, schlug Möbel zusammen, renommierte, sprach mit Toten; im Garten sei ein Leichnam vergraben. Trank sehr viel; darnach immer rabiat; lief davon. In die Klinik aufgenommen, zeigte er zunächst das Bild einer nörgelnden, dann einer heiteren Manie; wurde nach der Anstalt verbracht, wo er einmal durchbrannte und unter Einfluß von Alkohol seinen Vater schwer bedrohte. Zurückgebracht, konnte er nach voller Beruhigung geheilt entlassen werden. Die Krankheit dauerte ziemlich lang XII. 06 bis X. 07.

Nach der Entlassung zeigte er, bei im allgemeinen ordentlicher Führung, deutliche Stimmungsschwankungen, war zeitweise leicht aufgeregt, dann wieder gedrückt. Zuletzt hatte er wieder Streitigkeiten mit dem Vater, lief davon und wurde schließlich polizeilich eingewiesen.

V. Aufn. Kl. M. 18.—25. IX. 09. Hier ist er motorisch unruhig, sehr redselig und bringt am ersten Tage in theatralischer Weise phantastische Erlebnisse vor: Hört nicht hin, wenn man zu ihm spricht; sitzt gebeugten Kopfes mit geschlossenen Augen im Bad; hält Hand ans Ohr, als ob er lausche. Es werde ihm so viel zugeflüstert; der Knochen über dem l. Auge sei ihm weggesägt worden und dafür ein Hauseck hingemacht. Hinter ihm in der Wanne sitze der Mitzrah, ein Zauberer, der ihm alles einsage; von einem Flußufer, in dessen Nähe ein Traumwald sei; da drinnen hüpfe das Quecksilber, das spüre er in seinem eigenen Leibe; dazu werde immer gesagt „Schmierer" usw. Auch von einer Nabelschnur werde gesprochen; dabei sei er doch nie verheiratet gewesen. Weiter spricht er vom Mumiensee, Blausäure, dem Teufel, dem Kalifen von Bagdad, Hofnarren usw. Hier sei er in der Kreisirrenanstalt Giesing; wisse nicht, wie lange er da sei; er sei von einem Auto überfahren, von einem anderen hierher gebracht worden. Als Jahreszahl gibt er an: „Jahr 66, 70, 71, dann drei Nullen und noch eine eins" usw. Wie heißen Sie? „Mir haben sie so viele Namen gegeben." Werden Sie verfolgt? „Mir ist es, als ob ich mit Ruten geschlagen werde; dann schießen sie auf mich, dort ist das Grab des Herrn (Fenster); darum haben sich die Griechen, Römer, Christen, Spanier, Kastanier, wo die wohnen, das weiß ich gar nicht, gestritten; die Leute schimpfen auch über mich, ich hätte eine feuerspeiende Zunge; das alles sagt der Mitzrah da drüben." Sei 701 Jahre usw. Will ein Faß Bier, dann sei er der fidelste Mensch. Reimt; Scherze. Motorisch erregt; gehobener Stimmung; ablenkbar; ideenflüchtig; bezeichnet einen Kranken als den Pascha, einen anderen als Poseidon. Wird vom Vater abgeholt.

Ende 09 wurde er bewußtlos im Englischen Garten aufgefunden, nachdem er durch einen Zufall ein Paket verloren und es lange Zeit gesucht hatte. Hatte sich schließlich nicht mehr ausgekannt. In der Klinik bot er außer einer leichten Ideenflucht nichts Besonderes.

Nach der Entlassung arbeitete er wieder fleißig, hatte aber in der letzten Zeit viel Streit mit dem rabiaten Vater, lief mehrfach davon, führte unsinnige Reden und wurde darauf wieder nach der Klinik gebracht.

VII. Aufn. Kl. M. 25. IV. 10—1. VIII. 11; dann E. Hier kommt er wieder manisch an, ist ideenflüchtig, ablenkbar, redselig; erst gereizt, dann heiter; mot. erregt; berichtet wieder in der alten Weise von phantastischen Sinnestäuschungen in unklarer, spielerischer Weise. Sehr humorvoll. In E. bringt er in den ersten Tagen (11. V.) einmal folgendes vor: „Ich kenne mich nicht aus, was das ist? Das können Sie mir gleich sagen. Ich möchte ein Zeugnis, daß ich da bin; mein Vater will es haben. — In einen Bach bin ich gesprungen; einer ist hinter mir gestanden und hat gesagt, der will sich erschießen. Er ist als Nichtkombattant ausmarschiert, immer ein Opodeltok in der Luft herumschmieren; dann sollte ich immer den Bumm sehen oder ein Bombardon; es sollte immer ein Salzbüchs draus werden, es sollte immer ein Kopf draus werden, dann wieder ein Sakrileg, dann ein Speck, Fliegermantel und Drachenmantel. Dann wieder von Fürst Clemens oder in Münster i. W.; da hab ich einmal alles zerschlagen in der Tobsuchtszelle, Gleim oder Glom; dann habe ich wieder Kopfschmerzen, dann sollte ich immer ein Frauenzimmer werden, sollte eine Näherin werden. Warum sollte ich ein Frauenzimmer sein? Einmal den Tisch anschauen, dann wieder den, dann heißt es wieder, einer sollte geschwollen werden, einer sollte einen Totenkopf aufhaben, Monopterus, Mordversuch und Luftbewegungen. Ich kenne mich wirklich nicht aus. Da ist einer da, der schreibt sich Kraepelin, der muß so ein Hofrat sein, der will, daß die Leute immer Wasser trinken. Dann bin ich hereingesprungen usw." Ist in E. noch ein paar Monate erregt, beruhigt sich dann, arbeitet, wird X. wieder leicht erregt, dann ganz ruhig, in den letzten Monaten geordnet, besonnen, zufrieden und heiter und am 1. VIII. 11 entlassen.

Nach der Entlassung wurde er in einem Stift untergebracht, wo er, mit Landarbeiten beschäftigt, lange Jahre gut tat. 1913 hatte er einen kurzdauernden Erregungszustand; er entlief, wurde aber wiedergebracht. VIII. 15 lief er in einem neuen Erregungszustand abermals davon, wurde festgenommen und kam über die Klinik H., wo er typisch manisch war, nach der Klinik M., schließlich nach E. Hier anfangs noch manisch, beruhigte er sich sehr bald, so daß man seine Entlassung befürwortete. Da Vormund und Verwandte damit nicht einverstanden waren, blieb er bis zum Jahre 20 in der Anstalt, zeigte hier deutliche Schwankungen in unregelmäßiger Folge, bot aber Besonderheiten nicht mehr. Blieb immer der gleiche, geschäftige, debile Kranke mit dem in der Erregung läppischen Gebaren, der sich sehr gut zur Arbeit verwenden ließ, daneben in verschiedener Weise sich außerhalb der Anstalt in alle möglichen Handelschaften einließ, dann wieder lange Monate vollkommen unauffällig war. 3. VIII. 20 konnte er in eine Stelle entlassen werden.

Es handelt sich um einen Kranken, der stark mit mdI, offenbar von beiden Seiten her, belastet ist, dessen einer Vetter bemerkenswerterweise hysterisch ist. Der Kranke ist schlecht begabt und macht, beginnend vom 16. Lebensjahr ab, eine große Reihe von Erregungszuständen durch, während Depressionen sich nur in Andeutungen in der Form von hypochondrisch gefärbten, unter offenbar leichter Hemmung verlaufenden Zustandsbildern zeigen. Hysterische Züge werden vorwiegend in der Phase von 89, in dem Anfall 09, in dem pseudodementen Verhalten 01 usw. erkennbar. Der Schwachsinn kommt in den vielfach höchst albernen Redensarten, vor allem in der ersten Psychose, aber auch in einem läppischen Zug, der durch die ganze Krankheit hindurchgeht, deutlich zum Ausdruck. Bemerkenswert ist, daß die elementarste Erregung mit dem ungebundensten und einförmigsten Bewegungsdrang in den Pubertätspsychosen hervortritt. Auch bei Kobler zeigt sich die verschlimmernde Wirkung des Alkohols in heftigen Erregungen. Zeitweise ist der Kranke, bei daneben erkennbarem Haften, stark dissoziiert. Ob hierbei die Erregung in Verbindung mit dem grundlegenden Schwachsinn sich äußert, bleibe dahingestellt. Redensarten wie die, daß er sein Konditorbuch ins Französische übersetzen wolle, um daraus Jodoform zu machen, daß man ihm den Knochen über dem linken Auge herausgesägt habe und Ähnliches, sind für einen Manischen gewiß ungewöhnlich, ebenso wie die eigenartigen Sensationen, von denen er spricht und die er zeitweise auf die Umgebung zu beziehen scheint. Aber alle diese Dinge haben einen eigenartig phantastischen, gewaltsam heiteren Anstrich, ebenso wie die vielfach berichteten Sinnestäuschungen, so daß sie kaum an der Einordnung des Krankheitsfalles irre machen können.

Immerhin muß zugegeben werden, daß man bei dem Kranken an eine schizoide Erbkomponente denken könnte. Dafür haben sich aber in der Erbtafel keine sicheren Anhaltspunkte ergeben.

Der Kranke ist bei der letzten Entlassung aus der Anstalt in keiner Weise geschwächt gewesen.

12. Ohrenerkrankungen.

In seiner Abhandlung über die Spielbreite der Symptome des mdI bespricht Schroeder als Beobachtung I einen Zirkulären, der, mit 31 Jahren erstmals

erkrankt, nach einer Reihe weiterer Schwankungen mit 45 Jahren in eine etwa
sechs Monate anhaltende Melancholie verfällt, während der er nach anfänglichen,
elementaren Trugwahrnehmungen rasch ein ausgesprochenes Halluzinosebild
entwickelt: bei vollkommener Besonnenheit ganz deutliche, genau lokalisierte
und charakterisierte, auf verschiedene Personen bezogene Stimmen, Anhören
von ganzen Gesprächen, dabei Neigung zu physikalischen Erklärungsideen.
Zum Schluß der Erkrankung werden die Stimmen wieder undeutlicher; schließlich hört der Kranke nur noch Brausen und Sausen wie im Anfang; und unter
leichtem Umschlagen ins Manische verschwinden die Trugwahrnehmungen ganz.
Auch in einer späteren melancholischen Phase kehren Halluzinationen vorübergehend wieder. Schroeder macht keine Andeutungen, wie man sich die Entwicklung des abnormen Komplexes deuten könne, obwohl dies durch die eigenen
Worte des Kranken nahegelegt wird. Als der Patient nämlich das Sausen im
Ohre zu hören beginnt, aus dem sich dann später Schreien und Gespräche, deren
Inhalt er nicht verstehen kann, herausbilden, gibt er an, dies hänge wohl mit
einem früheren Mittelohrkatarrh zusammen; er habe das früher schon oft
gehabt.

Die Entwicklung von Halluzinationen im Anschluß an elementare Trugwahrnehmungen, das Anknüpfen von Trugwahrnehmungen an die sausenden,
klingenden Ohrgeräusche beobachtet man nach Kraepelin bisweilen. Andererseits finden sich, wie Jolly im Anschluß an Brenner zeigen konnte, bei chronischen Halluzinationen häufig Erkrankungen des peripheren Ohrs. Halluzinationen können auch durch Ohrenbehandlung gebessert, ja durch Entfernung
von Zerumenpfröpfen beseitigt werden. (Literatur siehe bei Séglas.) Besonders
auch einseitige Halluzinationen knüpfen anscheinend häufig an einseitige Erkrankungen des peripheren Sinnesorgans an. Das ist wichtig, weil hierdurch
der Zusammenhang der Sinnestäuschungen mit peripheren Erkrankungen ein-
leuchtend wird. Séglas konnte übrigens zeigen, wie gerade die Beschäftigung
mit einem nachlassenden Sinnesorgan, das eben deshalb die ganze Aufmerksamkeit auf sich zieht, einen besonders günstigen Boden für die Entwicklung von
Trugwahrnehmungen abgibt. Bei dem Falle von Schroeder findet sich nun
freilich kein Hinweis darauf, daß zur Zeit der geistigen Erkrankung eine neue
Schädigung des Gehörs stattgehabt habe. Die Übereinstimmung aber, die der
Kranke selbst zwischen den anfänglichen Erscheinungen und den früheren, unter
dem Einfluß der Katarrhe sich zeigenden, findet, dürfte den Verdacht eines
Zusammenhanges nahelegen.

Wir geben im folgenden einen ähnlichen Fall, bei dem das Auftreten von
Halluzinationen sich an die Entwicklung eines chronischen Ohrenleidens unmittelbar anschließt.

Ludwig, Katharina, 12. VI. 60. Hered.: 0.

Vorg. Normale Entwicklung; lernte gut; Heirat mit 34 J. Ehe kinderlos, gut. 1 Fehl-
geburt. Nie Schwankungen. Mai 08 starb der Ehemann plötzlich. Seitdem sehr niedergeschlagen; sprach von Selbstmord; glaubte, die Leute wollten nichts mehr von ihr wissen;
sie mache alles verkehrt. Kam deshalb in das Sanatorium B. für 2 Monate, dann wegen
Selbstmordgefahr in die

Klinik München 28. IX. 08—31. VII. 09. Schlecht genährt, Zunge belegt; Puls 118.
Orientiert; ruhig; zugänglich; deprimiert. Berichtet geordnet über Vorgeschichte. Hielt
die früher geäußerte Idee, sie sei am Tode des Mannes schuldig, selbst für unsinnig, für
einen „aufgezwungenen Gedanken". Sei nicht so krank, um in einer geschlossenen Anstalt

untergebracht werden zu müssen. 29. IX. Völlig ratlos, verstört; müde; faßt langsam auf; antwortet flüchtig, um gleich wieder mit Jammern zu beginnen. Kaum eine Minute ruhig auf dem Stuhl; ringt Hände, wiegt Oberkörper hin und her. Könne nicht ruhig sein; könne es nicht aushalten. Geht händeringend umher; Versündigungsideen; habe andere um Hab und Gut gebracht; könne niemandem mehr in die Augen sehen. In der Nacht sei ihr vieles klar geworden. Schande sei zu groß. Keine nähere Auskunft. Meinte, wie sie angibt, im Anschluß an eine Beileidsbezeugung, sie hätte den Tod des Mannes verhüten können (Mann an Blutung gestorben), wenn sie nicht von seinem Bette gewichen wäre. Wehrte sich vergebens gegen die Überzeugung, deren Grundlosigkeit sie einsah. Glaubte nun, Leute auf der Straße und Angehörige sehen sie vorwurfsvoll an. Im Sanatorium habe sich der Zustand verschlimmert; konnte nicht mehr schlafen, dachte an Suizid; suchte sich auch einmal mit einer Nadel die Pulsader zu öffnen. Seit der Erkrankung sei sie zusehends schwerhörig geworden; früher normales Gehör. Menses beginnen seltener zu werden. 30. IX. Angst, sie könne hier nicht bezahlen; unzugänglich für Beruhigung. Sieht starr, abwehrend an; wiederholt immer dieselben Worte; noch ängstlicher, ratloser als gestern. Habe Blumenhändler ins Unglück gestürzt, weil sie jetzt nichts mehr dort kaufe. 5. X. Sitzt fassungslos im Bett, begleitet alle Vorgänge mit leisen abgerissenen Bemerkungen, bezieht alles auf sich, ißt sehr schlecht. 12. X. Vom 8. X. an künstlich genährt, wehrt sich heftigst; schreit, sie wolle essen; richtet sich aber jedesmal selbst zur Fütterung her. Zuweilen unruhig, rutscht im Bett herum, wirft sich hin, richtet sich wieder auf usw. Fast ganz unzugänglich. Wendet sich nach der Wand, „nein ich kann Ihnen nicht in die Augen sehen. Lassen Sie mich naus; hier ist ja alles ganz toll und rabiat." Fixiert Nachbarinnen: „Habe ich die auf der Schuld und die auch?" Keine Antwort auf Fragen. So Monate weiter. 24. I. Bedeutend gebessert, freier, nicht mehr bewegungslos im Bett; gewisse ängstliche Unruhe; nestelt, spricht mit leiser, monotoner Stimme vor sich hin. Absurde Selbstbeschuldigungen; habe den Kaiser von Japan ermordet; widerlegt sich dann mitunter selbst, sei ja noch nie in Japan gewesen usw. Auf Fragen leise und richtige Antwort, völlig orientiert. Das bisher fallende Gewicht im Steigen. 5. II. Bei Fragen leise Antwort, dabei die Augen geschlossen, Kopf zur Seite gewandt, jammert: „Nein, das kann doch nicht sein, es ist doch nicht wahr." Aufforderungen werden langsam und zögernd befolgt. Örtlich annähernd, zeitlich nicht orientiert. Verrechnet sich um Monate. Geordnet; ißt, liegt ruhig im Bett. 15. II. Habe Kaiserin von Österreich und Kronprinz Rudolf ermordet; ruft dabei mit leiser entsetzter Stimme immer „Jesses." Habe Geld unterschlagen, Häuser angezündet, Luftschiff in die Luft gesprengt. Wer denn das sagt?: „Ich", geht auf weitere Fragen nicht ein. 10. III. Jammert immer leise vor sich hin, blickt angstvoll umher. Auf Befragen: „Ich höre Rufe, die sagen, ich habs getan — aber ich habs nicht getan." 17. III. Hört immerfort Stimmen; diese seien dicht bei ihrem Kopfkissen. 24. III. Jammert monoton; dauernd im Bad; stößt Kopf gegen die Wand. 2. IV. „Immer, wenn ich etwas höre, lese, denke, dann sage ich immer gleich, ich habe es getan. Wie kommt das! Ich sage, ich habe den Opferstock genommen, den Pfarrer umgebracht, den Hauptmann von Köpenick verhaftet usw. Wie kommt das nur, daß ich das sage; ich habe Zeugen, daß ich es nicht getan habe." Dann wird es auch von anderen gesagt; am meisten aber erschreckt es sie, daß sie es selbst sagt. Gegen Zureden unempfindlich. 28. IV. Ruhiger, drängt heraus, geht in den Garten, strickt. Fragt die Schwester, ob sie noch immer so viel dummes Zeug rede. 13. V. Ruhig, geordnet, noch immer etwas gedrückt, doch einsichtig. Unterhält sich natürlich; vielleicht noch etwas langsam und schwerbesinnlich. Auch noch gewisse innere Unruhe; keine depressiven Ideen mehr. 28. V. Nimmt dauernd zu; viel freierer Eindruck; geht im Garten spazieren, drängt nicht mehr so fort. Im letzten Monat in der Privatabteilung. Genesen entlassen.

Ohrenärztlich wurde VI. eine Sklerose beiderseits festgestellt.

Kat.: Stellt sich in der Klinik 9. XII. 19 vor. Natürlich, höflich, freundlich, etwas befangen, sobald sie ein Wort nicht verstanden hat; ab und zu vorübergehend Tränen in den Augen, aber nicht mehr, wenn vom Tode des Mannes gesprochen wird. Genaue Erinnerung. Vollkommen kritisch. Schluckte oft Haare, um Darmverschlingung zu bekommen; hätte sich verbrühen und erschlagen lassen. „Nur krank kann man solche Dummheiten machen."

Hörte auch gleichgültige Dinge (Städtenamen). Die Stimmen verschwanden erst nach der Entlassung aus der Klinik ganz. Seither vollkommen gesund. Seit der Melancholie schwerhörig. Das fing damals an.

Menses blieben nach dem Tode des Mannes plötzlich aus, kamen dann 3 oder 4 Monate nach dem Eintritt in die Klinik wieder, nur ein paarmal. Dann immer längere Pausen. Endgültige Pause vor 5 oder 6 Jahren.

Hört jetzt auf dem einen Ohr gar nichts mehr. Deshalb ängstlich; geht gar nicht mehr gern unter Menschen; vor lauter Ohrensausen höre sie die Worte nicht mehr. (Beim Erzählen Tränen in den Augen.) Sonst nicht ängstlich.

Jetzt viel allein; strickt, flickt, liest. Macht den ganzen Haushalt allein.

Jedes Jahr eine Reise, Paris, Nizza usw., fand leicht Anschluß.

Berichtet vom Beginn der Krankheit: Wenn sie damals an die Isar gegangen sei mit der Wärterin, habe sie es singen gehört: „Komm herein, geh doch herein, warum gehst nicht herein?" „Jetzt rauschts, damals hats gesungen."

Nie mehr depressiv seitdem.

Es handelt sich um eine Erkrankung, die im 48. Lebensjahr um den Beginn der Menopause herum im Anschluß an ein stark deprimierendes Ereignis einsetzt und länger als ein Jahr anhält. Sie verläuft unter schwerem, melancholischem Affekt mit Selbstmordversuchen, Versündigungsideen, Denkhemmung, einem Wechsel schwerster, motorischer Gebundenheit und recht eintöniger Bewegungsunruhe, die den Charakter von Ausdrucksbewegungen trägt. Zeitweise treten Beziehungsideen auf; die Kranke muß alles beachten. Die Hemmung steigert sich vorübergehend zu vollkommenem Stupor und lange fortgesetzter Nahrungsverweigerung. Auffällig ist dabei, daß Frau Ludwig sich einerseits gegen die Fütterung sträubt, auf der anderen Seite aber jedesmal sich selbst darauf vorbereitet.

In dem Krankheitsbild sind ferner eine Reihe anderer Dinge bemerkenswert, vor allem das Auftreten von zahlreichen Halluzinationen. Schon anfangs hört die Kranke aus dem Rauschen des Wassers Stimmen heraus; vielleicht handelt es sich dabei um illusionäre Erlebnisse, vielleicht auch um funktionelle Halluzinationen. Die später sich einstellenden Halluzinationen sind besonderer Art: nicht nur, daß Frau L. alles, was sie denkt, vor allem Schlechtigkeiten, sich selbst zuschreibt — sie muß diese Dinge auch aussprechen und hört außerdem, wie alle diese Sachen ihr zugerufen werden. Dabei lokalisiert sie die Stimmen genau. All das hat im späteren Verlauf der Psychose einen zwangsmäßigen Charakter, wie aus dem Umstand hervorgeht, daß die Patientin die Selbstbeschuldigungen gegen ihr besseres Wissen vorbringt, sich dagegen verteidigt, Unschuldszeugen herbeiziehen will und anscheinend teilweise auch den Mechanismus übersieht, durch den die Vorgänge zustande kommen. Nachträglich hat die Kranke berichtet, daß sie neben den affektbetonten auch ganz gleichgültige Sachen, Städtenamen usw. gehört hat. All dies freilich fand sich nur gegen Ende der Psychose, während, soweit man sehen kann, Frau L. im Anfang, vor allem zur Zeit des Stupors, halluzinierte, ohne sich des Zwangsmäßigen bewußt zu werden.

Aus den Worten der Kranken geht hervor, daß sie an einer Art innerer Ideenflucht gelitten haben muß. Im Hinblick darauf und auf die Einstellung zu den gedachten Dingen, ihre Verwertung im Sinne von Selbstbeschuldigungen, unmittelbar darauf deren energische Abwehr, werden wir nicht umhin können, in dem zu Ende der Beobachtung bestehenden Krankheitsbild eine eigenartige Form von Mischzustand zu erblicken. Ich erinnere hierbei an Stöcker, der Zwangsvorgänge überhaupt als Erscheinungsformen man-depr Mischzustände auffaßt und sie nur da finden will, wo eine entsprechende Mischung von manischen und depressiven Symptomen gegeben ist. Mag die Annahme auch nicht zutreffen, Stöcker zum mindesten darin zu weit gehen, daß er in allen Fällen von Zwangsvorgängen gleich von manischen und depressiven Komponenten spricht und damit die Brücke zum zirkulären Irresein schlägt, so paßt seine Anschauung für unseren Fall doch sehr gut. Das Interessante ist dabei, daß es sich nicht um irgendwelche einzelnen Zwangsvorstellungen und Zwangshandlungen handelt, sondern daß die gesamte Richtung des Denkens zwangsmäßig ist und jeder Gedankeninhalt dieser Richtung unterworfen wird. Dabei kommt das Gedachte nicht nur auf der motorischen Seite, sondern auch auf der sensorischen zur Wirkung, einerseits in dem zwangsmäßigen Aussprechen, andererseits als Halluzination, in Form von laut gewordenen, zugerufenen Gedanken.

Die Kranke ist zu gleicher Zeit mit der Melancholie an einem chronischen Ohrenleiden erkrankt, das eine zunehmende Schwerhörigkeit herbeigeführt hat. In der Klinik begann das Ohrensausen, das sehr quälend war und die Kranke seither nicht mehr verlassen hat. Unter diesen Bedingungen liegt es wohl nahe, einen Zusammenhang der reichlichen Halluzinationen mit dem Ohrenleiden anzunehmen, wenn natürlich auch ein Beweis dafür nicht erbracht werden kann. Wir finden ja auch sonst Melancholische, die ohne jede Beteiligung eines Ohrenleidens reichlich halluzinieren. Wenn aber, wie hier, die Sinnestäuschungen mit den zunehmenden Beschwerden von seiten des Ohres und den damit verbundenen Sorgen auftreten und auch noch nach Abklingen aller sonstigen psychotischen Erscheinungen weiterbestehen, so wird man den Zusammenhang doch nicht von der Hand weisen können. Natürlich ist keine Rede davon, daß die Sinnestäuschungen allein dem Ohrenleiden ihren Ursprung verdanken. Vielmehr ist der Zusammenhang nur so zu denken, daß die Kranke besonders auf das Ohrensausen achtete und, wie sie früher im Rauschen des Wassers Dinge hörte, die dem augenblicklichen Gedankeninhalt entsprachen, so jetzt im Ohrensausen. Die Stimmen entstehen dicht am Kopfkissen, eine Erscheinung, die weiterhin für die nahe Zusammengehörigkeit der Trugwahrnehmungen mit den auch sonst häufig nach außen lokalisierten, beim Gesunden beim Liegen ebenfalls nicht selten auftretenden entotischen Geräuschen spricht. So reichliches Halluzinieren findet man bei Manisch-depressiven selten; besonders auffallend ist es, daß der Inhalt der Halluzinationen, wie hier am Ende, gleichgültiger Natur ist. Es müssen die Halluzinationen wohl eine besondere Selbständigkeit erlangt haben, die ihrerseits wiederum auf die Verlängerung der Krankheit und deren besondere Gestaltung hinwirkt. Damals konnte in der Tat der Gedanke nahe liegen, daß es sich nicht um eine Melancholie, sondern um eine spätkatatonische Erkrankung handle. Dennoch wird kein Zweifel an der Zuordnung des Krankheitsfalles sein. Wenn wir von einer entsprechenden Belastung nichts wissen, so entspricht doch die Persönlichkeit der Kranken dem, was wir sehr häufig bei Zirkulären antreffen.

13. Gehirnerkrankungen.

In seltenen Fällen scheinen auch organische Hirnschädigungen schizophrene Zustandsbilder vorzutäuschen. Eigene eingehende Beobachtungen stehen mir nicht zur Verfügung. Doch vermittelte mir Herr Oberarzt Entres-Eglfing die Kenntnis eines Falles, bei dem man lange Jahre hindurch wegen des zunehmenden Schwachsinnes und einer phantastischen Sprachverwirrtheit, die der Kranke in den regelmäßig wiederkehrenden Erregungen darbot, an eine Dp dachte. Erst das Auftreten zahlreicher epileptiformer Anfälle und eine genauere Analyse seiner Äußerungen, die sich als schwere paraphasische Störungen herausstellten, sowie endlich der Leichenbefund stellten die Sachlage klar. Der Kranke hatte sich im Anfang seines Leidens eine Kugel in den Kopf geschossen, die große Teile des Schläfenhirns zerstört hatte. Mutter und Bruder des Kranken waren Zirkuläre. Es verdient hervorgehoben zu werden, daß die Sprachstörungen nur während stärkerer Erregungen hervortraten.

In einer Anstalt sah ich ferner eine Kranke, die wegen ihres ununterbrochenen Grimassierens, einer lächelnden Dauergrimasse, stereotyper Bewegungen und völligen Mutismus auf den ersten Blick wie ein schizophrener Endzustand aussah. In der Tat handelte es sich um eine Zirkuläre, die nach mehrfachen apoplektischen Anfällen eine Reihe organischer Herdsymptome zurückbehalten hatte.

14. Besondere Formen manisch-depressiver Erkrankungen.

Wir haben bisher den Versuch gemacht, Erscheinungen im Bereiche zirkulärer Psychosen, die schizophrenen Symptomen, zum mindesten äußerlich, gleichen, mit Bedingungen in Beziehung zu setzen, die außerhalb des Zuges der Krankheit in konstitutionellen Eigentümlichkeiten der kranken Persönlichkeit oder besonderen äußeren Umständen gelegen waren. Es ist uns nur sehr vereinzelt gelungen, einen stichhaltigen Zusammenhang klarzulegen; meist blieb es bei dem Nachweis eines nicht seltenen Zusammentreffens der besonderen Bedingungen mit den schizophrenieverdächtigen Vorgängen. Eingehenderen und über eine erheblich größere Zahl von Beobachtungen sich erstreckenden Untersuchungen, die sich jeweils mit einzelnen Punkten zu befassen hätten, muß es vorbehalten bleiben, die hier aufgezeigten Möglichkeiten zu prüfen und uns nähere Kenntnisse zu vermitteln. Ob derartige Erhebungen geeignet sein werden, auch das Verständnis des Zusammenhanges zu fördern, muß dahingestellt bleiben. Was wir selbst zur Vertiefung dieses Verständnisses beitragen konnten, war jedenfalls außerordentlich wenig.

Der überwiegende Teil der unter schizophrenieverdächtigen Erscheinungen verlaufenden zirkulären Psychosen gestattet vorläufig nicht, an Beziehungen zu greifbaren besonderen Bedingungen zu denken. In unserem allgemeinen Teil hatten wir gezeigt, daß katatonische Symptome häufig an Mischzustände und noch öfter an Krankheitsbilder gebunden sind, die unter amentiaähnlichen Erscheinungen verlaufen. Wir werden also besonders diese Zustände ins Auge fassen müssen, um einen näheren Einblick in die bestehenden Verhältnisse zu bekommen.

Mischzustände ausgeprägter Art, abgesehen von kurz vorübergehenden Phasen, zeigten 35 unserer Kranken; vorwiegend handelte es sich um nörgelige oder gereizte Manien oder Melancholien, die höchst selten Schwierigkeiten für die klinische Einordnung machten. Dagegen entstanden diagnostisch unklare Bilder schon häufig bei den erregten Depressionen, besonders aber, wenn bei unseren Kranken manische Stuporen oder unproduktive Manien auftraten. Vor allem die unproduktive Manie machte regelmäßig Erscheinungen, welche die Krankheitsbilder nur schwer von schizophrenen unterscheiden ließen.

Ebenso gaben die Amentiabilder oft zu differential-diagnostischen Schwierigkeiten Anlaß. Die im allgemeinen Teil der Arbeit angeführten mehr als 30 Anfälle dieser Art verteilen sich auf 20 Kranke, von denen die größere Zahl nur einen solchen Zustand durchmachte, während andere mehrfach, z. T. recht oft, unter den gleichen Erscheinungen litten. Eine Anzahl von Patienten, die in die hier in Frage stehenden Gruppen von Erkrankungen gehören, haben wir schon erwähnt, für die Mischzustände Mund und Poege, für Amentiabilder Lehnert, Marschalk, Lotter.

Ehe wir aber daran gehen können, uns eine Vorstellung von den besonderen Bedingungen für das Auftreten katatonischer Erscheinungen, wie sie durch diese Krankheitszustände geschaffen werden, zu machen, müssen wir die Zahl unserer Beobachtungen vermehren. Weil sehr häufig Mischzustände und amentiaähnliche Erkrankungen bei dem gleichen Kranken vorkommen, müssen wir die Krankengeschichten regellos nebeneinanderstellen. Bei der Darstellung gehen wir zweckmäßig von solchen Psychosen aus, die noch am ehesten typischen Krankheitsbildern gleichen, um dann zu weniger durchsichtigen überzugehen. Wir beschränken uns bei der Besprechung jeweils auf einige Bemerkungen und wollen erst zum Schluß eine zusammenfassende Betrachtung versuchen.

Halmer, Elise, geb. 48, Frau eines höheren Beamten. Hered.: Mutter heilbare Psychose. Sohn weich, empfindsam; anscheinend Schwankungen. Schwester Suizid in Melancholie. Vorg. Intelligent, heiter, lebhaft, gesellig. Hang zur Vornehmtuerei. Sexuell erregbar. In der Jugend einmal Lachanfall. Angeblich früher 2 mal jährlich Migräne.

I. K. 28. I.—3. IV. 76. Wenige Wochen nach der ersten Geburt erkrankt. Anfänglich deprimiert mit Krankheitseinsicht, motorischer und Denkhemmung. Mit Eintritt der Menses, 30. I., Schreien, Jammern, angstvolles Fortstreben, sehr erregt, oft wiederholte, nicht sehr energische Selbstbeschädigungsversuche, Drosseln, Beißen, Augenbeschädigungen; verkennt Umgebung, meint, die Angehörigen in den Anwesenden zu sehen; halluziniert anscheinend, vielfach Unliebsames. Tief verwirrt. Rascher Wechsel von tiefer Verzweiflung, Todesangst, blindem Wüten und jubelndem Glück. Ißt genügend; Neigung zu Gewalttätigkeiten. Nach 8 Tagen ruhiger, doch allerlei Mißempfindungen; Heimweh; uneinsichtig. Anfangs Erinnerung an Erregungen nebelhaft. 20. II. Erstaunlich viele Erinnerungen, einsichtslos; nörgelt; drängt fort; körperliche Beschwerden; bleich; Schlaf schlecht; man habe sie mißhandelt, sei durch die Maßnahmen an ihrer Erregung schuld. Angst, daß sie dauernd in der I.A. bleiben müsse; Sorge um die Familie, bes. nachts. Fragen an die Pflegerin; tags über „simuliert sie" Euphorie. Im Laufe des III. rasche Besserung; Zunahme; gewinnt Einsicht; bei Beginn der Erkrankung habe sie sich Vorwürfe gemacht; sei eine schlechte Hausfrau, Gattin. 3. IV. genesen entlassen.

Nach der Entlassung gesellig, auf gesellschaftliche Stellung bedacht; leicht verletzt, wenn man ihr nicht genügend Ehre erwies. Sonst ganz gesund. Bei erneuter Schwangerschaft wieder psychotisch; nach der Mitteilung des behandelnden Arztes manisch mit stark erotischer Färbung. Frühgeburt, „ohne daß die Kranke sich dessen bewußt wurde; so sehr war sie mit ihren hastig jagenden Ideen beschäftigt". Keine Hall. Anfall überhaupt milder und kürzer als der erste. Selbstgefühl auch nach dieser Erkrankung deutlich gehoben. Vor einem Jahre schwere Erkrankung des Mannes (Paralyse); pflegte ihn treu. Doch gedrückt in dem Gedanken, gesellschaftlich zu verlieren.

II. Aufn., Privatheilanstalt, 27. VI.—7. IX. 81. Kommt in Begleitung des Schwagers und zweier Pflegerinnen; bleibt willenlos; erst heiter; dann weinerlich; meint, die Reise mit dem Manne hierher gemacht zu haben (Mann in Heilanstalt). Der Mann sei hier, solle zu ihr kommen. In der Nacht unruhig, viel außer Bett; bald ängstlich, weinte; bald heiter, sang. Lächelt beim Sprechen ohne Grund. Meint, Arzt zu kennen. 28. VI. Rief Mann an, als ob sie ihn sprechen höre. Schläft, ißt gut. Stimmung rasch wechselnd; vergeßlich, kann sich nur schwer orientieren. 29. VI. Weint, lacht, singt; lange im Garten, wo sie halblaut vor sich hin spricht, dabei verzückten Blickes zum Himmel sieht; horcht, als ob sie Stimmen höre. Willig; einzelne geordnete Antworten. Meint, Arzt sei ihr Vetter. 30. Klagsam, weint, lacht durcheinander, sei gesund. Hört Stimmen. 1. VII. Fragt kurz hintereinander dasselbe. 2. VII. Im Zimmer ruhig; im Garten zu beweglich; spricht Herren an; Reden vielfach abschweifend, verworren. 3. VII. Ziemlich ruhig, singt aber im Garten laut, spricht äußerlich besonnen, lächelt dabei aber viel unmotiviert. Lacht und weint durcheinander. 4. Angst, der Arzt bespritze sie mit Morphium. 5. Gelassen, heiter. 6. Leicht reizbar. Spricht über Krankheit des Mannes mit Einsicht, aber ohne Ernst. 8. Folgsam; munter; unterhaltend; erzählt gern von ihrer Krankheit. Lacht beim Sprechen noch viel grundlos. 16. Bis dahin redselig, zu heiter. Spricht unter Lachen von ihrer voraussichtlichen Wiedererkrankung beim Tode ihres Mannes. 22. Weint sehr über Brief der Mutter, die ihr mitteilt, Pat. müsse ihre Wohnung aufgeben und ins Elternhaus heimkehren. 27. Habe in der Verworrenheit die Vorstellung gehabt, sie sei gestorben und schwebe im Weltraum umher, könne nirgendwo unterkommen. Träumt ängstlich und viel. 29. Menstruiert 14 Tage zu spät. 31. Nimmt Mitteilung vom Tode des Mannes gelassen hin, weint später sehr. August 1. Betrübt. 2. Gelassener, geht wieder in Gesellschaft. 5. Innerlich so viel Gefühl im Herzen wie andere Menschen habe sie nie gehabt, fühle mehr mit der Vernunft. In den ersten Tagen des VIII. träumt sie viel, schläft unruhig. Leicht müde und abgespannt. Dann allmählich Heilung. Entlassen.

ZZ gesund, erst seit 4—5 Tagen wieder erregt; erst lebhaft; bald geistige Verworrenheit; erotisch. Ausgelassen, lustig; rannte zwecklos umher; schlief wenig. Auf der Fahrt unsinnig, küßte begleitenden Wärter.

III. Aufn., Privatheilanstalt, 10. IX.—18. XI. 86. Unsinnig, heiter, verworren, einzelne besonnene Antworten; lacht und weint durcheinander, schüttelt sich zeitweise vor Lachen. Erotisch, Blick lüstern. 12. Meist unruhig, auch in der Nacht, laut, lärmend; rennt wild umher, schreit, singt, wälzt sich auf dem Boden, nackt, schlägt gegen ihren Körper, onaniert viel; Männer möchten kommen. Spuckt Speisen wieder aus. Zerreißt Hemd, Kopfkissen, gegen Arzt sehr zudringlich. 13. Dasselbe, zeitweise ruhiger, steht meist still umher; sucht viel zu onanieren; unanständig; sexuell begehrlich, bes. bei Visite. Reden ganz verworren. In den nächsten Tagen das gleiche Verhalten; wechselnde mot. Erregung; menstruiert, schmiert mit dem Blut; redet unsinnig, zusammenhangslos. 18. Schreit mitunter laut, im ganzen ruhig, steht meist still umher, liegt manchmal auf dem Boden, onaniert. Ganz verworren. Fragt einmal, wie lange sie denn hier sei. 19. Still, aber verworren; spricht wenig; fragt wiederholt, wie lange sie hier sei. Mitunter ängstlich, klammert sich an, ruft nach ihrem Hermann. Onaniert manchmal auf dem Boden. Steht viel verzückten Blickes gegen Himmel schauend umher. Macht ins Bett; spannt vielfach zwecklos die Muskulatur. 20. Melancholisch, verworren, unzufrieden; will anderes Zimmer, drängt zur Tür, weint, zieht sich einmal ganz nackt aus, onaniert noch viel, nennt Arzt mit allen möglichen Namen. Unsinnig. 21. Gestikuliert durch die Luft; legt sich auf den Boden, löst Haar, singt, lacht, will küssen, onaniert; uneinsichtig; sei überhaupt nicht krank gewesen. Verworren, befangen; kenne den Arzt nicht. 22. Bald unsinnig, verworren, bald oberflächlich besonnen, dann räsonierend, weinerlich, gereizt; masturbiert noch; zerfahren. 23. Besonnen; unterhält sich; wisse von geschlechtlicher Erregung nichts. Abends ängstlich, fürchtet zu sterben. 24. Besonnen, findet in einfachen Bewegungen und Handlungen ihrer Umgebung etwas Besonderes. Steht im Garten mit erhobenen Augen und mit den Händen durch die Luft fahrend umher; meine noch, sie solle in ihrem Zimmer verbrannt werden; habe immer gefürchtet, lebend begraben zu werden. 25. Unzufrieden, zerfahren; manchmal gestikuliert sie noch durch die Luft. 27. Habe in der Krankheit bald die Idee gehabt, ein Löwe, bald ein Vogel zu sein. 29. Im allgemeinen gut, besonnen, am Abend ängstlich; fragt, ob man ihr etwas getan habe. In der nächsten Zeit zunächst noch nörgelig, unzufrieden, redselig, erotisch; im Garten die Wärter ansprechend; man möge sie mit spazieren nehmen. Von Mitte X. an besser und schließlich genesen, einsichtig entlassen.

ZZ gesund bis auf mehrere leichte Verstimmungen. Hat in der letzten Zeit ihren Haushalt aufgelöst. 24. VII. begann sie, verstimmt zu werden, kam mit nichts mehr zurecht; Geldsorgen; schlechter Schlaf. Menstruation in den beiden letzten Monaten abnorm lang dauernd.

IV. Aufn. Privatheilanstalt, 29. VII.—12. IX. 98. Ausgesprochene, nicht sehr schwere Melancholie mit Hemmung, Todesgedanken, vielen Selbstvorwürfen, trauriger Verstimmung. Rasche Besserung.

ZZ daheim, im Ausland. Nach einleitendem leichtem melancholischem Stadium manisch, in wenigen Monaten daheim gesund geworden. Machte dann den Plan, nach D. überzusiedeln, wollte Wohnung mieten, wurde aber am Abend, als sie den Mietkontrakt unterzeichnen sollte, wieder melancholisch. Kleinheitsideen, Vermögen reiche nicht. Auf der Fahrt Suizidideen.

V. Aufn. Privatheilanstalt, 15. XII. 99—13. VII. 00. Kommt melancholisch, rasche Besserung schon Anfang I. 00; recht gut. Dann einige Wochen lang viel Hautjucken, Kopfschmerzen, Schlaf von Mitte II. ab schlechter. Macht Anfang III. einen Ausflug, kehrt mit Kopfschmerzen, zu lebhaft zurück. Kopf heiß. In den nächsten Tagen allmählich ansteigende Erregung, wird redselig, erotisch; singt viel laut; ärgert andere; liebt burschikose und drastische Ausdrücke. 18. III. sagt sie, sie habe jetzt mit den Kerls zu tun, die sonst Frau X. belästigen. In der folgenden Nacht klopft sie an die Wand, sie sei im Fegefeuer, habe Wachs auf dem Kopf. 20. Zunehmend erregt, zerbricht. 21. Näßt ein; unklar; verworren. 22. Manchmal Spannung in den Gliedern mit Zittern und Beben. 23. Unruhig, viel in Bewegung; schmiert mit dem Stuhl. Ängstlich; werde bestraft; wisse nicht wofür; ihre Schwester habe oben an der Decke gehangen; man solle sie doch zu ihrem Bruder lassen, wenn er da sei. 24. Stiller, sprach viel davon, daß alle ihre Angehörigen tot seien. Manipuliert viel an ihren Genitalien. Desorientiert, redet unbesonnen. 25. Widerstrebend; mit Mühe zum Baden zu bringen. Anscheinend Hautjucken. Spuckt viel auf den Boden. Drängt zur Tür, steht dann wieder starr, wie katatonisch da; fällt dem Arzt um den Hals. 26. Gereizt, viel an den Genitalien, erotisch, beschmiert sich Gesicht mit Milch. 27. Widerstrebend, schmierig. 28. Mitunter ausgelassen; später ungehalten, da sie nicht in den Garten darf. Will vom Arzt geküßt sein, habe sich in der vergangenen Nacht mit einem jungen Mann geküßt. 29. Unzufrieden; räsoniert; sei nicht krank. 30. Nörgelig; es seien Verwandte von ihr hier. 1. IV. Unklar; wenn sie laut lacht, erscheinen oben am Fenster Korpsstudenten. 3. Klangassoziationen. Unruhig, läßt sich zu Boden fallen, verworren. Nimmt stark ab. 6. Unruhig, verworren, sie sei eine Prinzessin; halluziniert. Stuhl im Garten in die Ecke. Wälzt sich ruckweise im Bett hin und her. Sei die heilige Elisabeth. 8. Besonnen. 11. Leicht unzufrieden; uneinsichtig für ihre Krankheit. 16. Viele Wünsche; in den nächsten Tagen nörgelig. 20. Erzählt mit vielem Vergnügen von ihren Sinnestäuschungen. Beruhigt sich vollkommen in den ersten Tagen des V. Dann noch ab und zu ein paar Tage zu lebhaft. In den letzten Tagen sehr gut.

VI. Aufn. Privatheilanstalt, 29. VII. 00—30. VI. 01. Kommt, nachdem sie 8 Tage draußen gut gewesen ist, deprimiert zurück. Anfangs tief melancholisch, bessert sie sich ziemlich rasch, ist schon am 1. IX. recht gut. Bekommt dann wieder Kopfschmerz, Hautjucken; läßt im Oktober mehrfach Stuhl in die Badewanne. Ende X. Zunahme der inneren Unruhe, jedoch nur ein paar Tage redselig; dann leichte Schwankungen; manchmal heiter, ist sie dann tagelang verstimmt, macht sich Sorgen über die Zukunft; ob sie wieder einen Haushalt führen könne; nennt sich schlecht, unnütz; schläft nachts meist sehr schlecht; träumt manchmal ängstlich; hat alle möglichen körperlichen Beschwerden, Wallungen, „Hitzen", Schmerzen in den Armen, viel Kopfschmerzen. Dabei körperlich nie etwas Besonderes. Manchmal auch Sorgen um ihre geistige Gesundheit; nachts ängstlich. Anfang IV. 01 zunehmend verstimmt, sei eine schlechte Frau; sehr schlechter Schlaf. 6. Zu Bett; ängstlich; man wolle ihr etwas tun. 7. Nachts viel in Bewegung; gießt das brennende Nachtlicht ins Bett, spricht verworren, horcht, anscheinend Stimmen hörend, umher; sie habe ihre Kinder getötet. Schreit manchmal laut auf. Versucht ihr Nachtkleid an der Lampe anzuzünden; zerkratzt sich die Kopfhaut; reißt in Gegenwart des Arztes ihr Nachtkleid auf, entblößt ihre Brust. 8. Zerreißt; manipuliert viel an den Genitalien. Stumm, steht viel umher, versucht anhaltend sich zu entkleiden, kneift den Mund zusammen. In den folgenden Tagen unruhig; ängstlich; Genitalblutung; manipuliert an den Genitalien. Es brenne; die Kinder brennen; dreht eine Bettdecke zusammen, das sei ihr Kind. 10. IV. Solle ihr Kind umgebracht haben, das sei nicht wahr. Habe schon zweimal den Kölner Dom verschluckt; müsse ihn bezahlen. 11. Ruhiger, steht umher, still vor sich hinlachend. Bis 20. IV. etwa der gleiche Zustand; ängstlich; verworren, sieht überall ihre Kinder; klopft an den Türen; verlangt Schere, um sich den Hals abzuschneiden; meist unruhig, auch in der Nacht. 20. Stimmung zeitweise heiter; steht wie verzückt da. 22. Hände und Arme in tonischer Spannung. Bis Ende des Monats ziemlich unruhig, verworren; Stimmung fast immer heiter, in den letzten Tagen und in den ersten des V. zeitweise besonnener; dann zunehmend nörgelig; Wünsche; unzufrieden; näßt ein, uriniert in den Spucknapf, zuckt bei jedem Geräusch zusammen; schreckhaft; meint, sie selbst und die Gegenstände seien nicht rein; wird nie fertig mit dem, was sie sagen will. Weiß selbst nicht was. In den folgenden Tagen alle möglichen Klagen; Kopfschmerzen; Füße seien wie geschwollen; ob sie Elephantiasis bekomme; Bettdecke sei so schwer, als ob jemand darauf sitze; höre auch noch viel Stimmen, wenn sie die Augen schließe. 12. Weniger verstimmt. Habe auf der Höhe der Erkrankung geglaubt, sie sei tot; sei deshalb unter das Bett, ins Grab, gekrochen. In den Händen bei leichter Berührung noch oft das Gefühl, als ob Glassplitter darin säßen; schwitzt an den Händen. Speichelt weniger stark (hat auf der Höhe der Krankheit stark gespeichelt). Dann rasch zunehmende Besserung, aber anfangs noch leicht ängstlich; fürchtet Herzverfettung; Klagen über Schmerzen im Knie (PSR auf dieser Seite angeblich schwächer), dann ohne Klagen gut entlassen.

ZZ. Den größeren Teil der Zeit gut. XI. 01 leichte manische Erregung; Herbst 02 leichte melancholische Verstimmung; beide daheim durchgemacht. Seit einigen Tagen zunehmend erregt. Am Abend vor der Aufnahme plötzlich verschwunden. Berichtet später, sie sei an diesem Abend ins Theater gegangen, habe nachher vielleicht auf der Straße vor sich hingesungen; da seien einige Soldaten gekommen, die sie fragten, wohin sie gehe. Sie habe geantwortet nach Hause. Als die Soldaten sagten, sie wollten mitgehen, habe sie gesungen: „Nach Hause, nach Hause gehn wir nicht." Dann seien sie zusammen in den Dreikaisersaal gegangen, sie habe aber nur einmal vergnügt hineingeschaut. Dann sei ihr jemand begegnet und habe gesagt, sie solle in das Theater „Schall und Rauch" gehen; sie wisse aber nicht, wo dies sei und ob sie dagewesen sei; nur erinnere sie sich, einen Mann mit einem großen Schnurrbart gesehen zu haben; dann habe sie zu Herrn v. L. gehen wollen, den sie kürzlich gesehen habe; habe es aber doch nicht recht gewagt; habe sich plötzlich vor einem bekannten Hause befunden und sei hineingegangen.

VII. Aufn. 9. III.—17. V. 03. Anfangs heiter, erotisch, zerreißt; zeitweise ängstlich, halluzinierend; wird sie rasch besonnen und kommt über ein unangenehm nörgelndes Stadium hinweg wieder zur Ruhe.

ZZ. Gut; in den letzten Tagen wieder schlecht; ängstlich; verworren; verlangte vom Sohn, er solle in ihrem Bette schlafen.

VIII. Aufn. 4. XII. 03—2. III. 04. Protestiert gegen die Aufnahme; der Arzt solle bei ihr schlafen. Wenn man etwas Schlimmes darin finde, so sei das „katholisch". In den nächsten Tagen einsichtiger; heiter; wird sie 16. XII. plötzlich verwirrt, ängstlich; sei seit 5. I. mit Dr. X. verheiratet; ist am 17. ganz verwirrt; räsoniert; singt; halluziniert lebhaft; ist am 22. noch unklar; lebhaft; bleibt die nächsten Wochen noch nörgelig; wird dann leicht verstimmt und schließlich sehr gut entlassen.

IX. Aufn. 9. VIII.—9. X. 04. Ganz ähnlich wie bei der letzten Aufnahme; laut, erotisch, erregt; singt, taucht beim Baden, redet unsinnig, lacht grundlos; Reden z. T. oberflächlich besonnen, teilweise unsinnig; meist sehr heiter, mitunter wehmütig; schüttelt sich vor Lachen; verwirrt; kleidet sich aus, halluziniert lebhaft, schmiert mit Stuhl, bleibt mit der Hand im Klosetttrichter stecken, so daß dieser aufgebrochen werden muß; halluziniert, „es seien so viele Jungens da". 28. VIII. Ruhig, still, heiter; halluziniert aber noch in den ersten Tagen des IX.; räsoniert dann wieder einige Wochen lang und wird gesund entlassen.

X. Aufn. 12. VII. 05—8. X. 05. XI. Aufn. 13. III.—1. VI. 06. XII. Aufn. 5. XI. 06—20. I. 07. Die Krankheiten gleichen ganz denen der früheren Aufnahmen, sind nur etwas milder im Verlauf. Anfangs verwirrt, teilweise übertrieben heiter, teilweise sehr ängstlich und halluzinierend, beginnt sie nach Ablauf der akuten Erscheinungen regelmäßig zu nörgeln und beruhigt sich dann im Laufe einiger Wochen ganz.

Von nun ab wurde die Kranke 11 mal in der psychiatr. Kl. München aufgenommen, nachdem sie IX. 07 einen leichten Anfall daheim durchgemacht hatte, erstmalig VII. 08. Manische Erregung mit einer ganz kurzen melancholischen Phase dazwischen. Keine Halluzinationen; vorübergehend Verkennungen.

Dann folgen eine Reihe von Jahren mit leichten manischen Anfällen, die die Kranke daheim und in Privatanstalten durchmacht. 1912 kommt sie manisch wieder; recht leichter Zustand, ohne tiefe Verwirrtheit; keine depressiven Beimengungen. 1913 wieder manisch, dann nörgelnd. 1914 ganz dasselbe, etwas mehr als 2 Monate in der Klinik, für ganz kurze Momente depressiv. Nachdem sie 15 abermals manisch, aber dabei einmal plötzlich nachts sehr ängstlich war, hörte, ihr Sohn sei tot, kommt sie 16 mit einer typischen Melancholie an. Selbstvorwürfe, Angst, das Geld reiche nicht; gehemmt; tief niedergeschlagen. Auf der Höhe der Erkrankung steht sie mit gefalteten Händen vor dem Bett, an den Türen, sieht ihren Sohn im Schweinestall, nackt im Bett liegen, zieht ihr Hemd aus, um es ihm anzuziehen; beruhigt sich nach Ablauf eines Monats, ist dann einige Tage eher heiter; darauf rasch fortschreitende Besserung. VII. bis IX. 17 wieder aufgenommen; erst manisch, nörgelt dann eine Zeitlang, schließlich nach einer etwa 3 Wochen dauernden Melancholie genesen. V. 18. Melancholisch. VI. in die Klinik; sehr gehemmt, sehr ängstlich; meint, die Söhne seien gestorben; wird dann nach einigen Wochen manisch und im X. geheilt entlassen. III. 19 kommt sie tief melancholisch zurück, macht ein schweres Erysipel durch, wird Anfang V. lebhaft, dann bald manisch, hält sich aber in mäßigen Grenzen, wird beruhigt Ende VI. entlassen. 25. XI. 20 tritt sie wieder melancholisch ein, wird Anfang I. 20. lebhafter, dann bald typisch manisch, beruhigt sich bis Anfang III. und wird nach ziemlich langer Quarantäne, nachdem sie lange Zeit leicht hypomanisch gewesen ist, in sehr gutem Zustande entlassen. In der letzten manischen Erregung hatte sie kurz dauernde rauschartige Zustände mit einer zweifellos tiefgehenden Bewußtseinstrübung, in der sie inkohärent redete, sich in fremde Betten, zu anderen ins Bett legte. Im allgemeinen aber war die Erregung mäßig. Besondere Vorkommnisse gab es nicht.

Die Kranke sieht erheblich jünger aus, als ihrem Alter entspricht, hat tadellose Formen, ist in keiner Weise defekt; zeigt auch noch keine deutlichen senilen Erscheinungen. Merkt recht gut; hat ein sehr gutes Gedächtnis.

Ob sie in den ZZ ganz gesund ist, kann nicht mit Bestimmtheit gesagt werden. Doch dürfte sie leichte Schwankungen durchmachen.[1]

Es handelt sich um eine jetzt mehr als 72 Jahre alte Frau, die, mit großer Wahrscheinlichkeit md belastet, sicher keine Defektpsychose in ihrer Familientafel zeigt und in ihren langatmigen Erzählungen auch nicht von auffälligen „schizoiden" Typen zu berichten weiß. Im Laufe der, unter dauernden Schwankungen, nahezu 50 Jahre währenden Krankheit stehen neben rein manischen und rein depressiven Zeiten eigenartige Zustände verschiedener Art. Die erste Psychose, die im Wochenbett einsetzt, kennzeichnet sich mit ihrer Bewußtseinstrübung, der Verwirrtheit, den Halluzinationen und dem jähen Stimmungswechsel als ein Zustand, den man als Amentia bezeichnen kann. Bemerkenswerterweise erkrankt Frau Halmer zum zweiten Mal in der Gravidität. Hier geht die Bewußtseinstrübung so tief, daß die Kranke von der Geburt überhaupt nichts merkt. Die späteren Störungen stehen in keinem Zusammenhang mit den Generationsphasen, wiederholen aber zum Teil ganz die früheren Erscheinungen. Es handelt sich einerseits um Zustände, die einer Amentia sehr ähnlich sehen, zum anderen um kurze, tiefe Bewußtseinstrübungen mit deliranten Erlebnissen, jeweils auf der Höhe der Melancholie oder Manie. Die Amentiabilder sind ausgezeichnet durch eine rasch wechselnde Bewußtseinstrübung, die zwischen oberflächlicher Besonnenheit und tiefster Benommenheit schwankt, durch eine weitgehende Zusammenhangslosigkeit im Handeln und Reden, reichliche Halluzinationen, alle möglichen deliranten Erlebnisse, paranoide Züge und endlich katatonisch aussehende Beimengungen. Wir finden merkwürdige Spannungen in den Gliedern, katatonische Haltungen, Umherstehen mit verzücktem Blick, Speicheln und große Unreinlichkeit in leidlich besonnenen Zeiten, in denen auch alle möglichen Ungereimtheiten, „Disharmonien" zutage treten. Die Kranke

---

[1] Pat. befand sich von Ende 1921 bis März 1922 wieder in der Klinik.

spricht unter Lachen von ihrer voraussichtlichen Wiedererkrankung beim Tode des Mannes, erzählt mit Vergnügen von ihren Sinnestäuschungen und dergl. mehr. Dazu kommen ganz verschrobene Redensarten: sie habe zweimal den Kölner Dom verschluckt und müsse ihn nun bezahlen; wenn man etwas Schlechtes darin finde, daß der Arzt bei ihr schlafen solle, so sei das einfach „katholisch" und vieles Ähnliche. Was aber diese Zustände besonders kennzeichnet, ist der rasche, unvermittelte Wechsel der Stimmung, die von Verzückung mit höchstem Glückseligkeitsgefühl bis zur furchtbarsten Angst ohne jede Vermittlung hin- und hergeworfen wird. Es ist, als ob die beiden Gefühlszustände, die zeitweise in reiner Ausprägung ganze Psychosen tragen, bei der Kranken hier ineinandergeschoben seien. Mit allem Vorbehalt möchten wir hierin das Wesentliche in dem Krankheitsgeschehen sehen. Auch auf motorischem Gebiete finden wir einen ähnlichen Wechsel von Gebundenheit, stundenlangem Verharren in einer Stellung und wildem Toben, das bis zum rücksichtslosen Zerstören und immer wiederholten Suizidversuchen ernster Art geht. Auch im Gedankengang scheint schwerste Ideenflucht neben völliger Zusammenhangslosigkeit mit deutlicher Hemmung vorzukommen. Der Wechsel ist dabei ein ganz regelloser, so daß man nur ganz selten einmal ein in sich geschlossenes Bild vor sich hat. Die Annahme eines in allen Möglichkeiten schillernden Mischzustandes ist naheliegend.

Die Bewußtseinstrübung hat wohl nichts zu tun mit einer etwa bestehenden hochgradigen ideenflüchtigen Verwirrtheit oder einer schwersten Denkhemmung. Sie erscheint vielmehr als etwas Selbständiges. Dafür spricht die Unabhängigkeit von der Schwere der übrigen Erscheinungen. Man könnte wohl daran denken, die Bewußtseinstrübung mit den hysterischen Zügen der Kranken in Zusammenhang zu bringen, die man aus den Erzählungen Frau Halmers, daß sie einmal einen Lachanfall gehabt habe, aus einer gewissen Theatralik der Gefühlsäußerungen und vielleicht auch aus dem Charakter bei ihr vermuten darf. Wenn man diese Frage auch nicht mit Bestimmtheit entscheiden kann, so ist doch darauf aufmerksam zu machen, daß den Handlungen der Patientin zu Zeiten tiefer Bewußtseinstrübung, vor allem den selbstgefährlichen, eigentlich jeder hysterische Anstrich fehlt, so wenn Frau Halmer mit dem Nachtlicht ihr Bett, ihr Kleid anzuzünden sucht, wenn sie ihre Hand so tief ins Klosett steckt, daß der Trichter zerbrochen werden muß. Man wird deshalb und weil man an andere Einflüsse nur schwer denken kann (Migräne- neben der manisch-depressiven einhergehende epileptische Veranlagung?), vermuten dürfen, daß in unserem Falle die Bewußtseinstrübung unmittelbar mit dem manisch-depressiven Krankheitsvorgang in Verbindung steht und vielleicht einer besonderen Tiefe der Grundstörung entspricht. Eine sichere Entscheidung läßt die Frage naturgemäß nicht zu.

Daß daneben möglicherweise noch hysterische Züge für die Gestaltung der Krankheitsbilder von Bedeutung sind, soll nicht in Abrede gestellt werden. Wir konnten ja schon oben darauf hinweisen, daß gewisse Erscheinungen sich so erklären lassen.

Endlich möchten wir noch auf eine Reihe weiterer Punkte kurz aufmerksam machen: Wir sehen einmal, wie Psychosen bei äußeren, körperlichen Schädigungen zustande kommen, dann ohne solche eintreten; wir finden mitunter eine psychische Gelegenheitsursache angegeben, meist jedoch keinen Hinweis darauf. Es bestehen auch keine durchgängigen Beziehungen zwischen auslösender Ursache und Erscheinungsbild. Vielmehr ist mit Deutlichkeit zu erkennen, daß die Krankheit ihren Weg verfolgt, unbeeinflußt von allen möglichen herantretenden Schädigungen, mag es sich nun um ein Erysipel, um ein Wochenbett oder eine Geburt, den Tod des Mannes oder sonst etwas handeln. Gerade dieser Krankheitsfall ist geeignet zu erweisen, daß man sich hüten muß, irgendwelchen äußeren Einflüssen eine zu weitgehende Bedeutung zuzumessen, mag in anderen Fällen auch vielleicht eine andere Stellungnahme am Platze sein. Die Wirkung des Klimakteriums erscheint jedoch bei der Kranken in den vielen körperlichen Klagen und langen Behandlungszeiten spürbar.

Die katatonen Symptome treten, mögen sie auch zuzeiten recht auffällig sein, doch gegenüber dem Gesamtbild jeweils zurück und dürften höchstens vorübergehende Zweifel an der Zuordnung des Falles nahegelegt haben.

Beobachtungen, bei denen eine mehr oder weniger tiefe Bewußtseinstrübung besteht, sind nicht allzu selten. Dabei ist diese nicht an Mischzustände gebunden, sondern kommt auch in reinen Phasen vor. Immerhin scheint sie mit besonderer Vorliebe auch im übrigen atypisch gefärbte Bilder zu treffen. Zur Veranschaulichung gebe ich den folgenden Fall:

Nuß, Anna, Marie, 22. VIII. 63, Gemüsehändlersfrau. Hered.: Vater ab und zu sehr aufgeregt, hat viel getrunken. Schwester des Vaters soll schwachsinnig gewesen sein.

Vorg.: Meist lustig; nicht besonders gut gelernt; mit 18 J. Typhus; immer viel Kopfschmerzen. Verhältnis mit dem späteren Mann seit 84. 5 Tage nach der Geburt des ersten Kindes zum ersten Male erkrankt.

I. Aufn., K. 19. XI.—28. XII. 88. Hochgerötetes Gesicht, offene Haare, glänzende Augen; sehr unruhig; ohrfeigt, schreit, lärmt, verlangt Wasser, schüttet es auf den Boden, ißt nichts, sagt später, man gebe ihr nicht zu essen, wirft den Trinkbecher durch das Fenster. Vorwiegend heiter; sei Braut Christi; sei von Gott gesandt, die „Sünden der Welt zu bekehren", sei der Hlg. Raphael, die Dreifaltigkeit, die Hoffnung, die Liebe und dergl. Spricht rasch, undeutlich. Gibt Personalien recht an, weiß nicht, wo sie ist, meint München; weiß, daß sie kürzlich entbunden, kann aber den Tag nicht angeben. Sei nicht närrisch. Habe viel Unrecht leiden müssen. Fängt dabei an, sehr zu weinen; man habe sie mißhandelt; sie wolle aber geduldig tragen, obwohl sie imstande wäre, eine ganze Armee auszuschicken und die bösen Feinde zu vernichten. Habe Anfechtungen des Teufels siegreich überwunden. Sehr unruhig; drängt hinaus. Habe in der letzten Nacht Gestalten vor dem Fenster gesehen und sprechen, auch den Teufel am Boden scharren gehört. 26. XI. Unverändert unruhig, verwirrt. Halluziniert lebhaft. Nachts kommen Bekannte, mit denen sie spricht; sie sieht Soldaten aufmarschieren; nächstens kommen Franzosen, sie zu befreien. Klagt über schlechte Behandlung; drängt hinaus; zerreißt viel, läuft nackt umher, schlägt an Türen und Fenster; schreit, singt; meist unrein. Sie könne und wisse alles; habe Europa, Asien, Afrika bereist; habe alles voraus gewußt, auch ihre Zelle schon längst gekannt. 5. XII. Seit einigen Tagen tags im Saal, aber für sich; stets mehr oder weniger verworren und ideenflüchtig; macht sich lustig über das Treiben der anderen, will Braten und Wein; bei Widerspruch sehr gereizt; aber bald beruhigt; grüßt militärisch, lächelt eigentümlich; allerlei sonderbare Übungen. Nachts noch viel unruhig, singt, läuft umher, erzählt von nächtlichen Unterhaltungen mit Bekannten. Hall. noch viel; reinlicher; zerreißt nicht mehr. 8. XII. Stimmung sehr wechselnd, oft gereizt, unzugänglich; andere Male freundlich und heiter; tags ruhig, nachts laut, zerreißt wieder einmal; wieder nackt; absichtlich unrein; verhöhnt die Pflegerinnen. Ideenflüchtig; noch viel unter dem Einfluß von Halluzinationen. Vorübergehend äußert sie Größenideen; stets unzufrieden mit der Kost. 28. XII. Wenig gebessert entlassen.

ZZ. Heirat 89; 2 Kinder, beide jung gestorben. Nahm ein Pflegekind an. Auf Reise zum Vater plötzlich verwirrt; wußte nicht, wo sie war; sehr unruhig, besonders nachts. Packte den Mann an, der sie zurückgeholt hatte; sprach viel verwirrt.

Pat. war in der ZZ 93 wieder erkrankt, nach dem Tode des zweiten Kindes. Erkrankung ganz ähnlich wie beim ersten Male, aber leichter und kürzer, etwa 8—10 Tage. In der gleichen

Weise V. 94 erkrankt. Seither noch 6 mal, immer in der gleichen Weise, meist nach häuslichen oder geschäftlichen Aufregungen. Nach 8 Tagen stets wieder gesund.

II. Aufn., Kr. I.A. M. 31. XII. 97—28. I. 98. Frische Gesichtsfarbe, glänzende Augen. Scheint ängstlich; ganz desorientiert; reagiert fast nicht auf Fragen, blickt ins Leere, scheint ebhaft zu halluzinieren. 6. I. 98. Der Zustand hält ein paar Tage an. Seitdem wechselnd, entweder ruhig, relativ klar, ohne rechte Erinnerung für die letzte Vergangenheit, müde, erschöpft, oder aber unruhig, wechselnder Stimmung; meist heiter, ganz desorientiert und verwirrt; sucht sich zu entkleiden. Nachts unruhig, will unter die Betten kriechen. Heute morgen ruhig, klar, ohne zu wissen, wo sie ist. Auf Mitteilung lautes Weinen. 12. I. Ziemlich beruhigt. Habe drohende Stimmen gehört, Vorwürfe, meist in Infinitivform. Teilweise einsichtig, scheint aber die Umgebung für die Stimmen noch verantwortlich zu machen. Stimmung labil. Weint oft vor sich hin, weil man über sie schimpfe und sie verachte; läßt sich aber ablenken. Kleinigkeiten aus ihrer Umgebung bezieht sie in kritikloser paranoischer Weise auf sich. Ein Buch auf dem Tisch soll fort, weil es Beziehungen zu einem ihrer Bücher hat. Eine besondere Wäschezeichnung ist auf sie und ihr Geschick gemünzt. Nachts geht sie zuweilen aus dem Bett. 28. I. Gebessert entlassen.

ZZ. Fast jedes Jahr, meist im Winter, erkrankt; war traurig, weinte und betete viel; dabei unruhig; beschäftigte sich viel, hatte keinen Schlaf.

Neu erkrankt 31. I. 09 nach der Aufgabe des Geschäftes, zuerst schlaflos, dann traurig; weinte sehr viel; war verwirrt, machte alles verkehrt. In den freien Zeiten gesund.

III. Aufn., Kl. M. 5.—17. II. 09. Bei der Aufnahme geschwätzig, läuft umher; will sich entkleiden. Reflexe gesteigert. Rotes Gesicht. Am ersten Tage benommen, gehemmt, unbesinnlich; scheint die Lage nicht zu überschauen. Dämmert vor sich hin; weinerlich; schäme sich; spinne. Habe mit dem Manne Streit gehabt; deshalb habe man sie zu Unrecht nach der Kl. gebracht. Am nächsten Tage klar. Habe schon 4—5 Tage nicht mehr schlafen können; es sei ihr so komisch gewesen. Leidlich orientiert; traurig; rechnet schlecht, geht oft auf Fragen nicht ein; verzweifeltes Gesicht, wenn sie nach einer Antwort sucht; gehemmt. 8. II. Aufgeheitert, vergnügt, liebenswürdig, zu Scherzen geneigt, aber etwas schwer besinnlich, gedanklich deutlich gehemmt. Erzählt humoristisch. Vor der Entlassung noch einmal vorübergehend gedrückt; dann munter entlassen.

ZZ. Wieder drei Anfälle, die mehrere Wochen bis 3 Monate dauerten; dazwischen immer gesund. Die Anfälle werden als nörgelnde, gereizte, manische Zustände mit großer Geschäftigkeit, Schlaflosigkeit, grantiger Stimmung und Redseligkeit geschildert. In den freien Zeiten sehr gut zu gebrauchen und nicht auffällig. 25. VII. 12 wieder verändert. Aufgeregt, zornig; Vorwürfe gegenüber dem Mann; Schlaf, Appetit schlecht; von Tag zu Tag heftiger, schwätzte verkehrtes Zeug; kam aus dem Kino am 29. nachts drei Uhr ganz verwirrt heim; kannte sich nicht aus; am nächsten Tage erregt, warf die Betten in den Hof, sang, nähte dort, spielte mit den Kindern, machte „Gaudi". War vorher viel im Wirtshaus, kaufte ein, machte Krawall, lachte, sprach ideenflüchtig.

IV. Aufn., Kl. M. 30. VII.—17. VIII. 12. Bei der Aufn. beschwert sie sich weinend über den Mann, begrüßt dann lachend die Schwester. Orientiert; spricht fließend; leicht ablenkbar, Ideenflucht; heiter; viele Scherze und lustige Bemerkungen; allgemeine motorische Unruhe. Habe die Anwesenden alle schon einmal gesehen; macht schwerbesinnlichen, aber lustigen Eindruck. Berichtet etwas durcheinander. Keine Sinnestäuschungen. Kg nicht fortgeführt.

ZZ. Nach der Entlassung gut. Seit XI. wieder aufgeregt, zornig; raufte mit dem Manne; brachte alles durcheinander, lief zum Bruder; dort verwirrt; sang; schrie; folgte nicht. Nicht abgeschwächt in der guten Zeit, nicht schwermütig, machte sich nur ab und zu Gedanken über die Zukunft. Seit VIII. nur noch einmal Menses.

V. Aufn., Kl. M. 26. XII. 12—7. I. 13, H. 5. III. 13. Gereizt, bes. gegen den Mann, der sie in der Tat viel geschlagen hat; schimpft viel, ideenflüchtig; in der Anstalt gehoben, heiter, zu Scherzen geneigt; lebhafte Mimik; allerlei Beschwerden, lacht dazu; bleibt nicht im Bett, steht in aller Frühe auf. Gegen Ende I. beruhigt, aber noch gehoben, gegen den Mann gereizt; sonst verträglich, fleißig. Anfang II. einsichtig; weiß, daß ihre Reizbarkeit gegen den Mann von der Krankheit herkommt. 5. III. Geheilt entlassen.

ZZ gesund. Seit einigen Tagen wieder erregt, stand mitten in der Nacht auf, wollte auf dem Markt einkaufen.

VI. Aufn. Kl. M., Haar, 11. I.—17. II. 14. Ausgesprochen hypomanisch mit allmählicher Beruhigung. Auffallend schlechtes Gedächtnis.

ZZ. Gut, hat im Geschäft ordentlich gearbeitet, den schwer kranken Mann gepflegt. In der letzten Nacht schimpfte sie ihn; er verstelle sich nur; wurde wieder verwirrt, wußte mit dem Gelde nicht umzugehen, schlief nicht mehr, sprach sehr viel und mit jedem.

VII.—IX. Aufn. 1916 und 17 manisch, hypomanisch für einige Wochen oder Monate. Stets in guter Verfassung entlassen.

Zuletzt wieder erregt; meinte, das alte Geschäft gehöre ihr noch; ging dorthin; nach den Angaben der Kranken hatte sie damals Gesichtserysipel; fieberte, als sie sich das einbildete.

X. Aufn. Kl. M., dann H. 9. VI. 18 bis jetzt. In der Kl. manisch. In der Anstalt klingt die Manie allmählich ab; Anfang IX. ist die Pat. vollkommen klar, geordnet, ruhig, nett, fleißig, noch ganz leicht erregbar. Weiterhin in nicht ganz regelmäßigen Abständen 6 leichte, je ein paar Wochen dauernde manische Zustände, in denen sie sehr heiter ist, lacht, singt, viel redet, Ideenflucht und manchmal leichte Verwirrtheit zeigt, sich aber immer bald und vollkommen beruhigt und in den Zwischenzeiten, abgesehen von einer gewissen leichten Erregbarkeit, sich tadellos führte. Seit langen Monaten ist sie jetzt vollkommen frei.

Ref. hat I. 21 lange mit ihr verhandelt. Sie macht einen vollkommen natürlichen Eindruck, hat volle Einsicht in ihre Krankheit, über die sie mit Verständnis berichtet. Abgesehen von einer gewissen Gedächtnisschwäche und einer recht schlechten Merkfähigkeit ist sie durchaus unauffällig. Sie möchte am liebsten entlassen werden, sieht aber ein, daß es unter den gegenwärtigen Verhältnissen nicht geht. Auch hat sie es in der Anstalt bei recht freier Behandlung sehr gut. Sie hofft darauf, daß sie doch bald unter günstigeren äußeren Bedingungen in die Familie eines Brudes entlassen werden kann. Arbeiten könne sie, wie sie ja in der Anstalt zur Genüge beweise (stimmt). An die ersten beiden Psychosen fehlt ihr jede Erinnerung, habe ihr aber immer gefehlt. Periphere Arteriosklerose.

Die Kranke, deren Vater offenbar an einer periodischen Störung litt, macht mit 18 Jahren einen Typhus durch und hat darnach viel unter Kopfschmerzen zu leiden. Im Anschluß an die erste Geburt erkrankt sie plötzlich mit einer durchschnittlich heiter gefärbten Psychose, die vielleicht noch als verworrene Manie gelten könnte, jedoch durch die bestehende Bewußtseinstrübung bei jähem Stimmungswechsel und die offenbar sehr reichlichen Sinnestäuschungen stark an eine Amentia erinnert. Bemerkenswert sind die unsinnigen Größenideen: sie ist die Braut Christi, die Dreifaltigkeit, kann ganze Armeen ausschicken, hat Weltreisen gemacht, alles vorausgewußt. Doch verrät sich in der reihenweisen Aufzählung der Größenideen noch ein deutlicher manischer Zug. Zur Zeit der Beruhigung zeigt sich in dem eigentümlichen Lächeln, den sonderbaren Übungen, der Unreinlichkeit und dem immer noch lebhaften Halluzinieren ein Beiwerk, das an Dp denken lassen könnte. Die ganze Psychose dauert wenig länger als eineinhalb Monat. Die nun mit kurzen Zwischenräumen folgenden Krankheitszeiten sollen ähnlich, nur leichter verlaufen sein. Eine neue Erkrankung, die Frau Nuß in die Klinik bringt, setzt wiederum mit einer rasch ihre Höhe erreichenden schweren Bewußtseinstrübung ein. Die Kranke verliert völlig die Orientierung, verkennt ihre Umgebung feindlich, wird gefährlich. Die Bewußtseinstrübung besteht bei vorwiegend ängstlicher Verstimmung noch eine Zeitlang fort. Mit zunehmender Gesundung bildet sich bei labiler Stimmungslage ein paranoides Zustandsbild heraus. Auch in dieser Psychose halluziniert die Kranke wieder viel. Bemerkenswert ist der Zug von Unbesinnlichkeit, Unklarheit, Erschöpfung, der das Abklingen des Zustandes begleitet.

In den folgenden Erkrankungen fällt immer wieder eine Bewußtseinstrübung auf, die jedoch nur in Episoden im Beginn oder während sonst rein

manischer Bilder auftritt. Hinzuweisen ist darauf, daß der Kranken jeweils
in der Manie Unbesinnlichkeit und eine ziemlich starke Denkhemmung eigen ist.
Jetzt erscheint Frau Nuß unauffällig, gesund. Nur eine gewisse Merk- und
Gedächtnisschwäche tritt bei der nunmehr 57 Jahre alten Frau hervor. Es ist
nicht klar, worauf man diese beziehen soll; am ehesten wohl auf eine schon bestehende Arteriosklerose; eine periphere Arteriosklerose ist ja nachweisbar.
Anhaltspunkte für eine andere nebenhergehende Erkrankung organischer Natur,
die diese Störungen erklären könnte, haben wir nicht.

Eigentliche melancholische Phasen sind bei der Kranken nicht zur Anstaltsbeobachtung gekommen; doch sind eben die manischen Zustände mit
Störungen aus der gegensätzlichen Phase durchsetzt, und in der Zeit der Genesung
von der zweiten schweren Psychose nimmt das paranoide Zustandsbild einen
melancholischen Charakter an. Draußen war Frau Nuß offenbar wiederholt
traurig verstimmt. Man kann bei ihr an eine „zentrale Typose mit kurzen Anfällen" denken, die ja nach Kirn besonders gern zu tiefer Bewußtseinstrübung
führen soll. Der manisch-depressive Charakter bleibt, wie wir in der Aufzeichung
der Zustandsbilder als Mischzustände deutlich machen konnten, dabei gewahrt,
so daß ein periodischer Verworrenheitszustand im Sinne von Pilcz mit seinen
unklaren Beziehungen zur Epilepsie nicht in Frage kommt.

Größere Schwierigkeiten machen die beiden folgenden Fälle:

Gneis, Georg, 9. XII. 40. Landgerichtssekretär. Hered.: Bruder im Delirium tremens
gestorben. Anderer Bruder auch Trinker, wegen Unterschlagung bestraft.

Vorg.: Immer heiter, etwas erregbar, jähzornig. Dabei gutmütig; beliebt; allseitig
sehr gebildet, von großem Interessenkreis; hatte große Bibliothek. Trank wenig. Ausgezeichnet qualifiziert im Amt, sehr tüchtig. Sehr gut gelernt. Seit 68 glückliche Ehe. Alle
drei Wochen Hämorrhoidalblutungen, dabei gereizt.

Macht 81 schweren Typhus durch, deshalb 4 Monate Urlaub. Allmählich erregt; gab
unnötig Geld aus, verschenkte, beschwerte sich unrechtmäßigerweise über seine Vorgesetzten;
war ganz glückselig, fühlte sich enorm stark, tobte schließlich, hielt sich für Gott, taufte
alles, spendete Segen, wurde tätlich.

I. Aufn., G. 1. II.—13. VIII. 82. Sehr erregt, bedrohlich, tätlich; schreit, tobt; sei das
Zentrum der Welt, die, wie er entdeckt habe, rund sei; sei enorm stark, Herkules, eine Römer-
gestalt; wenige Stunden darauf ruhig, freundlich, will Wärter küssen; abends wieder erregt,
verweigert Nahrung, trinkt sehr viel. Nachts ruhig; spricht am anderen Morgen sehr viel und
hastig, rühmt seinen enormen Reichtum, mehrere Häuser, eine Erbschaft, von der er schon lange
gewußt habe, die er gar nicht nötig gehabt hätte. Geht auf Fragen nicht ein. Ganz verwirrt;
kein Krankheitsbewußtsein. Hall. wahrscheinlich. Tiefe Bewußtseinsstörung, Bewegungsdrang, Tobsucht. 4. II. Sehr wechselnd, zeitweise freundlich, zugänglich, mit dunklem Bewußtsein seiner Lage, aber ohne Einsicht; weint darüber, daß er da sei; wenige Stunden darauf sehr
erregt, schreit, lärmt, droht. Hat vor allem Ekel, ißt schlecht. Spricht vom Besitze vieler
Millionen. 6. II. Ruhiger; vollkommen verwirrt; viel Durst. 8. II. Sehr unruhig; kriecht
in der Zelle herum; habe einen Magneten geerbt. Bewußtsein tief gestört. 9. II. Ruhiger,
sucht sich zu orientieren; kann nicht begreifen, wie er hergekommen ist. Unklar. 11. II.
Verwirrt; kriecht herum; leicht aggressiv. Abends ganz folgsam. 16. II. Sehr unruhig,
lärmend, öfter sich ängstlich verbergend oder in heftiger Abwehr vorgehend. Muß gehalten
und gefüttert werden. 1. III. Noch laut und lärmend. 15. III. Schimpft viel; masturbiert;
unreinlich; abgemagert; bleich; unheimlicher Anblick. 15. IV. Bei Besuch der Frau auffallend ordentlich, fragt nach seinen Kindern. 30. IV. Fortwährender Wechsel zwischen
ruhigen Zeiten und unruhigen, in denen er tobt, schreit, singt, schmiert. Masturbiert fortwährend. In dieser Weise geht es in den nächsten Monaten fort. 30. VI. Bei Besuch der Frau
und Kinder ganz ordentlich; nächsten Tag jedoch wieder wegen starker Erregung isoliert;
nach einigen Tagen Ruhe. 8. VII. Ruhiger. 25. VII. Ohne Störung gemeinsam. Ganz
summarische Erinnerung an die Erlebnisse der letzten Monate. Glaubt, er sei durch die

Intriguen seiner Widersacher in diesen exaltierten Zustand gekommen. Freut sich auf Entlassung; will seine Sache vor Gericht zum Austrag bringen. 6. VIII. Einsichtig, dankbar, geordnet; verständige Briefe. 13. VIII. In den letzten Tagen leicht melancholisch; als Heimweh gedeutet. Genesen entlassen.

War ein Jahr pensioniert, dann wieder im Dienst. Geistig und körperlich ganz gesund. Trank sehr wenig, ging selten aus; wenn aber, dann blieb er gern lange sitzen. Sehr fleißig, las viel.

Vor 3 oder 4 Tagen auffällig, sprach sehr viel, wollte einem Schreiber seine goldene Uhr usw. schenken. In Gesellschaft durch vieles Reden auffällig und unheimlich. Verwechselte gestern beim Spaziergang die Stadttore, kannte sich nicht aus. Warf in der folgenden Nacht alles mögliche zum Fenster hinaus.

II. Aufn. Kr. I. A. München, 25. VI.—30. XI. 88. Muß bald isoliert werden. Hall. sehr stark, steht in einer Ecke, horcht, gibt Antwort; verwirrt, doch kurz fixierbar; richtig orientiert. Inhalt der Hall. fördernd, selten feindlich. Bald prahlt er heiter mit seiner großen Kraft, seinen Kenntnissen, seiner Schriftstellerei; bald droht, schimpft er gegen den Arzt. Hochgradig motorisch erregt, entkleidet sich, wirft Bett umher; schwätzt in einem fort in allen europäischen Sprachen; ganz verwirrt. 26. VI. Hat die ganze Nacht getobt, aus Leibeskräften geschrien, an die Türe geschlagen. Gibt am Morgen an, er habe gut geschlafen. Korrigiert dann an der Hand der herumliegenden Bettstücke, er habe die ganze Nacht angestrengt gearbeitet. Weniger verwirrt, aber gereizt. Ißt nicht. 27. VI. Nachts laut, schmiert; wieder ganz verwirrt; wenige kurze Antworten. 28. VI. Etwas ruhiger, ziemlich klar; erzählt aus seinem Vorleben; sei nicht krank. Kann nicht in den Garten, da er sich nackt auszog. Abends wieder ganz verwirrt, bleibt aber ruhig liegen. 1. VII. Auffallend rasch beruhigt, klar, orientiert, gibt Vorgeschichte gut an; aber keine Einsicht. Weiß auch unmittelbare Vorgeschichte sehr gut. Hier gefällt es ihm sehr; schreibt seiner Frau, sie solle ihm psychiatr. Bücher schicken; will Beobachtungen machen. Anfangs sehr ideenflüchtig; jetzt nur noch in geringem Maße. 25. X. Viel ruhiger und klarer, nachdem er noch vor 8 Tagen seinen Kopf mit Asche beschmiert und mit Urin gewaschen hatte. Seither reinlich, Ideenflucht fast geschwunden. Noch gewisses theatralisches Pathos und gehobenes Selbstbewußtsein. Schreibt gut ab, benimmt sich bei Fest gut. 30. X. Gemütlich noch ziemlich stumpf; mangelnder Sinn für Reinlichkeit. Keine Einsicht, sei nicht krank gewesen, spricht klar. 9. XI. Teilweise Einsicht, drängt nicht hinaus, beschäftigt sich literarisch. Allmählich reinlicher. 30. XI. Sehr gebessert, hält auf sein Äußeres; sehr dankbar. Kann gar nicht begreifen, warum er so unrein war. Seit 3 Tagen weinerlich gestimmt, „Sehnsucht". Hat zugenommen. Schlaf zwar noch gering, aber tief. Geheilt entl.

Gleich nach der Entlassung schlecht. Habe seinen Dienst nicht recht geführt; werde zur Rechenschaft gezogen werden; Verhaftung stehe bevor; ängstlich erregt; unruhig.

III. Aufn. Kr. I. A. M., 1. I.—14. III. 89. Anfangs tief melancholisch; motorisch, gedanklich gehemmt; rasche Besserung; geheilt entlassen.

Nach der Entlassung soll er noch einmal melancholisch gewesen sein. Näheres nicht bekannt.

War in der ZZ wieder im Dienst, sehr beliebt und geschätzt.

IV. Aufn., Kr. I. A. M., 3. V.—11. VII. 94. Kommt mit gramverzerrtem Gesicht, hält sich kaum auf den Beinen, reagiert gar nicht. Halb aufgerichtet im Bett, hält beständig die geballte Faust gegen das Knie. Statt Antworten Seufzer, erhebt dabei nicht das Gesicht. In den nächsten Tagen etwas freier, ganz desorientiert, stark ängstlich erregt; sei nicht krank, Temp. 37,8, Puls beschleunigt; Urin und Stuhl angehalten. 6. V. Man habe ihm Hundshaare ins Essen getan, Nadeln; weist es zurück; sehr mißtrauisch, abweisend; blickt einen vorwurfsvoll an; muß katheterisiert werden. Sehr ängstlich, geht aus dem Bett, steht unbeweglich. Gibt nicht die Hand; man hält ihn zurück, zieht ihn herum, treibt Zeug mit ihm, so daß er ganz wirr wird; zieht sich ängstlich prüfend in die Ecke zurück. Verkriecht sich am 12. V. unter der Bank; immer noch sehr ängstlich, sträubt sich, ins Bett zurückzugehen. 18. V. Noch sehr ängstlich und mißtrauisch; glaubt pensioniert zu sein; beklagt das Schicksal seiner Frau; habe nie etwas Unrechtes getan. 29. V. Heute abend nahezu klar, bereitwillig beim Antworten, immer noch ängstlich. Spricht mit Einsicht. Berichtet von einzelnen Hall.: Gesichter vor dem Fenster; Personen, die merkwürdige Bewegungen gemacht hätten; übrige Kranke haben mit dem Finger auf ihn gedeutet. Man hat vor ihm ausgespuckt; ist ihm absichtlich in den Weg getreten. Hat

Singen und Schreien gehört, Vorwürfe; er habe den Dienst unmotiviert verlassen, seine Bücher nicht recht geführt; ordinäre Schimpfnamen. An seinem Körper hat er ständig einen galvanischen Strom gefühlt. Alle Personen kamen ihm merkwürdig vor. Dennoch sei es nicht nötig gewesen, ihn nach der Anstalt zu bringen; jetzt könne man ihn draußen für einen boshaften Kerl halten usw. Er könne auch noch nicht glauben, daß er nicht pensioniert worden sei. Ißt, schläft aber noch schlecht. 30. V. Heute wieder ängstlich, verwirrt, verkennt seine Umgebung feindlich; sei bettelarm, Frau habe alle seine Sachen verkauft; der Oberpfleger wolle ihn aus dem Bette werfen. 11. VII. Gebessert, mit voller Einsicht, ohne jeden nachweisbaren Defekt entlassen.

ZZ wieder im Dienst; anfangs brachte er nichts Rechtes fertig.

Wenige Tage vor der neuen Einschaffung allmählich erregt werdend; verlangte Einsicht in seinen Personalakt. Fühlte sich überall zurückgesetzt; schimpfte in Ärgernis erregender Weise über seine Vorgesetzten; erschien schließlich herausfordernd mit brennender Zigarre im Gerichtssaal; drohte den Richtern, mit ihrer Herrlichkeit werde es bald vorbei sein.

V. Aufn., Kr. I. A. M. 24. VIII. 99—23. IV. 00. Allmählich ansteigende Erregung, dann gereizte, schließlich heitere Manie; zeitweilig dann auch sehr zornig. Vorübergehend sehr heftige verwirrte Erregungszustände, in denen er schmiert. Größenideen, habe die Schlacht bei Magenta mitgemacht, mit Bismarck gesoffen usw. Von I. 00 ab allmähliche Besserung. Wird einsichtig, klar, drängt nicht. Gebessert entlassen.

VII. Aufn., Kl. M., 6. XI. 04—11. VII. 05, Kr. I. A. 14. IV. 06. Hypomanischer Zustand mit Ideenflucht, Beschäftigungsdrang, heiterer Stimmung. Sehr gehobenes Selbstbewußtsein. Vollkommen erhaltene Persönlichkeit. Erzählt viel und gern aus seinem Leben, konfabuliert dabei; berichtet, wie er mit Schopenhauer, Bismarck an einem Tisch gesessen hat usw. Intelligenz intakt. In sehr gutem Zustand entlassen.

Nach der Entlassung zunächst recht gut, wurde er vor 3 Tagen wieder verwirrt, unruhig, schlaflos, packte das Bett aus, riß die Uhr vom Tisch, die Bilder von der Wand; aß nichts; spielte am letzten Tage mit Fläschchen.

VIII. Aufn. Kl. M., 31. V.—1. VI., E. — 22. XI. 06. Kommt melancholisch an, klar, besonnen, orientiert, zugänglich, matt; bessert sich in E. unter Schwankungen, erreicht wieder gleichmäßige Gemütslage.

IX. Aufn. Kl. M., 13. VII.—3. VIII., E. — 5. VIII. 08. Bei der Aufnahme spricht er Griechisch und Franz., bringt Sprichwörter vor, erscheint verwirrt. Sehr lebhaft; mischt sich in alles; laut; leicht erregbar, rasch wieder ausgesöhnt. Ideenflüchtig, spricht sehr rasch, Klangassoziationen; viel fremdsprachige Worte. Bald auf die Wachabteilung, ins Bad; schlägt hier herum, rutscht hin und her. Gehobene Stimmung, Größenideen; hat Jus und Med. studiert, Beziehungen zu Ziemssen usw., spricht ziemlich alle Sprachen. Rededrang. Dabei völlig orientiert; keine Intelligenz-, Gedächtnis- und Merkstörungen. Faßt gut auf. Aufmerksamkeit nur durch energisches Anrufen zu konzentrieren. Keine Einsicht. 27. VII. Motorisch ruhiger, doch noch psychisch erregt. Rededrang, Ideenflucht, Größenideen; zeitweise stark gereizt; Neigung zu grimassieren, in fremden Sprachen zu reden, zu deklamieren. Schwer zu fixieren. In E. dasselbe, heiter, bringt Anstaltserinnerungen, vermengt mit Konfabulationen, übersprudelnd. Ernennt den Arzt zum Direktor; sei Assistent von Nußbaum gewesen. Plötzlicher rascher Tod. Gallenblasenempyem.

Der Kranke, ein Mann von lebhaft-heiterem Temperament, dessen 2 Brüder Trinker sind, erkrankt erstmals im 42. Lebensjahre im Anschluß an einen Typhus an einer schweren Psychose, nachdem bis dahin leichte, mit Hämorrhoidalbeschwerden in Zusammenhang gebrachte Stimmungsschwankungen vorausgegangen sind, und zeigt von da ab anfangs in längeren, später in kürzeren Abständen ausgesprochen manisch und depressiv gefärbte Psychosen.

Die erste Erkrankung geht mit einem enormen Glücks- und Kraftgefühl einher, dem unsinnige Größenideen entsprechen. Dabei besteht eine heftige tobsüchtige Erregung mit ziemlich tiefen Remissionen. Auch die Bewußtseinstrübung wechselt erheblich. Während in den klareren Zeiten der manische Grundzug der Störung deutlich in Erscheinung tritt, begeht der Kranke zur Zeit der tiefsten Bewußtseinstrübung ganz unsinnige Handlungen, kriecht herum usw., hat einzelne delirante Erlebnisse, ohne daß eine ausgesprochene Stimmungsfärbung zur Geltung kommt. Nur selten ist er während der Verwirrtheit sehr ängstlich. Unter Schwankungen klingen die schweren Erscheinungen mit einer summarischen Erinnerung ab; ein paranoider Zustand führt zu einer leichten Melancholie hinüber, die mit Genesung endet. Besonders auffällig sind die ungemein starken Schwankungen, die nie ein ganz geschlossenes Bild entstehen lassen.

Sechs Jahre später erkrankt er wieder mit einer tiefen Bewußtseinstrübung (er kennt sich nicht aus, verwechselt die Stadttore), kommt aber in einem leidlich besonnenen Zustand an, ist orientiert, halluziniert dabei lebhaft akustisch. Nur vorübergehend ist er noch tiefer verwirrt; dann gehen die schweren Erscheinungen in einen hypomanischen Zustand mit Beschäftigungsdrang und einem auffallenden Hang zur Unreinlichkeit aus.

Bei der nächsten Erkrankung handelt es sich um eine einwandfreie, kurzdauernde Melancholie, während die nach fünf Jahren folgende geistige Störung sich wieder durch besondere Züge kennzeichnet. Im tiefsten melancholischen Stupor angekommen, desorientiert, ratlos, äußert der Kranke bald alle möglichen unsinnigen Wahnideen, ist dabei schwer ängstlich, mißtrauisch, bezieht alles auf sich, hat illusionäre und wohl auch halluzinatorische Erlebnisse; besonders eigenartige Sensationen. Nach kurzdauernder Remission wird er wieder verwirrt, gesundet dann vollkommen. Die folgenden Krankheitszustände bieten nichts wesentlich Neues. Bei der siebenten Aufnahme findet sich ein recht leichtes, manisches Zustandsbild. Vor dem folgenden Anstaltsaufenthalt ist das Bewußtsein wiederum tiefer gestört, der Kranke dabei läppisch, kindisch, dann leicht melancholisch. Die letzte, mit dem Tode endende Erkrankung endlich ist eine typische, mittelschwere Manie.

Daß es sich bei dem Kranken um einen Manisch-depressiven handelt, kann nicht wohl bezweifelt werden. Die Krankheit hat die Persönlichkeit des Kranken vollkommen unberührt gelassen, obwohl eine Reihe der überstandenen Psychosen ungemein schwere gewesen sein müssen. Das Bemerkenswerte an dem Fall sind wohl die tiefgreifenden Bewußtseinsstörungen, die teilweise den Krankheitsbildern einen Amentiacharakter verleihen und in ihrem Verlauf eine Reihe von im Sinne der Dp verdächtigen Zügen zutage treten lassen. Vor allem hat der Kranke außerordentlich lebhaft halluziniert, er beging auffallende, unverständliche Handlungen, entwickelte absonderliche paranoide Ideen usw. Die vierte Psychose trug zeitweise recht merkwürdige, an echte Halluzinose erinnernde Züge. Sehr verdächtig mußte vor allem der Zustand im Abklingen der zweiten Psychose mit der auffallenden Unreinlichkeit bei relativer Besonnenheit erscheinen. Doch zeigte hier die Genesung und das Erstaunen des Kranken über seine Handlungen, daß offenbar noch ein verändertes Bewußtsein bestanden hatte.

Die schweren Zustände entwickeln sich unmittelbar aus dem meist noch durchschimmernden manisch-melancholischen Boden heraus und gehen wieder in sie über.

Bolle, Jakob, geb. 16. IX. 63, Hauptlehrer. Hered.: Schwester soll nicht normal sein. Bruder einmal mit Manie in I. A. Bruder Idiot, mit 18 J. psychotisch, man-depr.? Vater sehr nervös. Mutter war wegen manischen Zustandsbildes in der I. A.; wahrscheinlich Manie; wurde ganz gesund. Muttersbruder Epilepsie?

Vorg. Normal entwickelt; intelligent; wurde Lehrer; tüchtig, beliebt, belesen, unterhaltend. Vor einem Jahr verstimmt. Darnach verändert; vorlaut; schwadronierte, wollte alles besser wissen. Seit X. richtig krank, oft Wirtshaus, ohne viel zu trinken; machte aber Eindruck eines Betrunkenen; wurde leicht heftig, redete viel und laut. 26. X. Sehr laut in der Schule; Schüler mußten entlassen werden. Nachts noch erregter; zerstörte, verkannte, schien zu halluzinieren.

I. Aufn., A. 26. X.—30. XII. 84, dann E. Kongestioniert; kühle Hände; Puls 100; sehr unruhig Tag und Nacht; deklamiert, schreit, grimassiert; unrein; ißt wenig. Nach Wickel ruhiger. Verstörtes Wesen. Steht meist am Ofen oder an der Wand, macht eigentümliche militärische Bewegungen; will an der Parade teilnehmen. Lobt sein Befinden; glaubt seinen Bruder zu hören, horcht an den Schlüssellöchern, wirft Stiefel zum Fenster hinaus, Scheiben kaput, verkennt Umgebung. Benommenes Wesen; befangen; höre viel Satirisches. 27. X. Sprach gestern die ganze Zeit, hielt sich die Ohren zu, zerriß. Redet Visite mit Familie Müller an. Französische und lateinische Worte. Habe Geld in Menge; will ordentliches Mobiliar. 28. X. Schwatzt in der konfusesten Weise, lacht, grimassiert beständig. 29. X. Nachts unruhig und unrein. Morgens unrein mit Fäces. Kongestioniert; ißt schlecht. 1. XI. Ruhiger; noch recht verstört; militärische Bewegungen. Doch besinnlicher. 3. XI. Hilft etwas; noch recht unklar; eigentümliche Gebärden. 5. XI. Bittet halb verstohlen den Pfleger um Verzeihung. 7. XI. Schüttelt dem Oberpfleger die Hand; das sei sein Schwager, der Wärter sein Vetter, der Oberwärter sein Bruder und zugleich Wärter; lacht dazu. Dabei ruhig, wie schon in den vergangenen Tagen. 10. XI. Noch immer benommen. 11. XI. Gezwungenes Wesen; lacht gern. 13. XI. Nennt den Oberwärter richtig, meint aber doch, es sei sein Schwager. 21. XI. Legte gestern das Ohr ans Schlüsselloch, meinte, sein Bruder habe ihm Gute Nacht gesagt. Bleibt dabei, der Oberwärter sei sein Schwager. 23. XI. Schlägt plötzlich Scheibe ein, wirft Stiefel durch das Fenster, horcht an allen Türen. Auf Fragen einsilbig, lächelt freundlich, steht aber noch befangen herum. 25. XI. Höre meist Satirisches. 29. XI. Nachmittags konfuser; singt laut. 30. XI. Geht ins Zimmer eines Herrn, steckt übergelassenen Zigarrenstummel in Mund; will in die Kirche. 1. XII. Spielt Klavier; sieht recht befangen aus. 10. XII. Verstört, verstimmt; zerreißt Heft eines anderen, wirft Hosenträger und Kragen in Abort; will spazieren, täglich in die Kirche gehen. 15. XII. Sieht benommen aus; höre von unten die Stimme seines Freundes und von Verwandten, die ihn zum Festhalten seines Berufes auffordern. 16. XII. Etwas erregt; alle geben ihm Winke; schimpft halblaut hinter der Visite her, verlangt grob Entlassung. Heute bei der Visite verändert; schlägt Kreuze, spricht unverständlich vor sich hin. Im weiteren Verlauf ahmt er Bewegungen und Manieren anderer nach, wirft sich mit einem anderen auf die Knie, berührt mit der Stirne den Erdboden, drängt nach Hause, um Gratulationsvisiten zu machen; nachts ruhig. Zeigt dem Direktor an, er werde seine Stelle am 1. I. wieder antreten. 30. XII. ungeheilt nach E. Protrusio bulborum; oft Herzklopfen und beschleunigter Puls. Gestikuliert stark; Pathos. Erzählt nicht zur Frage gehörige Dinge bis ins Detail. Gedankengang langsam, stellenweise verworren. Kein tieferer Affekt. Berichtet leidlich sachlich seine Vorgeschichte. Dabei absurde Dinge. Sei seit seiner Geburt krank wegen der doppelten Heirat seines Vaters. Stimmen habe er schon bald nach der Geburt gehört, usw. Er höre jetzt Stimmen, die ihm Vorwürfe wegen seines liederlichen Lebenswandels machen, sehe Freunde und Bekannte hier, die ihm auch Vorwürfe machen. Weiß, daß er in der Anstalt ist, meint aber in W. zu sein. Sei zu Unrecht hier.

Hält an der Realität seiner Halluzinationen fest. Weitere Einträge fehlen in der Kg der Anstalt. Doch geht aus einem Zeugnis der Schulbehörde hervor, daß B. am 1. X. seinen Dienst wieder angetreten hat.

In der ZZ war er als Lehrer tätig und befand sich zum zweiten Male vom 9. VI.—22. XI. 86 in der Anstalt E. Auch hierüber haben wir nähere Angaben nicht erhalten. Darnach war er wieder als Lehrer tätig, ohne aufzufallen bis Ende IV. 88. Von da ab vernachlässigte er den Dienst, war verworren, aufgeregt.

III. Aufn., E. 8. V.—1. XII. 88. In sehr fideler Stimmung, hochgradig maniakalisch erregt. Springt über Bänke, spricht wirr durcheinander. Ruhige Unterhaltung unmöglich. 14. V. Ruhiger. „Zaubert" noch mächtig herum, hält sich für den Restaurateur der Abteilung; die Herren sind seine Kunden. Entsprechende Anordnungen. Er bittet diesem oder jenem noch etwas Wein oder Bier zu verordnen. Der zahlt ihm 500 Taler Pension, jener 800 usw. 4. VI. Gonorrhoe, ferner Filzläuse. 14. VI. Gemäßigter, doch noch recht störend.

3. XI. In Reden und Handlungen zwar noch lebhaft, kann sich aber ganz gut beherrschen. Spricht klar. Spielt Schach, Klavier. Stets heiterer, selbstzufriedener Stimmung.

ZZ. 1. I. 89 trat er den Schuldienst wieder an und war von da ab anscheinend 10 Jahre lang ohne Störung tätig. 98 mußte er eine kurze Kur in einer Kaltwasserheilanstalt durchmachen. Anfang I. 99 wurde er wegen geistiger Störung für 3 Monate aus dem Lehrdienst beurlaubt. 95 hatte er geheiratet.

Störung begann mit dem Drang, fortzulaufen, sich in Gasthäusern herumzutreiben; war sexuell sehr erregt. Ging mit der Frau nach M., entlief, kam nach ein paar Tagen zurück, verlangte Geld, beschwerte sich bei der Polizei, daß er keines bekomme; weil auffällig, eingewiesen.

IV. Aufn., Kr. IA. M. 18. I. 99, dann W. bis 22. XI. 99. Ziemlich starke psychomotorische Erregung. Schläft wenig, redet viel. Beschwert sich gegen Einschaffung. Sei nur nervös, durch den Schuldienst so geworden; brauche Erholung, nicht I. A. Bis Ende I. zeitweilig sehr gereizt; will entlassen werden; dabei manchmal bedrohlich; entschuldigt sich nachher in der höflichsten Weise. 31. I. Ruhige Tage, in denen er nett und höflich ist, nur zeitweise tolles Zeug treibt, wechseln mit solchen, in denen er stark erregt, sehr zudringlich ist, schimpft, hänselt, sich lustig macht, droht, er werde alles zusammenschlagen, wenn man ihn nicht entlasse. Dabei erscheint er zeitweise recht benommen. Hall. werden in Abrede gestellt. Doch auffällige, längere Selbstgespräche; steht am Fenster, gestikuliert hinaus. Schlaf nur für Stunden. II. Meist ausgelassen heiter. Will versetzt werden, um Anstalt kennen zu lernen. Will nach E. Halluziniert sichtlich, bleibt bei Unterredung plötzlich starr; schwer auf Thema zurückzubringen. Beschwert sich über Unruhe und nächtliche Belästigungen. Man habe ihn überfallen, ihn erstechen wollen; fühle noch den Stich in der Seite. Höre fortwährend gemeine Beschimpfungen und Bedrohungen (Lausejunge; man wünscht, daß er in der Latrine verrecke, droht, daß er lebendig begraben werde). Befürchtet, daß man Krankheiten anderer auf ihn übertrage, nämlich Syphilis; verlangt Aufschluß darüber, ob man jemand den Scheintod antun könne. Verkennt Personen der Umgebung als frühere Bekannte. 25. II. Meist gehoben, zuweilen gereizt; verlangt ständig Entlassung, droht mit anderen Sachverständigen, schreibt entsprechende Briefe. Sei vollkommen gesund; wer ihn für krank halte, sei ein Esel. Negiert Hall. 12. III. Vorgestern erregt und verwirrt. Beklagt sich über Unruhe, will befreit werden von Belästigungen; sonst müsse er Gewalt anwenden. In seinen Auseinandersetzungen verwirrt, unverständlich, ideenflüchtig. Nach W. Hier sehr gehoben; schaut leuchtenden Auges umher. Willig. Bald erregter und gereizt. 20. III. In steigender Erregung; schreibt viel; sei der interessanteste Fall, habe ungleichen Gesichtswinkel; anmaßend, hochtrabend. 1. IV. Starke Unruhe; zuweilen drohend; spielt mit den Genitalien. 17. IV. Isoliert. 5. V. Etwas ruhiger, manierlicher; bei geringstem Anlaß gereizt. 27. VI. Unruhiger und verwirrter als je; spricht Unsinn. 1. VIII. Etwas ruhiger; drängt weniger nach Hause; doch noch geschwätzig, zudringlich; bei stärkerer Erregung roten Kopf; hält plötzlich in der Rede inne; Personenverkennung, nicht motivierte Zornausbrüche. Sehr gesteigertes Selbstbewußtsein; immer geschäftig; arbeitet nichts. 19. VIII. Ruhiger, doch uneinsichtig. 29. VIII. Benehmen zeitweise wie übermütiger Knabe. Ging ein paar Tage zur Arbeit. Setzt plötzlich aus; gereizt, verwirrt; beschuldigt seine Umgebung; sei bei Ankunft gesund gewesen; hier habe verbrecherische ärztliche Behandlung stattgefunden. Habe Anzeige gemacht. Seine Entlassung sei bereits verfügt. Droht mit funkelnden Augen und rotem Kopf dem Direktor mit Zuchthaus, wenn er ihn nicht entlasse. 12. XI. War wieder ruhiger; heute erregt; Direktor habe mit Wärterinnen unsittliche Dinge getrieben. 22. XI. Heimgenommen; war ruhiger, doch noch leicht verwirrt, nicht frei von Hall. und Wahnideen.

ZZ. Im Jahre 99 als Hauptlehrer angestellt. Dann wieder 10 Jahre im Schuldienst tätig. Suchte selbst um Entlassung nach, weil er wegen zunehmender Differenzen mit seiner Frau in seinem Dorfe sich nicht halten zu können glaubte. Seit derselben Zeit lebt er von seiner Frau getrennt, erwirbt sich sein Brot durch Annahme von Nebenbeschäftigungen. Von 14 bis 16 bekleidet er die Stelle eines Hilfsarbeiters in der Versicherungskammer. Angeblich gibt er die der Frau versprochene Summe nicht ganz ab. In letzter Zeit nimmt er eine Stelle als Lehrer in einem Privatinstitut an. Hier bald Differenzen mit den anderen Lehrern. Wird deshalb in die Klinik eingeliefert.

V. Aufn., Kl. M., 19. I. 16, dann E. Bei Aufnahme heiter, erregt, manisch; spritzt, kugelt sich in der Wanne, spricht und lacht ohne Pause, streckt Arzt Hinterteil entgegen: „Bitte, untersuchen Sie mich." Witzelt über das Institut. Später tätlich. 20. I. Im Bett zu halten; bittet früh um Papier, dichtet französisch und deutsch; manische Aufmachung. Zugänglich, liebenswürdig, sehr gehoben; will dableiben zur Erholung; derbe Scherze, Stanzeln; sei Selfmademan; schimpft über die Frau; die sei immer dahergekommen wie eine Schneppe. Gute Angaben zu seiner Vorgeschichte. Redselig; schweift ab, ohne Zusammenhang zu verlieren. Kropfoperationsnarbe, Exophthalmus. 21. I. Harmlos ausgelassen; singt, acht, schildert mit großem Wortschwall frühere Erlebnisse. 22. I. Nach E. Erzählt wie aufgezogene Uhr. Macht sich keine Gedanken über seine Lage. 25. I. Ausgesprochen euphorisch, wie angeheitert, völlig harmlos. 10. V. Fortgesetzt flott manisch. So geht es fort bis jetzt. Immer red- und schreibselig, ideenflüchtig, oft sehr gereizt; droht dann, ohne Drohungen zu verwirklichen, schimpft stundenlang; aufdringlich, anmaßend, herausfordernd; fängt auch manchmal nachts Selbstgespräche an. Schmiert in starker Erregung einmal mit Kot; nörgelt an allem. Die Erregung hat nicht immer den gleichen Grad; manchmal ist sie sehr stark; mitunter ist er anscheinend wochen- und monatelang etwas ruhiger.

Ref. hat den Kranken im Laufe des Jahres 1920 4mal gesehen und ihn eigentlich immer in demselben Zustand getroffen. Er las oder schrieb, war sofort freundlich, redselig; berichtete gern aus seinem Leben, ideenflüchtig, selten aber den Gedankengang ganz verlierend. Liebt Scherze und Zitate, protzt gern mit seiner Bildung und Belesenheit, hat ein ungemein gehobenes Selbstbewußtsein, berichtet von dem Lob, das ihm seine Vorgesetzten gespendet haben, von seiner Lehrmethode, von seinem Lebensgang. Kommt man auf seine Frau zu sprechen, dann wird er gereizt, schimpft auf sie, verteidigt sie aber auch wieder. Man kann ihn bei der Erinnerung an traurige Erlebnisse leicht ins Weinen bringen, aber auch in maßlose Wut, wenn man ihn daran erinnert, daß er so lange eingesperrt sei und wohl nie freikommen werde. Dann überschlägt sich seine Stimme; er schimpft sich von Atem; beim tiefen Luftholen entsteht dabei ein eigenartiges gurgelndes Geräusch. Er liebt Wortwitzchen, nennt die Anstalt eine „Keil- und Flegelanstalt" usw., prahlt. Seine Mimik ist sehr lebhaft, erinnert ab und zu an Grimassen. Keine rechte Einsicht in seine Lage, kein Krankheitsgefühl.

Auch in seiner größten Wut läßt er sich durch einige freundliche Worte immer beeinflussen und ist dann bald wieder so liebenswürdig wie im Anfang. Die Besuche machen dem Kranken sichtlich Freude.

Sein Gedächtnis ist nicht ganz gut. Er verrechnet sich ein paarmal um ein Jahr in seinen Angaben zur Vorgeschichte. Die Merkfähigkeit scheint nicht nennenswert beeinträchtigt.

Gar kein Anhaltspunkt für Sinnestäuschungen oder Wahnideen, die im übrigen auch in Abrede gestellt, für die früheren Erkrankungen aber zugegeben werden.

Nichts Manieriertes, nichts Zerfahrenes, nichts Unnatürliches. Vollkommen erhaltene Persönlichkeit.

Der stark mit mdI belastete Kranke verfällt im 20. Lebensjahr in einen Verstimmungszustand, der allmählich in leichte Erregung übergeht. Nach Ablauf eines Jahres steigern sich die Erscheinungen so, daß Anstaltsaufnahme erfolgen muß. Bei im ganzen durchschnittlich mäßiger Erregung macht der Kranke von Anfang an den Eindruck eines Betrunkenen. Er wird immer wieder benommen, befangen genannt. Die Stimmung scheint rasch zu wechseln, bald ängstlich, bald heiter, bald gleichmäßig zu sein. Einmal wird auch erwähnt, daß kein rechter Affekt vorhanden sei. Dabei ist der Kranke verworren in Reden und Handlungen, die zum Teil ganz unsinnig sind. Er halluziniert sehr stark und wechselnd, zeitweise indifferente Dinge. Vorübergehend ahmt er die Bewegungen anderer nach, wobei es sich nicht um eine manische Spielerei gehandelt haben dürfte. Mitunter handelt er triebhaft. Alles macht einen zusammenhangslosen, verwirrten Eindruck. Nur ganz flüchtig kommt ab und zu ein manischer Zug an die Oberfläche. Bei seiner Überführung in eine andere Anstalt nach Ablauf von zwei Monaten ist der Kranke ruhig geworden, doch noch mangelhaft orientiert, voll von unklaren Ideen, halluziniert. Leider ist das Krankenblatt nicht fortgeführt.

Bei der dritten Erkrankung ist Bolle wieder recht verworren, verkennt die Umgebung in weitgehendem Maße, doch erhebt sich die Störung sichtlich auf manischer Grundlage.

Es folgen nun zehn freie Jahre, dann, nach einer leichten, vorübergehenden Störung, eine allmählich ansteigende, neue Erregung, die den Kranken wiederum in die Anstalt führt. Aus dem anfangs manischen Zustandsbild treten rasch lebhafte Halluzinationen und alle möglichen paranoiden Ideen hervor, die anscheinend an eine gewisse Benommenheit gebunden sind. Doch spielen derartige Zustände in dem sonst manischen Bilde eine mehr episodische Rolle.

An dem nunmehr, nach 16 praktisch freien Jahren, zur Beobachtung kommenden letzten Anfall ist ungewöhnlich lediglich die sehr lange Dauer, ohne daß sich ein nennenswerter Schritt zur Besserung zeigt. Jedoch ist der Kranke in seiner Persönlichkeit nicht verändert; auch jetzt noch setzt sich das Bild aus rein manischen Zügen zusammen. Es ist auch keine Veränderung im Sinne von Schott eingetreten, so daß man wohl berechtigt ist, eine Heilung noch für möglich zu halten, wenn man auch im Hinblick auf das hohe Alter des Kranken Bedenken haben muß.

Bemerkenswert erscheint in dem ganzen Krankheitsverlauf vor allem das zunehmende Abblassen der Bilder. In der ersten Psychose die tiefe Benommenheit mit der weitgehenden Zusammenhangslosigkeit im Reden und Handeln; in den folgenden Phasen immer noch erhebliche Zutaten dieser Art, die aber schließlich ganz zurücktreten und Krankheitsbildern von rein manischem Gepräge Platz machen, in denen von einer Benommenheit nichts mehr kenntlich wird. Die von Bolle dargebotenen katatonen Züge scheinen allenthalben an bewußtseinsgetrübte Zustände gebunden.

An der manisch-depressiven Natur des Krankheitsvorganges wird man nicht zweifeln können, auch wenn man alle Besonderheiten in Erwägung zieht. Man könnte den Versuch machen, die abweichenden Erscheinungen mit der eigenartigen Belastung, wie sie sich in der Krankheit des Bruders und des Onkels ausdrückt, in Zusammenhang zu bringen. Einerseits finden wir jedoch in dem Krankheitsverlauf nichts, was die Annahme einer nebenher zur Wirkung kommenden epileptischen Veranlagung wahrscheinlich machen könnte. Andererseits hat die Erkrankung des idiotischen Brudes keinen katatonischen Anstrich. Schließlich könnte man noch bei der „Nervosität" des Vaters an etwas Schizophrenes denken. Nähere Anhaltspunkte haben wir dafür nicht.

Es liegt der Gedanke nahe, daß wir es bei dem Kranken mit einer progressiven manischen Konstitution im Sinne Nitsches zu tun haben, die nicht wieder den Weg zum vollen Gleichgewicht zurückfindet.

Schreiter, Magdalena, geb. 25. V. 43, Kaufmannsfrau. Hered.: Sohn war wegen Delirium tremens in der Kl.

Vorg. Als Mädchen lustig, aufgeregt, fleißig; keine Anfälle, keine Verstimmungen. Lernte gut. Ist sehr viel gereist; sehr tüchtige Geschäftsfrau; sehr gute Ehe, 3 Partus. Mitte November 80, nach längerer Schlaflosigkeit, Kopfschmerzen und Verstimmung, Mißtrauen gegen den Mann; eines Tages sehr erregt; sprang auf, behauptete, sie sei das Leben nicht mehr wert, ihres Mannes nicht würdig. Dabei beschimpfende Stimmen. Nach einer halben Stunde wieder ruhig. Von da ab unauffällig, wieder im Geschäfte tätig. Seitdem 2 gleichartige Zustände, unangenehme Geruchsempfindungen.

3. VI. 81 verreist; bei Verwandten Verständigungsideen; später Schimpfen über die ganze Familie; schließlich sehr erregt; warf mit allem Habhaften, halluzinierte in allen Sinnen; deshalb

I. Aufn., K. I. A. M. 7. VI. 81—31. X. 82. In voller Tobsucht; zerreißt, entblößt sich, tanzt und singt; oft tätlich; kein zusammenhängender Satz; völlig verwirrt. Nimmt nur Suppe und Eier; alles stinke, sei vergiftet. Unnahbar und unlenksam; auch Personen stinken. Nächte sehr unruhig; Tag und Nacht unrein; körperlich nur wenig heruntergekommen. VIII. Großer Appetit; noch sehr unruhig; schreit, singt, schimpft, schmiert viel mit Speichel „und ähnlichen Flüssigkeiten" herum, in die Haare, Kleider, auf Tische und Bänke; stinkt daher stets unangenehm; nachts laut; oft unrein. Ganz verwirrt, ideenflüchtig; selten eine passende Antwort. Verletzt einmal eine andere Kranke mit einem geschleuderten Trinkglas. X. 81. Ruhiger; nur noch zeitweise heftige, tobsüchtige Aufregungen; namentlich nachts noch unruhig; schmiert herum. Körperlich gut. Recht schwachsinniger Eindruck. In den ruhigen Zeiten ganz affektlos; wenige kurze Antworten; offenbar gar keine Vorstellung von Krankheit und Lage. Immer die gleichen sterotypen Fragen: „Wo hast du den Ring? Wo bist denn gewesen?" Den Mann behandelt sie ganz gleichgültig, obwohl sie ihn erkennt. XII. Schläft noch sehr unruhig; oft unrein; schmiert. Tags Wechsel zwischen gleichgültiger Ruhe und heftiger Tobsucht mit Schreien, Singen und ideenfl. Schimpfen. VI. 82. Fast den ganzen Tag ruhig auf der Bank, sich bekreuzigend, oder auf den Tisch hinspuckend, Speichel herumschmierend. Selten Aufregung. Mitte V. plötzlich beim Aufstehen für mehrere Minuten bewußtlos. Klagte dann einige Tage über Mattigkeit. VII. 82. Letzte Zeit etwas aufgeregter, tätlich, nachts oft unrein. X. Seit Tagen ruhig, nicht mehr verwirrt, ordentlich, fleißig, hie und da einen Tag wegen Schwäche und Seitenstechen im Bett. Kein obj. Befund. Von ihrem Leiden will sie gar nichts wissen; es sei ihr alles wie ein Traum. Sie erinnert sich nicht mehr, wie sie hierher gekommen ist, wo sie die ganze Zeit über war, was sie alles getrieben. Freue sich zwar heim, schäme sich aber, in der Anstalt gewesen zu sein. Ziemlich bedeutender Schwachsinn. Muß sich lange besinnen, wie alt sie ist, wie ihre Kinder heißen; weiß nicht, wie lange sie von daheim fort ist. 31. X. 82 entlassen.

In der ZZ daheim; keine Erregung, keine Verstimmung; fleißig, tüchtig im Geschäft; hat oft den Einkauf besorgt. 1906 bei Erkrankung des Sohnes Streit mit Tochter und Schwiegertochter; darauf ganz apathisch; kümmerte sich um nichts mehr, blieb im Bett, sprach fast nichts. So blieb es vom V. bis XII. Dann lebhafter; I. 07 leicht erregt, redselig; wollte alles kaufen; erwarb auch mit Einwilligung des Mannes ein Haus; wollte noch eins kaufen. Bei Widerspruch Schimpfen; Erregung nahm zu, bes. seit Anfang VI. Sah damals die Tochter auf der Bahre, Reiter in den Wolken, verstorbene Kinder, kannte angeblich alle Leute, warf Gebiß zum Fenster hinaus, schrie auf die Straße. Heute nacht erregt; Hebamme werde kommen; bekomme ein Kind. Hatte ins Bett gemacht; das sei das Fruchtwasser. Eifersuchtsideen.

II. Aufn., Kl. M. 6. VI. 07, E. bis 8. VI. 08. Bei der Aufnahme pathetisch. Redet hochdeutsch von Teufel, Mutter Gottes. Sehr erregt; singt, spricht ununterbrochen; nicht zu fixieren; schlägt den Takt zu ihrem Gesang; Bad; unzugänglich; spritzt lachend nach dem Arzt, singt; 7. VI. Anhaltende laute Erregung; gestikuliert; ideenflüchtige Reden; unzugänglich: „Ich bin die Schreiter von Schr., und deine Äuglein sind rein, Gottes Name ist rein, ja [nach Norden und Süden, verflucht sollst du sein, Siegmund, deine Hexe ist herein, hurra, brennen soll es, Feuerwehr herein, usw." Lacht, schlägt im Mund mehrfach Kreuz, spuckt um sich: „Ich weiß nicht, was sie mir ins Maul geschmiert." 10. VI. Ruhiger; brummt und lacht im Untersuchungszimmer, schwatzt beständig vor sich hin. Keine richtigen Antworten. Faßt Worte aber auf und bringt sie in ihren Reden vor; mitunter auch witzig sein sollende Antworten. Auf Frage nach Alter: „So alt wie du". Ob operiert: „Ja, mit dem Glasscherben." Kurz abgerissene Sätze oder einzelne Worte, mit brummender Stimme vorgestoßen, inhaltlich unzusammenhängend; vielfach Reimereien. Ißt schlecht. Klein, kräftig, fett; Kyphoskoliose, l. Klumpfuß, Emphysem. Herz vergrößert; Töne rein. Nabelbruch; Druckempfindlichkeit der großen Nervenstämme. Wehrt Nadelstiche heftig ab. Kein Eiweiß. 15. VI. Ruhiger; brummt und schimpft laut vor sich hin. Zeitweise lauter, im Bade bald beruhigt. Auf Fragen nur Schimpfreden; nennt jeden Teufel, Hexe. 24. VI. Ruhig im Bett, Decke bis ans Kinn gezogen; spricht spontan sehr wenig; selten einmal lautes Schimpfen. Bei Anrede breites Lachen und kurze, scherzhaft ablehnende Antworten. Bei der Vorstellung am 1. VII. duzt sie den Prof.; sehr selbstbewußt, grüßt militärisch; einzelne abrupte Sätze; spricht rhythmisch, teils Reimereien. Krank? „Wenn ich mag, nach Belieben." Wo? „In einer Schule für Ärzte." Alter? „Das heißt die Leut ausfragen." Kinder? „Da war ich nicht dabei, da war ich immer verreist." Nachts öfters unruhig; bei Visite erotisch; spricht wenig. Bis 11. VII. Wechsel zwischen hypomanischer Unruhe und lauter Erregung. Etwas zugänglicher, derb drollig in ihren kurzen abrupten Reden, oft erotisch. E.: in den ersten Tagen sehr unruhig; schlägt ein paar Fenster hinaus, schwätzt ideenflüchtig vor sich hin, beachtet Fragen gar nicht. 15. VII. Ruhiger; Bett; spricht wenig, lacht noch viel, gestikuliert mit Armen in der Luft herum, schneidet Grimassen, läßt sich nicht auf Unterhaltung ein, küßt die Hand. 20. XI. Dauernd leicht heiter erregt; verwechselt die Personen der Umgebung; oft unrein mit Urin. I. 08. Zeitweise immer noch sehr erregt und laut; schreit, schimpft, schlägt bei Annäherung zu, wirft mit Geschirr. II. 08. Ruhiger; verkennt noch; keine Einsicht. IV. Entleerung eines Abszesses am r. Ellbogen. V. Unverändert, doch im ganzen ruhiger; nur zeitweise noch erregt. 8. VI. Wird abgeholt. Ist dann genesen. 25. X. 09. Daheim, geistig gesund, gestorben.

Die bis dahin gesunde und unauffällige, sehr tüchtige Frau erkrankt mit 37 Jahren an einer leichten Verstimmung, die von ganz kurzen, tiefgehenden Angstzuständen mit Versündigungsideen und Halluzinationen begleitet wird. Im Anschluß daran wird sie ziemlich rasch stark erregt, schließlich tobsüchtig, inkohärent, halluziniert, ist unnahbar, zeigt eine große Unreinlichkeit, neigt zu triebhaften Handlungen. Allmählich tritt Beruhigung ein, die nur zeitweise noch durch heftige Erregungszustäude unterbrochen wird, in denen die Kranke viel herumschmiert. In den ruhigen Zeiten macht sie einen ausgesprochen schwachsinnigen Eindruck, erscheint affektlos, ist gleichgültig gegen den Mann und entwickelt widerwärtige Stereotypien. Noch bei der Entlassung erscheint sie geschwächt. Sie hat keinerlei Erinnerung an die durchgemachte Erregung und den anschließenden Zustand. Erst nach der Entlassung tritt volle Genesung ein, so daß Frau Schreiter lange Jahre ungeschwächt ihrem Geschäft vorzustehen vermag. Im 63. Lebensjahr, nach 23 freien Jahren, wird sie gehemmt, apathisch, nach sieben Monaten allmählich zunehmend erregt, unternehmungslustig, reizbar. Zu der ausgesprochenen, starken manischen Erregung, die in der Klinik beobachtet wird, leitet ein kurzer, deliranter Verwirrtheitszustand hinüber. Die manische Erregung wird durch angedeutete manisch-stuporöse Zeiten unterbrochen.

Auch bei dieser Kranken kann man gegen die manisch-depressive Natur ihres Leidens kaum einen Einwand erheben, soweit zeitweise auch die klinischen Bilder von den üblichen abweichen. Vor allem sah der Zustand nach der ersten starken Erregung einem katatonischen sehr ähnlich, während es sich um einen Mischzustand mit ziemlich indifferenter Stimmungslage, motorischer Erregbarkeit und ganz außerordentlich schwerer Denkhemmung gehandelt haben dürfte. Später sehen wir, wie die neue, unzweifelhaft manische Erkrankung durch eigenartige Zustände von manisch-stuporösem Charakter unterbrochen wird, die übrigens durch die Anregbarkeit deutlich ihr eigentliches Wesen verraten.

Bemerkenswert ist der Krankheitsfall nicht so sehr durch den ersten Zustand verworrener Erregung, als durch jene lange Zeit, in der ein kaum anders als katatonisch zu deutender Schwachsinn vorgetäuscht wird. Derartige Beobachtungen sind wohl nicht allzu selten. In der Literatur finden sich Hinweise dieser Art in genügender Zahl, so besonders bei Fröhlich, der an der Hand seiner Kgen zeigt, wie manisch-depressive Kranke lange Zeit den Eindruck eines fortgeschrittenen Schwachsinnes machen können.

Noch erheblicher als bei dem vorangehenden Fall, treten eigenartige Mischzustände in dem folgenden hervor:

Basilius, Josephine, 19. III. 54, Privatiersfrau. Hered. Mutter wahrscheinlich mandepr. Vater und 2 Brüder Gicht.

Vorg. Als Kind gesund; sehr gut gelernt; Heirat mit 21 J. 1900 Menopause. Dabei war sie 2 Monate lang verstimmt, aß schlecht, sprach wenig, war sehr reizbar, schlief schlecht. Ist viel gereist, spricht viele fremde Sprachen; gutmütig, freundlich, zufrieden, heiteren Temperamentes.

Seit 3 Wochen exaltiert; zankte über jede Kleinigkeit, sprach über fernliegende Dinge, schlief schlecht. Seit 3 Tagen stark erregt; redete viel dummes Zeug, klagte über Hitze, wollte sich immer ausziehen, warf Sachen aus dem Fenster. Nie Krämpfe, Ohnmachten, Schwindel. Trank immer viel Bier, zuletzt 8—10 Halbe.

I. Aufn., Kl. München, 17. VII.—27. VIII. 06.   Sehr fett (223 Pfund).   Bei der Aufnahme läßt sie sich zu Boden gleiten, klagt über Hitze und verlangt kaltes Bad. Leicht gereizt, aggressiv gegen Pflegerinnen.   Schreit, lacht, wirft Stühle und Tische um. Im Bad geht sie in Herrscherpose auf und ab, wirft drohende und verächtliche Blicke um sich. Bei Annäherung drohend. Zieht man sich dann ängstlich zurück, schallendes Gelächter. Bei Anrede keine Reaktion. Nur wenn man sehr höflich ist, gnädiges Kopfnicken.   18. VII. Nachts im Bad, wenig in der Wanne.   Folgt langsam pathetischen Schrittes in das Untersuchungszimmer, schlingt Decke theatralisch um sich. Immer Herrscherpose, stolz, verächtlich. Drapiert sich in der verschiedensten Weise, entblößt sich dabei ganz. Sucht durch Anlehnen den Arzt und den Tisch durch ihr Körpergewicht umzuwerfen.   Verbirgt ihr Lachen, als der Arzt wankt, hinter der vorgehaltenen Decke. Auf Fragen allerhand Gesichter und Posen. Hat sichtliches Vergnügen daran, andere in Schrecken zu versetzen.   19. Nachts aggressiv, ganz unverändert. Verweigert Nahrung. Befolgt höfliche Aufforderungen.   22. Steht meist im Bade, geht tänzelnd umher, macht theatralische Bewegungen mit den Armen, singt oft dazu portugiesisch. Nickt lächelnd bei Anrede, spricht aber kein Wort, kümmert sich überhaupt nicht um die Umgebung. Schlag, den sie bekommt, beachtet sie nicht. Nadel wehrt sie ab, ohne unwillig zu werden. Für kurze Zeit ruhig im Bett; auch hier allerlei begrüßende Armbewegungen, wenn man zu ihr tritt. Der Untersuchung widersetzt sie sich energisch.   Ausdruck dauernd heiter und lebhaft. Ißt leidlich. 25. Seit gestern ruhiger, viel mit geschlossenen Augen im Bett; kümmert sich kaum um Umgebung. Glaubt nicht in I. A. zu sein. Die anderen benehmen sich allerdings beinahe so. Andeutung von Ideenflucht; wenig produktiv; versinkt sofort in Schweigen, wenn in Ruhe gelassen. Dabei heiter. Strampelt vor Vergnügen, sucht Arzt zu umarmen. Schimpft, wenn eine andere Kranke sie anspricht; reizbar; tritt nach ihr. Sei immer so wild. Wütende Pose, dann Lachen. Scherze mit dem Arzt. Erinnert sich, daß Arzt sie aufgenommen hat.   Habe gemeint, sie komme in ein Hotel und habe sich gewundert, daß alles so anders sei. Verweigert Nahrung, weil alles unangenehmen Geschmack ähnlich Chloroform habe. 29. Abwechselnd im Bade erregt; umarmt Arzt und Schwester, drückt sie an die Wand, lacht dazu, spricht aber nicht; dann im Bett, apathisch, lächelnd. Will Alkoholika. Kümmert sich nicht um andere. 4. VIII. Im allgemeinen apathisch im Bett; lacht und schüttelt Kopf, wenn man sich mit ihr beschäftigen will. Spricht fast gar nicht, will nur hie und da Entlassung, läuft gelegentlich im Saale umher, läßt sich auf den Boden fallen, freut sich über die Mühe, die es macht, sie wieder aufzuheben. Zwickt und zupft andere von hinten, um sie zu erschrecken. Singt oft längere Zeit, gestikuliert lebhaft dazu. Ißt wenig. 7. VIII. Spricht heute zum ersten Male mit dem Arzt, beklagt sich über ihren Zustand, bittet, man solle ihr helfen. Plötzlich komme es über sie, dann sei alles verwirrt; sie sehe und höre die verschiedensten Dinge; alles sei durcheinander, so daß sie sich gar nicht mehr auskenne. Jetzt sei sie ganz klar, sei krank, wisse, wo sie sei. Heiter, leicht erotisch; küßt die Hand, liegt ruhig im Bett, spricht wenig. 12. VIII. Weiter beruhigt; klagt selten über innere Ideenflucht, „übermäßigen Gedankengang"; sei nur noch nachts dadurch gestört. Empfindlich gegen Geräusche. Geordneter Brief an den Mann. Sehr dankbar und liebenswürdig. Bedürfnis nach Zuspruch. Zeitweise deprimiert und weinerlich, ohne Anlaß angeben zu können. An die

Erregung der ersten Tage könne sie sich erinnern. Habe zahlreiche Gesichts- und Gehörstäuschungen gehabt, von denen sie im einzelnen kaum mehr wisse. Es seien die tollsten Phantasien gewesen. Ißt gut. In den nächsten Tagen noch etwas reizbar und unlustig, wird sie allmählich ganz frei nach Hause entlassen. Während der Krankheit Abnahme von 223 auf 209 Pfund.

ZZ immer gesund; arbeitete regelmäßig. Vorgestern plötzlich wieder erkrankt. Redselig; Gesten; theatralisch; lautes Lachen, schlechter Schlaf. Gestern Kopfschmerzen; störrisch; ließ sich nicht anziehen usw., warf Sachen vom Tisch, lachte, weinte, aß wenig, lief herum, zog sich aus, warf alles umher. Schimpfte auf der Fahrt die Leute.

II. Aufn., 26. VI.—11. VIII. 11. Bei Aufnahme stumpf, unzugänglich. Dann gleich Singen und Schreien, Deklamieren mit schauspielerischen Gesten. Im Bade manischer Bewegungsdrang. Portugiesisch. Deklamiert laut: „O, wer wagt es, mich anzugreifen? Wer wagt es, an mir auszuführen eine solche Operation? Aber nur eine hat es verdient. Die hat mich nie erkannt. Meine Marie, die größte aller Kaiserinnen. O, diese Lüge, ha, nein, diese Gemeinheit. Ha, Karolus, Karolus! Das war ein Irrtum; aber das macht ja nichts. Wer wars in der Nacht? Eine schöne Mondnacht, und die Sonne schien wunderbar. Alles ist in Dir gewandelt, o Johanna usw." 2. VII. Nun stuporös; keine Antwort; spricht spontan nichts. Nur manchmal springt sie aus dem Bett, läuft durch den Saal, bleibt plötzlich wie verwundert stehen, sieht erstaunt um sich. Ohne Widerstreben ins Bett zu bringen. Ißt mäßig. Bis zum 20. VII. unverändert stuporös, fast ohne sich zu bewegen im Bett; lächelt zuweilen; in der letzten Zeit manchmal kleine Sätze ängstlichen Inhalts: „Mein Gott, mein Gott, das Meer geht unter, alles geht unter. Ach Gott, alles totmachen." Ißt sehr mäßig. 25. VII. Heute zum ersten Male freier; schlägt die bisher geschlossenen Augen auf, gibt unaufgefordert die Hand, prompt Antwort. Gedanken seien manchmal so unzusammenhängend; könne nichts Rechtes denken. Stimmung schwankend; einmal meine sie, es sei alles gut; dann wieder klar über den Ernst ihrer Lage. Weiß noch, wie sie anfangs gesungen habe. Dann wisse sie nichts mehr recht; da müsse sie schon ganz schlimm gewesen sein. 31. VII. Mitteilsam, meist heiter mit elegischem Einschlag. Freundlich, höflich, noch langsam in Äußerungen. Ißt reichlich. Hat während der Krankheit wieder stark abgenommen.

ZZ gesund.

III. Aufn., 17. I.—2. III. 12. Bei der Aufnahme manisch erregt; ist nie zu Aussprache zu bewegen; schreit einmal, Fäuste an der Stirn: „Das ist der schreckliche Wahnsinn"; kurz manisch stuporös, meist aber erregt; legt einmal Kissen zwischen hochgestellte Beine, dann das Kissen an die Brust; das sei ihr Kind; habe unangenehmes Gefühl im Leibe, müsse gebären. Greift Pflegerin unter die Röcke; im weiteren Verlauf Wechsel zwischen erregten und mehr stuporösen, manisch gefärbten Zeiten. Spricht fast bis zum Ende der Erregung gar nichts. Genesen.

In den nun folgenden Jahren wurde die Pat. im ganzen noch 10mal in die Klinik, bzw. in die Anstalt aufgenommen. Immer handelte es sich um Zustände, die den bei den vorangehenden Aufnahmen beobachteten gleichen oder so nahe stehen, daß eine genauere Darstellung sich erübrigt. In den Jahren 13 erfolgten 2, 14: 3, 15: 2, 16: 3 Aufnahmen; mehrfach handelte es sich dabei um Doppelanfälle. Im ganzen geht die Entwicklung so, daß die freien Zeiten immer kürzer, die psychotischen immer länger dauern. Bei der Aufnahme besteht fast regelmäßig eine heitere Erregung, der dann ein mehr oder weniger tiefgehender Stupor folgt. Nur einmal wurde bei der Kranken ein rein manisches Bild beobachtet, das nicht von einem Stupor gefolgt war. Auch bei einer Reihe anderer Aufnahmen fanden sich wenigstens zeitweise mehr oder weniger lange dauernde Episoden, die als rein manisch angesprochen werden können. Der größere Teil der Zeit war jedoch ausgefüllt durch Mischzustände, die bald mehr einer unproduktiven Manie, bald einem manischen Stupor glichen. Zeitweise konnte sehr schön eine große Anregbarkeit im Stupor nachgewiesen werden. Die Bewußtseinstrübung war oftmals allem Anschein nach recht tief, zeitweise nur angedeutet.

Immer genas die Kranke vollkommen und bot in den ZZ nichts Abnormes dar. Nur bei der letzten Aufnahme in die Anstalt wurde berichtet, auch die ZZ sei nicht frei gewesen.

Als interessant vermerke ich noch einige Äußerungen der Pat. In manischem Zustand: „Bin ich locker? Schreiben Sie einen Wäschezettel? Weil ich gut bin. Die Straße mit dem Bahnzug darf nicht die Übergewalt haben. Die Venus brauche ich, wenn ich die Sterne frage. Weil sie so müde machen. Ich gebe Ihnen einen Kuß, nicht weil ich Sie liebe. Weiche Luft

und harte Luft.“ Stimmen? „Gar keine mehr. Die Stimmen von oberirdisch und unter-
irdisch, von rechts und links, die kümmern nicht mich. Ich war immer für die Revolution.
Jetzt kommt das lustige Lied. Wenn mein Mann das nicht versteht und die Aussprache und
nicht die Aussprache und die Gesetze. Ja, mei, ich kann dir nicht helfen, meine Liebe. Ich
habe gar nichts. Die Erde, wem gehört sie? Jedem, der geboren ist usw.“ Im manischen Stupor: Stimmen? „Einmal, als ich locker war, sah ich Gestalten.“ Warum in der Klinik?
„Glauben Sie auch daran? Gedanke Auge, (mit hauchender Stimme im Bühnenton) kann
man das vergessen, als wie wenn gar nichts gewesen? Ist meine Nase krank? Geruch — das
macht so gute Lungen — Atmen — das liegt wohl in der Luft. Es ist mir, als wenn ich da herein
müßte; dann ist man doch krank.“ Wann zuletzt hier?„Im Januar — nein ja — jetzt ist’s konfus,
ja in diesem Jahr; das neue hat noch nicht angefangen (Monat XII.), Verwechslung, Karlin-
chen, helfen Sie mir ein bißchen.“ Sagt einmal: „Ich darf doch mal ein bißchen anders denken als wie andere Leute.“

Vor der letzten Aufnahme behauptete sie, der kurz vorher gestorbene Mann sei nicht
gestorben, sie sei der König von Italien und England, der König von Italien verfolge sie schon
lange wegen 3 Paar Strümpfe.

Zeitweise hatte sie Personenverkennungen, halluzinierte wohl auch. Es kam zu flüchtigen Wahnbildungen, stets zu deliranten Erlebnissen.

Bemerkenswert ist ferner, daß der jedesmal in der Krankheit sich einstellenden Gewichtsabnahme bei der Genesung noch keine Zunahme entsprach. Einleitend merkt die
Kranke schon Wochen vorher ein Blitzen in den Augen und beim Schließen der Augen ein
ungewöhnlich reiches Farbenspiel.

Referent hat die Patientin III. 21 in ihrer Villa aufgesucht und lange mit ihr und
ihrer Dienstmagd verhandelt. Darnach ist die Patientin bei langen, freien Zwischenzeiten
auch jetzt noch zeitweise krank, wobei die geistige Störung ganz in der gleichen Weise wie
früher verläuft, nur daß sie mildere Formen angenommen hat. In freien Zeiten ist Frau
Basilius in der Tat vollkommen gesund, wie der Referent sich überzeugen konnte. Sie
macht einen lebhaften, geweckten, freundlichen, vollkommen geordneten, liebenswürdigen
Eindruck, führt die Unterhaltung, liebt es allem Anscheine nach, den Dingen die heitere
Seite abzugewinnen, und steht ihrer Krankheit mit voller Einsicht gegenüber. Sie spricht
auch ohne Scheu davon und berichtet von einer Unmenge deliranter Erlebnisse, die sie während ihrer stuporösen Phasen gehabt hat: so wie sie auf einem Schiff zu fahren wähnte,
Szenen in fremden Ländern erlebte, um sich herum ein Heerlager sah, alle Kranken als
schlafende Soldaten betrachtete und sich ihre Umgebung in der wechselndsten, höchst phantastischen Weise umgestaltete. Auch jetzt hat sie anscheinend noch derartige Zustände.

In den freien Zeiten muß sie wegen starker gichtischer Beschwerden meist das Bett
hüten und kann sich kaum aus dem Hause trauen, weil sie auch sonst körperlich recht hin-
fällig geworden ist. Sie ist hochgradig abgemagert, zeigt einen mäßigen Grad von peripherer
Arteriosklerose, keinerlei intellektuelle Defekte. In ihren Reden ist sie vollkommen geordnet;
man ertappt sie nie auf irgendwelchen zerfahrenen Gedankengängen; nur zeigt sich eine
gewisse Weitschweifigkeit. Es ist vor allem die ungewöhnlich heitere Lebensauffassung,
die den Grundzug ihres Wesens ausmacht, dabei anscheinend immer in der gleichen Weise
bestanden hat.

Die psychotischen Zeiten währen mehrere Wochen, die freien bis zu vielen Monaten.
Zurzeit ist Frau B. acht Monate lang gesund.

Es handelt sich also um eine Kranke von heiter-lebhafter Veranlagung, die
im 46. Lebensjahr zum erstenmal eine Verstimmung von einigen Monaten Dauer
durchmachte, und vom 52. Lebensjahre ab an periodischen, manisch-gefärbten
Zuständen erkrankt, die mit tiefer Bewußtseinstrübung und traumhaft delirantem
Erleben einhergehen, zum Teil unproduktiven, zum Teil manisch-stuporösen
Bildern gleichen und nur selten einen rein manischen Charakter annehmen.
Die Stuporzustände dürften zuzeiten kaum von entsprechenden katatonischen
Formen unterscheidbar gewesen sein, wenn auch meist ein frischer Zug und eine
gewisse Anregbarkeit die Grundstörung durchscheinen ließen. Bemerkenswert
ist die weitgehende Verworrenheit, die zusammen mit offenbar rasch wechselnden

szenenhaften Erlebnissen immer wieder zum Ausdruck kommt. Bei der starken Lockerung ihres Gedankenganges kommen auch recht unsinnige, flüchtige Wahnideen zum Vorschein. Vorübergehend hat der Stupor einen ängstlich-depressiven Anstrich, während sonst, abgesehen von der ersten Erkrankung und mehrfachen, leicht melancholischen Nachstadien, depressive Zeiten nicht hervorgetreten sind.

Daß es sich hier um eine manisch-depressive Erkrankung handelt, wird aus Vorgeschichte und Verlauf, der besonderen Symptomgestaltung, so abweichend von gewöhnlichen Bildern die Zustände auch häufig sind, und aus der vollkommenen Erhaltung der Persönlichkeit nach unzähligen Anfällen schon an sich klar. Auch die gleichartige Belastung von seiten der Mutter ist eine Stütze für die Diagnose. Irgendwelche besonderen schizophrenen Erbkomponenten kommen bei der Kranken, soweit dies aus der Erbtafel ersichtlich ist, nicht in Frage.

Hinzuweisen ist besonders auf den jetzt bestehenden Wechsel zwischen körperlich und geistig kranken Zeiten. In der Psychose werden die gichtischen Beschwerden geringer, ja überhaupt nicht bemerkt. Die Belastung von seiten des Vaters macht sich nur in gesunden Zeiten geltend. Angesichts der von der Mutter übernommenen Erblichkeit wird klar, daß ein unmittelbarer Zusammenhang zwischen der körperlichen und seelischen Erkrankung nicht angenommen werden darf, so sehr dies auch gewissen Theorien entsprechen würde.

Frickl, Franziska, geb. 1. IV. 57, Erzieherin. Hered.: Vater war Volksschriftsteller, manisches Temperament. Mutter heiter.

Vorg. Sehr gute Erziehung; war sehr nettes, freundliches, liebenswürdiges Mädchen, unauffällig, heiter.

Nach Bruch eines Liebesverhältnisses erstmalig erkrankt; aufgeregt; lärmt, redet irr; schamlos; Größenideen; sei regierende Fürstin; verträgt keinen Widerspruch; schlaflos. Deshalb

I. Aufn., I. A. B., IX.—XII. 78. Ganz verwirrt; sei Gemahlin des Erzherzogs; hoffärtig, trotzig, provozierend; stampft, befiehlt; zusammenhangslos; ideenflüchtig; oft in einem Satz mehrere Sprachen; sehr erotisch; trinkt aus Nachttopf; motorisch erregt; „Gehirnhyperämie". Allmählich Besserung. (Nichts Näheres über Verlauf.)

ZZ wieder in Stellungen in der Heimat, ohne jede Störung.

II. Aufn., Kr. I. A. M. 12. III.—2. VI. 80. Aufgeregt; plaudert; singt; kokette Bewegungen; nicht zu fixieren. 15. III. Harmlos erregt. 19. III. Ohne Anlaß stürmisch, bedrohlich; zertrümmert Spiegel, räumt Kommode aus; herrisch, herausfordernd. 20. III. Nachts unruhig, unrein; wirft sich auf den Boden, fuchtelt mit den Armen, schwatzt fortwährend ungarisch, deutsch; ißt ordentlich. 26. III. Liegt gern auf dem Sofa, reckt, streckt sich, singt, lacht, scheint Gefühl hochgradigster Euphorie zu haben. Gegen Umgebung unzugänglich. 29. III. Ruhiger. IV. Längere Zeit stuporähnlicher Zustand; will nicht aufstehen; nachlässig in Kleidung und Körperpflege; spricht wenig, verwirrt, benimmt sich kindisch und läppisch. V. Allmählich zugänglicher, mobiler; vorübergehend Einsicht. Für manischen Zustand lückenlose Erinnerung bis ins einzelne. Damals Sinnestäuschungen, vor allem von seiten des Gehörs, und geschlechtliche Sensationen.

2. VI. Gebessert entlassen. Leidliche Einsicht. Himmel voller Geigen.

ZZ gesund; Beruf als Lehrerin; immer korrekt. Nach Gebirgstour gedrückt, schwermütig; starrt regungslos vor sich hin, ißt schlecht.

III. Aufn., 4.—15. VI. 81. Zunächst wie daheim, etwa 4—5 Tage lang. Spricht nichts. Dazwischen gelegentlich „hysterische Zutäppigkeit"; schmiegt sich schwärmerisch an Arzt, drückt ihm lange die Hand, wortlos. 10. VI. Plötzlich wie umgewechselt, ruhig, freundlich, frei. Aus bösem Traum erwacht. Vollkommene Einsicht. Habe wiederholt Personen verwechselt, den Direktor mit König Max. Habe sich für verloren angesehen, sich merkwürdig gedrückt gefühlt.

IV. Aufn., 18. VII.—21. IX. 81. Sitzt mit aufgelöstem Haar, seitwärts gewandtem Blick, niedergeschlagenen Augen. Gibt keine Antwort. Dreht sich auch nicht nach dem

Arzt um. In den nächsten Tagen bei gleichem Verhalten zeitweise kurze, mehrsprachige, zusammenhangslose Äußerungen. Liegt stundenlang mit geschlossenen Augen auf der Chaiselongue. Wiederholt zertrümmert sie ganz unmotiviert das Geschirr, wirft Essen auf den Boden, gibt darüber auf Fragen schnippische, ausweichende Antwort. Gegen Pflegepersonal sehr gereizt; schimpft über schlechte Bedienung; dabei sehr unlenksam; spuckt, kratzt, beißt, stößt mit den Füßen, wenn sie frisiert und angezogen werden soll. Will Kleider von daheim, zerreißt ihr Unangenehmes. Zeitweise im Bett; wirft alles durcheinander, zerreißt, zerschlägt. Im Garten geht sie durch Dick und Dünn mit aufgelösten Haaren, bleibt hängen, reißt Sträucher ab. Setzt mit geschlossenen Augen allen Fragen hartnäckiges Schweigen entgegen. Einmal schreibt sie einen französischen Brief an den Vater. Ißt unregelmäßig. Nächte unruhig, rein. VII. Versetzungsversuch mißlingt, obwohl sie darnach drängt. Legt sich sofort aufs Sofa, spricht laut, dominierend, spielt stundenlang Klavier, ist sehr ungeniert. Bei Besuch der Mutter heftig erregt; wirft Tasse mit Kaffee heftig zu Boden, weil Gift darin sei, schimpft; kaum zu beruhigen. Anspruchsvoll, affektiert; spricht in manieriert legerer Weise in verschiedenen Sprachen; viele Wünsche; gereizt. IX. Rascher Wechsel; zugänglich, geordnet, natürlich; Einsicht. Kleidet sich sorgfältig; freundlich, bescheiden; beschäftigt sich. Rasche Fortschritte; heiter, zutraulich, natürlich, zufrieden; möchte bald entlassen werden. Schreibt geordneten, freundlichen Brief an die Mutter, ist liebevoll, ruhig bei deren Besuch. Hat ziemlich vollständige Erinnerung. Hielt Personen der Umgebung für historische Persönlichkeiten (Ludwig XIV., Caesar, Kaiserin Elisabeth); nennt das ihren „Geschichtswahn". Gleichmäßig, normal entlassen. Faßt die Krankheit ziemlich leicht, hat keine Befürchtungen für die Zukunft.

V. Aufn., 24. XII. 82—10. I. 83. Seit der Entlassung 2 mal kurz trübsinnig, sonst äußerst fleißig als Lehrerin tätig. Hatte ein Verhältnis mit einem geistlichen Geschichtsprofessor, der sie zu verführen suchte. Verwicklungen; Streit mit der Mutter. Rasch erregt. Bei Aufnahme tobsüchtig, verwirrt; lacht Fragesteller blöde an oder verbirgt Gesicht in den Händen. Gibt keine Antwort. Untertags meist ruhig, nur zeitweise laut schreiend, singend, sich auf dem Boden wälzend; beruhigt sich immer rasch. 25. XII. liegt sie im Saal auf dem Boden; alles durcheinander, Pedal am Klavier zerbrochen. Weiterhin auf dem Boden oder mit aufgelösten Haaren herumlaufend. Spricht kein Wort. 30. XII. Ruhig, mutazistisch, beschäftigungslos; am Abend heiter, freundlich, gesprächig; gibt gut Aufschluß, hat gute Erinnerung; habe nicht anders gekonnt, schäme sich. Bald mit den Damen befreundet.

VI. Aufn., 13. VI.—31. VIII. 83. Kommt sehr erregt, strampelt ohne Rücksicht auf begleitende Männer mit den Beinen, singt, jauchzt; fliegendes Haar; gestikuliert, läuft umher. Entweder keine oder beziehungslose Antworten oder Gegenfragen; spricht in unverständlicher Weise, meist zwischen den Zähnen lispelnd, fremdartig. Meist ausgelassen, zeitweise gereizt; jäher Wechsel; dabei unverkennbar sexuell erregt. Sitzt vor sich hinplaudernd, springt oder tanzt, läuft mit aufgelöstem Haar und affektierten Gebärden singend umher, schmeißt Fenster zu, reißt Kranke herum, wirft alles umher, läuft in Strümpfen oder barfuß im Garten; zw. in impulsiver Weise erregt und gegen Kranke und Personal gewalttätig. Gegen Arzt immer lenksam; auch wenn zornig, gewisse Grenzen. Zerreißt, wirft um, schlägt zu. So mehrere Wochen mit geringen Schwankungen, in denen sie mehr räsoniert. Mitte VII. etwas beruhigt; hat aber wenig Einsicht, schreibt Gereiztheit der Behandlung zu; wird bald wieder erregter; spricht verwirrt vor sich hin. Dann noch mehrfach leichte Schwankungen. Zu Zeiten der stärkeren Erregung immer unrein, isoliert. Anfang VIII. noch zeitw. eicht erregt; übt herbe Kritik an der Behandlung; gelegentlich unartig gegen die Mutter. In den letzten 14 Tagen anhaltend geordnet, ruhig, guter Stimmung.

VII. Aufn., 27. V.—9. IX. 84. In den letzten Tagen bald traurig, bald heiter; benahm sich auffallend auf der Straße. Geht gutwillig in die Anstalt. Hier sofort pathetische Haltungen; singt affektiert; ganz wie früher. VI. Zeitweise isoliert, da dann am wenigsten erregt. Ungeniert; näßt gern ein; unzufrieden, abweisend, erotisch; sieht nach dem Arzt zwischen den Fingern durch; oft keine oder schnippische Antworten. Gegen Umgebung tätlich. Mitte VII. Ruhe, Besonnenheit, 1 Tag sogar vollkommene Einsicht. Gibt spontan gute Auskunft über Gehörshalluzinationen. Tags darauf wieder ansteigende Erregung, Umherlaufen usw., Entkleiden. Ende VIII. beruhigt, doch noch wechselnde Stimmung, nicht ganz einsichtig. 9. IX. Genesen entlassen.

VIII. Aufn., 8. VIII. 85—7. I. 86. In der ZZ gesund, nur beim Tode der Mutter auffallend betrübt. Vor 8 Tagen allmähliche, heitere Erregung; nachts fortwährendes Singen immer desselben Liedes; sprach mit niemand, lachte nur still vor sich hin. In der Anstalt anfangs leicht manisch, heiter, unruhig; fortwährendes Sprechen und Singen; grob, patzig gegen Pflegerinnen. Bald unruhiger, unzugänglich; spricht wenig und nur Ungezogenheiten, singt, wirft Geschirr, entkleidet sich; hat die Haare offen; oft unrein, sehr tätlich. Sexuell sehr erregt, doch dezent. X. Allmählich klarer, ruhiger, doch noch vorübergehend erregt. XII. Besserung; ruhig, liebenswürdig; freier Ausgang; ordentlich; Einsicht.

IX. Aufn., 7. X. 86—15. III 87. Kommt selbst, fürchtet neue Erkrankung. Gibt zunächst geordnete, doch mürrische Antworten; im weiteren Verlauf der Untersuchung grob; grimassiert, singt, fuchtelt, stampft. 9. X. Unruhiger; singt nachts fortwährend, speichelt viel, ißt schlecht. 15. X. Geht auf und ab, singt stereotyp, spuckt, wirft nach dem Licht, sitzt in unanständiger Haltung auf dem Sofa; aggressiv; entkleidet sich, zerreißt, nimmt Essen fort, schlägt, stößt andere. XI. Oft sehr tätlich; isoliert. Gegen Ende weniger zerstörungssüchtig; fragt nach Besuchen, wünscht Verlegung. XII. Ordentlicher. Am Weihnachtsabend düstere Betrachtungen über die Zukunft; nachts ruhig, doch schlechter Schlaf. Ende II. 87 noch etwas anspruchsvoll; bald aber sehr freundlich. Genesen entlassen.

X. Aufn., 4. VII. 87—16. IX. 89. Kommt selbst. Bald wieder stereotypes Singen und Deklamieren; dazwischen begrüßt sie Bekannte, spielt Klavier. Geschäftig; verschiebt Möbel, rennt umher. Schauspielerische Gesten, häßliche Grimassen. Besonderer Bewegungsdrang im Garten; steigt auf Tische und Stühle, reißt Zweige ab. Bei Anrede weicht sie zunächst aus; dann höchstens unverständliche, theatralische Handbewegungen oder Zunge herausgestreckt. 6. VII. Nachts ruhig, tags aufgeregt; viel heftiger als gestern erregt; fortwährend lautes Singen; äußerlich noch gut beieinander; nur aufgelöstes Haar. Bisher ist es unmöglich, eine Antwort zu bekommen. So geht es weiter. Seit 19. VII ständig isoliert; wirft Essen und Waschschüssel nach Personal oder in die Ecke, zerreißt; mehrfach unrein, äußerlich sehr vernachlässigt. Nimmt alle möglichen Stellungen ein; meist ruhig, dazwischen erregt; Singen und Deklamieren; gegen Arzt unzugänglich, gegen andere zuvorkommender. Benahm sich gegen Oberarzt, als schäme sie sich. Seit Oktober gebessert; Erregung abgeklungen. Freundlich, liebenswürdig, gescheit, fleißig, bescheiden; freier Ausgang; mild im Urteil; will längere Zeit in der Anstalt bleiben. Gut bis IV. 88. 22. IV. Seit einigen Tagen verstimmt ohne Ursache; Schlaf schlecht; keine Angst; spielt Karten. 23. IV. Letzte Nacht 2 Uhr laut zum Fenster hinausgesungen; morgens manisch. Haare wirr; rotes Gesicht; sexuell erregt. Von da ab weiter erregt in der früheren Art, doch weniger heftig; bleibt auch einigermaßen zugänglich, gibt Antwort. Mitte VI. etwas beruhigt, doch nicht in der ruhigen Abteilung zu halten, da sie anderen Kleider nahm Nach einem Monat beruhigt. 15. VIII. Überraschender Brief an den Vater, in dem sie die feste Absicht ausspricht, den Oberarzt zu heiraten. 11. X. Abgesehen von einer gewissen Vertraulichkeit normal. Hat die anderweitige Verlobung des Oberarztes mit freundlicher Anteilnahme aufgenommen. Zieht Verkehr mit Gesunden vor. 2. I. 89. Bisher gut; freier Ausgang. Seit 1. I. verstimmt; mag nicht ausgehen, klagt über schlechten Schlaf. 14. I. Depression hält mit einigen Schwankungen an. Doch macht sie Gesangsübungen und ein Konzert mit, wenn sie sich auch zuweilen nur schwer entschließen kann. Schläft oft schlecht. Gestern zum ersten Male freier Ausgang. Bis Ende II. deprimiert. 27. II. Vorgestern plötzlich Umschwung; klagt über innere Unruhe, legt sich zu Bett, um Unruhe zu bekämpfen. Versteckt sich bei der Visite. Nachts gesungen. 1. III. Erregung. 15. III. Bisher hochgradig erregt, wie früher. Schickt heute an Vater Verlobungsanzeige: „F. F., Dr. Ch. G. Verlobte, M. 13. III. Finis." 15. IV. Erregung etwas geringer. Steckte auf eigenen Wunsch gebrachte Kleider in Nachtstuhl. 27. IV. Erotische Briefe; tätlich. 1. VI Zahlreiche Wünsche, Wunderlichkeiten in Toilette. 16. IX. 89 entlassen. Will Gouvernantenstelle annehmen; keine Einsicht in das Gewagte des Unternehmens. Feste Hoffnung, nicht wiederzukehren.

In den Jahren 90 bis 94 XI.—XV. Aufn. Dazwischen jeweils eine Reihe von Monaten draußen; hatte Stellen inne, in denen sie gut tat, sich sehr glücklich fühlte. Eine neue Erregung oder eine Depression, die Wochen bis Monate anhielt, brachte sie immer in die Anstalt zurück.

Die Erregungen sehen den früheren gleich. In den deprimierten Zeiten findet sich nichts Auffallendes.

XVI. Aufn., 25. VIII. 94—1. V. 95. Bis vor 5 Tagen gesund und unauffällig; dann allmählich erregt. Bei Aufnahme geht sie an den Ärzten gereizt vorbei, stiert vor sich hin; Haare gelöst; gibt keine Antwort, legt sich mit den Schuhen ins Bett; ist desorientiert, kennt nur nach langem Besinnen den Arzt wieder; will allein sein. 27. VIII. Ziemlich aufgeräumt; zieht Vergleiche; Wünsche nach eleganterer Ausstattung des Zimmers, Kost, Promenade, Unterhaltung. Benimmt sich wie verwöhnte, auf großem Fuß lebende Dame. Sprache manieriert kindlich, stößt an wie kleine Kinder. 28. VIII. Nachts ruhig; ißt viel. 13. X. Bisher manisch, gehoben, isoliert. Will „gnädiges Fräulein" genannt sein; viel im Bett; unordentlich, manchmal sexuell erregt, leicht zornig, oft unrein. Dann rasche, vollkommene Genesung, nachdem sie vorher noch 14 Tage leicht deprimiert war.

XVII. Aufn., 23. VII.—23. XII. 95. Wie sonst; ziemlich mürrisch; stellte allerlei absurde Behauptungen auf: habe von einem Arzt die grünen Blattern geerbt. Rasch besser.

Bis 98 2mal wegen Depression kommend; dann erregt werdend. In einer neuen Erregung verlangt sie, daß die Leiche des kürzlich verstorbenen Vaters exhumiert werde, weil er ohne schwarze Krawatte beerdigt worden sei. In derselben Erregung beschuldigt sie den Oberarzt, ein geschlechtliches Attentat auf sie ausgeübt zu haben.

Zwischen den nun folgenden Aufnahmen höchstens bis zu 8 Monaten in der Freiheit; fast immer in Stellen, in denen es teilweise recht gut ging. Einmal konnte sie bei den ihr anvertrauten Kindern nicht genügend Disziplin halten und wurde im Anschluß daran deprimiert. Meist überhaupt in einem leichten Depressionszustand zurückgebracht oder selbst eingetreten, da sie sich draußen bei herannahender Depression unsicher fühlte. Meist in leicht hypomanischer Stimmung, wenn auch äußerlich vollkommen geordnet, entlassen, immer voller Hoffnung, daß sie nun zum letzten Male erkrankt sei. Anscheinend hat sie auch in den Zeiten der Freiheit leichte Schwankungen durchzumachen gehabt.

XXV. Aufn., 31. XII. 04—17. I. 07. Freiwillig wieder eingetreten nach lamentablem Brief an den Direktor; ruhig, bescheiden; hatte wieder Stelle. Im Brief gegen Gewohnheit nachlässige Schrift. Leicht deprimiert bis IV. 28. IV. Störend; kommt in Erregung, die der früheren gleicht; erotisch, manieriert, reizbar. VI.—VII. neue Erregung; läuft herum, kümmert sich wenig um andere, hebt Rock merkwürdig geziert; manierierte Haltung, gehobene, überlegene Stimmung. Augen quellen hervor. Verfolgt Arzt mit feurigen Blicken. Spricht wenig, langsam, gemessen, jedes Wort stark akzentuiert. Zusammenhang sehr oberflächlich; schnoddrige Bemerkungen, dazu bizarrste Grimassen; kokett, schnippisch. In ihrem Kopfe sei starkes Durcheinander. Doch ist sie imstande, einige Gedanken klar auszudrücken. Bewegungen langsam, gemessen; dasselbe Tempo wie sprachliche Äußerungen. Ißt, schläft. Krankheitsgefühl. Scheint mit sich selbst unzufrieden. Beschäftigt sich nicht. Innere Ideenflucht bei Denkhemmung; auch sprachlich leicht gehemmt. VII. Etwas ruhiger. Vollkommen zugänglich; geht gern auf Scherze ein, unterhält sich gern, spricht nur bei Fragen. Gegen Personal morgens aggressiv, hat mit Tellern geworfen. Von X. ab weitere Beruhigung; doch noch leicht hypomanisch. Schließlich nicht von freiem Ausgang heimgekehrt.

Nach der XXVI. Aufn., die am 29. III. 07 erfolgt, nachdem Pat. wieder in einer Stelle war, in der sie ängstlich und deprimiert wurde, blieb Pat. 13 Jahre in der Anstalt. Hier die üblichen Schwankungen; Wechsel zwischen Erregung und Hemmungszuständen mit teilweise freien oder nahezu freien Zwischenzeiten, in den Pat. sich nach Ermessen bewegen darf, freien Ausgang erhält, musiziert, malt, liest. Durch den 17 erfolgten Tod der Schwester, zu der sie wohl nie ein besonderes Verhältnis gehabt hat, ist sie auffallend wenig betroffen. Sie ist vor allem um ihre bei der Schwester befindlichen Sachen besorgt, kommt bald darauf von einem freien Ausgang betrunken heim, wohl in einer beginnenden Manie. Sicheres läßt sich darüber nicht sagen, da die Kg zu kurz gehalten ist.

Anfang 20 kehrt sie von einem freien Ausgang nicht zurück, nimmt wieder eine Stelle an, in der es in der ersten Zeit gut geht. Dann wird sie wegen einer neuen einsetzenden Erregung in die Klinik gebracht.

XXVII. Aufn., Klinik München, 8. IV. 20, dann E. Körperlich außer starkem Exophthalmus und leichten Ödemen an den Unterschenkeln nichts Besonderes. Psychisch: Völlig orientiert. Gedächtnis intakt, Merkfähigkeit etwas herabgesetzt. Intelligenz gut. Pat. hat nicht immer Lust zu antworten; bei Intelligenzfragen überlegenes Lächeln.

Macht gute Angaben zu ihrer früheren Vorgeschichte bis zur ersten Aufnahme in die Anstalt. Behauptet, nie in der Anstalt gewesen zu sein; das sei ihre Doppelgängerin gewesen. Auch jetzt sei sie nicht krank. Scheint aber doch ein gewisses Krankheitsgefühl zu haben. Außerordentlich manierierte Sprache, lebhaftes Grimassieren. Man hat den Eindruck von etwas Gemachtem, Absichtlichem, als ob Pat. Theater spiele, sich einen Spaß daraus mache, so affektiert wie nur möglich zu sprechen und die entsprechenden Gesichter dazu zu schneiden. Muß manchmal selbst über sich lachen. Ausdrucksweise gewählt. Auf Frage, warum sie so spreche: „Gott gebietet über die Sprache. Der uns werden ließ, der hat das Recht, den Hauch zurückzufordern." Stimmung vorwiegend heiter. Pat. lacht mit, wenn man über sie lacht oder einen Scherz macht. Nur zuweilen vorübergehend gereizt. Meint, Ärztin wäre dumm, wohl selbst bei Ranke oder bei Rehm (Privatheilanstalten) als Kandidatin des höheren Blödsinns gewesen." Schnippische Antworten; aber gleich wieder in ihrer heiteren Stimmung. Führt gern Reime und Sprichworte an. Auf Frage, wie alt sie sei, sehr entrüstet; so etwas dürfe man eine Dame doch nicht fragen. Auf Frage nach Schatz: „Aber bitte, sagen Sie doch wenigstens Freund." Bei Frage nach Schwermut: „Tränen sind eine salzige Flüssigkeit, die der Tränenkanal entäußert." Ablenkbar, ab und zu leicht ideenflüchtig. Nicht zerfahren. Bewegungsunruhe gering. Zuweilen sogar auffallend unbeweglich. Geht mit auffallend kleinen Schritten tänzelnd zum Zimmer hinaus. Bei Beginn der Unterredung sah sie die Ärztin nicht an. Auf Frage: „Ich brauche mich doch nicht hypnotisieren zu lassen." Fragen nach Sinnestäuschungen, Beeinflussungen usw. verneint. Bei der körperlichen Untersuchung zunächst willig, dann ohne ersichtlichen Grund gereizt; sie traue der Ärztin nicht; reißt sie an den Haaren, spuckt um sich; grobe Schimpfworte. In dieser Erregung spricht sie nicht manieriert. Bald darauf im Bade läßt sie sich die körperliche Untersuchung gefallen. Bei der Untersuchung des Leibes: „Und das nennt man Psychiatrie." Anfangs im Bade ziemlich unruhig. Geht gemessenen Schrittes in manierierter, steifer Haltung immer denselben Kreis, rollt dabei die weit hervortretenden Augen, macht mitunter einförmige, unverständliche, manierierte Bewegungen mit den Händen, grimassiert ununterbrochen in der schaurigsten Weise. Bei Anrede oft keine Antwort; manchmal schnippisch entgegnend. Auf die Psychiater sehr schlecht zu sprechen. Gibt bei der Visite nicht zu erkennen, daß sie den Direktor der Klinik kennt; nur einige schnippische Antworten. Im weiteren Verlauf immer heiter, zu Scherzen aufgelegt; spricht viel weniger manieriert, oder doch nur zeitweise; mitunter ideenflüchtig, nie zerfahren. Schließlich gar keine Bewegungsunruhe mehr; geht zunächst noch auf Unterhaltungen ein; endlich still im Bett, gerade vor sich hinsehend, oder aber mit geschlossenen Augen; gibt nur noch kurze oder gar keine Antworten auf Fragen, lehnt Arzt und Schwestern ab, scheint innerlich stark beschäftigt, abwesend. Ißt und schläft gut. 15. IV. nach E. überführt. Hier schneidet sie auf der Abteilung fürchterliche Grimassen, gibt unklare Antworten, wisse nicht, weshalb man sie wieder gebracht. 29. IV. Geradezu entsetzliche Grimassen; dreht die Augen heraus, glotzt, schiebt die Lippen vor oder verzieht sie in abschreckender Weise. Nachts laut und störend. Verlegung. Nach einigen Wochen beruhigt.

Eigene Katamnese. 19. XI. 20. Ganz Dame; unterhält sich in der liebenswürdigsten Weise. Erinnert sich kaum an den Aufenthalt in der Klinik, erkennt erst den Ref. garnicht wieder, muß sich besinnen; dann fällt es ihr ein. Betrachtet die Anstalt als eine Art Pensionat, was für sie den Tatsachen annähernd entspricht. Sie lebt in der ruhigsten Damenabteilung, fühlt sich wohl hier, zeigt voll Stolz die Räume. Spricht nett von ihren früheren Erinnerungen. Natürlich, frei in ihrem ganzen Benehmen und ihrer Sprache. Tadellos in der Aufmachung. War beim Kommen des Ref. mit einem englischen Buch beschäftigt. Sicher nicht die Spur eines charakteristischen Defektes.

Betrachtet den Besuch des Ref. nicht als einen ärztlichen, erkundigt sich nach allem möglichen, sie Interessierenden, beantwortet Fragen nach ihrer Krankheit kurz und sachlich. Man sieht aber, daß sie nicht sehr gern davon sprechen mag.

Am 7. IV. 21 neue Untersuchung in der Anstalt. Pat. ist entschieden in gehobener Stimmung, äußerlich viel weniger Dame, schlampig in der Kleidung; zeigt einen ausgesprochenen Beschäftigungsdrang, kann nicht ruhig auf dem Stuhl sitzen bleiben. In ihren Reden leichte, aber deutliche Ideenflucht. Äußerlich sehr liebenswürdig; doch merkwürdig ablehnende Haltung gegen den Referenten, dem sie nur wenig über ihre Krankheit anvertraut. Insbesondere gelingt es nicht, irgendwelche Nachrichten über die in den früheren Psychosen

durchgemachten traumhaft-dämmerigen Zustände zu bekommen. Sie gibt wohl zu, daß
sie krank gewesen ist, zeitweise auch ernstlich krank war, meint aber, daß vielfach äußere
Anlässe schuld an ihren Erregungen getragen haben. Über indifferente Dinge spricht sie
sehr geläufig. Sie zeigt ein gutes Verständnis für ihre Mitkranken, die sie zum Teil sehr
treffend schildert. Nichts von Zerfahrenheit, nichts Unlogisches. Auffällig ist die über-
triebene Mimik, die teilweise fast grimassierenden Charakter annimmt. Man hat den Eindruck, daß Pat. jetzt schon ein gewisses Krankheitsbewußtsein hat, es aber nicht zugestehen
will. Darf zurzeit nicht ausgehen.

Die Kranke ist seit ihrem 20. Lebensjahr eigentlich ununterbrochen krank.
Während anfangs nur Erregungszustände auftreten, stellen sich im weiteren
Verlauf auch Depressionen ein, die aber nie sehr tief gehen und nur kurz, höchstens bis zu einigen Monaten anhalten. Ganz freie Zeiten mögen anfänglich dagewesen sein, in den letzten Jahren zweifellos nicht mehr. Während die Depressionszustände als durchaus dem Typus entsprechend eine besondere Betrachtung
unnötig machen, verläuft eigentlich keine der Erregungen nach dem Bilde einer
einfachen Manie. Immer sind Züge beigemischt, die viel eher an eine Schizophrenie denken lassen. Es finden sich vor allem stets Manieriertheit, gezierte
Sprache, affektiertes Wesen, verschrobene Bewegungen und Stellungen, abscheu-
liches, ununterbrochenes Grimassieren, läppisches, kindisches Benehmen. Daneben hört man von Gehörshalluzinationen, geschlechtlichen Sensationen; es
setzen aus scheinbar vollkommener Ruhe unvermittelt nicht erklärliche, lange
festgehaltene Wahnbildungen ein; verschrobene, unverständliche Reden werden
geäußert; die Patientin erhebt seltsame Forderungen, der Vater solle exhumiert
werden, weil er ohne schwarze Krawatte beerdigt worden sei; Stereotypien
treten zutage, und vor allem stellen sich langdauernde Stuporzustände von bald
mehr heiterem, bald mehr depressivem Anstrich ziemlich häufig ein. Meist
ist die motorische Erregung nicht von Rededrang begleitet, oder der Affekt stimmt
nicht mit Denk- und Willensstörung überein. Bei ersichtlicher Denkhemmung
findet sich ausgesprochene Ideenflucht (1904). In diesen ungewöhnlichen Zuständen scheint manchmal das Bewußtsein nur wenig getrübt zu sein. Aus dem
Stupor heraus erfolgen unvermittelte, triebhafte Gewalttätigkeiten. Patientin
ist oft unrein. Sie erinnert sich mitunter an die Zeiten der schlimmsten Erregung
bis in alle Einzelheiten hinein.

Besonders bemerkenswert sind gewisse Stuporzustände, vor allem jener bei
der 4. Aufnahme im Jahre 1881, in welchem die Kranke allem Anschein nach das
bunteste, traumhafte Erleben, „Geschichtswahn‟, hatte. (Kraepelin weist
auf unsere Kranke in seinem Lehrbuch bei der Besprechung der deliriösen Formen
kurz hin.) Man muß wohl annehmen, daß hier ein ziemlich erheblicher Grad
von Bewußtseinstrübung bestand.

Trotz der ungemeinen Häufung der Anfälle und der zweifellosen Schwere
der Zustände finden wir jetzt, nach 43 Jahren anhaltender Krankheit, nicht die
leisesten Zeichen eines Persönlichkeitszerfalles. Frl. Frickl schwankt nach wie
vor zwischen Zeiten der Erregung und der Depression in ihren verschiedenen
Gestaltungen hin und her und hat daneben nahezu freie Zeiten, in denen sie,
unauffällig, sich gewandt und in keiner Weise zerfahren allenthalben zu bewegen
vermag. Bei näherem Eingehen fällt lediglich der Umstand auf, daß die Kranke
ihrem schweren Leiden außerordentlich optimistisch gegenübersteht und nach
außen den Eindruck zu erwecken sucht, als sei sie ganz gesund. Jedoch befindet

sie sich, wenn sie derartige Behauptungen aufstellt, zweifellos in einem hypomanischen Zustand.

Es kann nicht in Frage gestellt werden, daß wir es hier mit einem sehr schweren Fall von mdI zu tun haben, dessen eigenartige Anfälle offenbar im wesentlichen als Mischzustände zu deuten sind. Vorwiegend finden sich unproduktive Manien, bei denen der heiteren oder gereizten Erregung keine Beschleunigung des Gedankenganges entspricht. So sind wohl eine Reihe der absonderlichen sprachlichen und motorischen Äußerungen zu erklären. Mitunter kommen auch gehemmte Manien vor und teilweise recht verwickelte Zustände, wie die 1904 beobachtete Verbindung von Denkhemmung, Ideenflucht und Erschwerung der äußeren Sprache bei sonstiger motorischer Erregung. Daneben ergeben besondere Bilder die Stuporzustände, in welchen bei heiterer oder trauriger Verstimmung meist wohl ein lebhaft bewegtes Gedankenleben in der Form einer sich in traumhaften, visionären Erlebnissen abspielenden inneren Ideenflucht besteht, zu anderen Zeiten eine mehr oder weniger tiefgehende Denkhemmung, wodurch die spärlichen sprachlichen Äußerungen besonders zusammenhangslos zu werden scheinen. In den Zwischenzeiten zwischen zwei Anfällen, in den reinen Depressionen und vereinzelt auch in kurz dauernden, rein manischen Zuständen läßt sich an der Kranken Verdächtiges nicht finden.

Vorwiegend in den jüngeren Jahren scheinen vereinzelt schwere seelische Erschütterungen anfallsauslösend zu wirken. Mitunter treten hysterische Züge in den Krankheitsbildern hervor. Eine weitergehende Bedeutung kommt diesen Erscheinungen aber nicht zu.

Zur Stütze der Diagnose kann man noch anführen, daß der Vater der Kranken allem Anschein nach ein ausgesprochen hypomanisches Temperament war.

Perr, Anna, geb. VI. 65, Köchin. Hered.: Eine Base leidet an Epilepsie. Der Vater hatte die Gewohnheit, vor sich hinzusprechen, war ein heiterer Mann.

Vorg.: Immer ganz gesund, ruhig, bescheiden, kurz, einfach, sehr arbeitsam, sehr tüchtig als Köchin, allgemein beliebt. Zw. sehr lustig. Ihren eigenen Erzählungen nach in der Jugend vielleicht Schwankungen. 2 uneheliche Partus. Immer schlagfertig, voll Humor.

Erst einfache Stallmagd, dann Zimmermädchen, bildete sie sich allmählich, auch unter Geldopfern, zielbewußt zur Köchin aus und war in den letzten Jahren als solche neben anderen Dienstpersonen in sehr angesehenen Herrschaftshäusern, von denen sie sehr gut weiter empfohlen wurde, tätig.

1904 erste Psychose. Seit 3 Tagen schlechter Schlaf, Kopfschmerzen, Träume, tags traurig. Heute ganz zerstreut; machte keinen Kaffee, sprach durcheinander.

I. Aufn., Kl. München, 20. XII. 04—23. I. 05. Hände zyanotisch. Ausdruck ängstlich, erwartungsvoll; zw. unruhig; geht aus dem Bett, betrachtet andere Kranke. „Negativistisches Wesen." Verschließt bei Aufforderung, Zunge zu zeigen, krampfhaft den Mund, um dann doch Befehl auszuführen. Auffassung, Aufmerksamkeit prompt; örtl. orientiert; Gedächtnis gut; sei so dumm im Kopf; etwas manieriert, steif. Wie alt? „Ich habe noch gar nicht gelebt." Man muß alles mit vieler Mühe herausholen. Schwer zu fixieren. Sei 10 oder 8 Jahre in München. Wisse nicht, wie ihr sei; es sei ihr öfter schlecht geworden. Hört plötzlich: „Er erhält und regiert die Welt." Das habe im Augenblick Prof. Kl., bei dem sie in Dienst war, gesagt. Glaubt, daß was Schlimmes kommt; sie werde gekreuzigt werden. Keine Begründung. Leute auf der Straße reden über sie. „Es sieht so aus, als ob mein Ende käme." Verlangt ins andere Zimmer. Weshalb? „Da habe ich gemeint, ich muß meinen Herrn auslassen, dort kommt er wahrscheinlich so als." Rechnet ordentlich, nennt Kreise Bayerns richtig. Verrechnet sich um 4 Tage. 25. XII. Fortwährend sehr unruhig und erregt; Bad. Glaubt, daheim zu sein. Hört oft Stimme des Dienstherrn. 28. XII. Erregt; drängt fort; kaum im Bad zu halten. Einpackungen. Spricht kein Wort; sieht nur immer mißtrauisch um sich, versucht, zu Mitkranken zu kommen, deren

Hand sie dann stumm erfaßt. Ißt schlecht. 30. XII. Völlig stuporös, widerstrebend. Muskulatur am ganzen Körper in hochgradiger Spannung. Deutliche Katalepsie. Mutazistisch. 1. I. 05. Steht nachts öfters auf, drängt sich an die Schwester. Kenne sich nicht mehr aus. Zeitlich desorientiert. Ort benennt sie zw. richtig. 11. I. Seit etwa 5 Tagen bedeutend besser; keine Hall. mehr; noch etwas stumpf. Doch Verlangen nach Beschäftigung. Erinnerung an Erregung oberflächlich. Müde und abgespannt; Einsicht gering. 16. I. Weiter gebessert; arbeitet fleißig, fühlt sich ganz gesund. Affektlos, interesselos. 19. I. Plötzlich erregt; drängt fort, schlägt mit beiden Fäusten an die Tür; für Zureden unzugänglich. Im Bade beruhigt. 23. I. Drängt fort; unzugänglich, ablehnend; schaut um sich, fährt plötzlich zusammen; ohne jedes Interesse für die Umgebung; leugnet hartnäckig Stimmen. Ungeheilt gegen Revers entlassen.

November 05. Kommt frisch, munter; sieht vorzüglich aus; nichts Krankhaftes mehr.

Spätere Erinnerung an die erste Psychose: Weiß, daß sie sich anfangs nicht auskannte. Einige eigene Aussprüche kennt sie genau. Hörte tausend Stimmen untereinander. Der Bruder sagte: „Wer kann es aushalten, wenn du die Welt zugrunde richtest." Ein Bekannter sagte: „Du Hur." Ein langer dicker Eichel- oder Nußbaum war umgefallen, darum dreimal eine Kette geschlungen. Die Kette sagte: „Daran sollst du erkennen, was du zu tun hast. Du mußt unverheiratet bleiben und muß dir jedes Joch recht sein." Nachher Erinnerungslücke. Dann kann sie ein ganzes Gespräch mit ihrem Dienstherrn, der sie besuchte, wiedergeben. Im ganzen aber keine klare Erinnerung an den Gang der Erlebnisse. Die Hall. haben sie sehr erschreckt.

ZZ. War zunächst bei Verwandten einige Monate lang, dann wieder im Dienst, fleißig und tüchtig wie zuvor. Zuletzt im Hause einer Exzellenz. 18. X. 07 aus vollem Wohlbefinden plötzlich verwirrt; fand nicht mehr heim, fand schließlich zur Schwester, machte dort zwei Selbstmordversuche, ohne Motiv zu wissen (genaue Erinnerung). Strick riß; als sie ein Messer ansetzte, kam Schwester hinzu. Dabei Hall.: „Du bist die Spinne, die du gelesen hast, und jetzt kannst du das Elend mit ansehen bis zum End." Andere Stimme: „Es gibt doch Messer; schone dich doch nicht gar so sehr." Nachts stand sie auf, ging zu Schwester und Schwager, verlangte Hacke und Beil; sie müsse diese umbringen. Deshalb

II. Aufn., Kl. M. 20. X.—20. XI. 07, dann D. bis 13. VII. 08. 21. X. Sehr erregt; schreit laut; ablehnend, aggressiv. 23. X. Ruhig, teilnahmslos im Bett, ablehnend; kenne Arzt nicht, brauche deshalb keine Antwort zu geben. Abends erregt; geht aus dem Bett. Ganz desorientiert. 25. X. Vollkommen ruhig, zugänglicher. Sei verwirrt im Kopf; jetzt sei es besser. Desorientiert. Rechenaufgaben nicht gelöst; versagt vollkommen bei der Kenntnisprüfung. 28. X. Erinnert sich an Ausbruch der Psychose, nicht an die erste Zeit hier. 3. XI. Ruhig, zugänglich; will arbeiten. 8. XI. Plötzlich wieder vollkommen verwirrt; kennt Umgebung nicht mehr, verläßt fortwährend mit geschlossenen Augen das Bett. Befehlsautomatie; sehr erregt; Bad. 9. XI. Läßt sich in der Nacht plötzlich zu Boden fallen; starke Schwellung an Stirn. Gibt an, daß sie durch den Boden wollte, da sie über der Sonne sei. Am Vormittag richtet sie sich plötzlich im Bett auf, läßt sich aus dem Bett fallen. Verwirrte Reden; es gebe keinen Tag, keine Nacht mehr. Sei längst tot. 10. XI. Wenig Nahrung. 12. XI. Etwas klarer; weiß nicht, was mit ihr geschehen. 20. XI. Vollkommen ruhig; nach D. Gibt über den Suizidversuch später an: „Im Bad bekam ich wieder Vorwürfe, ich bin zu faul und schone mein Leben, was Judas nicht getan hat. Ich sprang aus der Badewanne, nahm mir einen festen Ansprung und stürzte mich aufs Pflaster, daß es Feuer gespritzt hat; o, dachte ich, das ist die Sonne und diese wird der Himmel sein; ich wollte durcharbeiten und stürzte mich noch mal hin; es war aber dunkler, weil ich nicht mehr so viel Kraft hatte; dann kam ein Nachtdoktor usw." D.: Klar, ruhig, besonnen; zutreffende Angaben. Gute Erinnerung, nur an einige Tage in der Klinik nicht. Einsicht; fühlt sich wieder gesund, will aber noch Zeitlang bleiben. 26. XI. Ruhig, klar, besonnen; bestätigt Wahnideen, erkennt sie als krankhaft, kann sich nicht erklären, wie sie dazu gekommen. Etwas schüchtern. Keine Hemmung. 5. XII. Idem. Vor Verbringung nach der Klinik sei ihr gewesen, als ob sie, Schwester und Schwager allein auf der Welt seien. Alle anderen Menschen seien gestorben. Um nicht allein zu bleiben, habe sie sich umbringen wollen. Sorge habe sie sich gemacht, wie sie vorher Schwester und Schwager töten könne. Dann reißt bald Erinnerung ab, auch für die ersten Tage in der Klinik. Keine Hemmung. 16. XII. Eigentümlich gehalten in ihrem Benehmen; spricht nicht viel, verkehrt nicht.

1. I. 08. Letzte Tage leicht gedrückt; sitzt heute strickend auf ihrem Stuhl, lacht unaufhörlich, zw. schallend, weiß selbst nicht, weshalb. 26. I. Bisher wieder ruhig. Plötzlich erregt; würgt die Wärterin. „Ich muß für die Erbsünde büßen." Schamlos erotisch; masturbiert ohne Scham. 27. I. Plötzlich erregt; greift an. 28. I. Würgt eine Kranke, ruft, schreit. 29. I. Gespannt im Bett; stößt mit Füßen. 31. I. Anscheinend amnestisch. 12. II. Seitdem ruhig, träumerisch im Bett; geht auch heute nacht mehrmals um den Tisch herum, will zu anderen ins Bett. 27. II. Schlägt Fenster hinaus, weil sie keinen Kaffee bekommt. 15. III. Einige Tage isoliert. 10. IV. Verworren, erregt; greift blind an, zerreißt. 22. IV. Ruhiger; Garten; umarmt andere Kranke, weil sie meint, es seien ihre Töchter (hat gar keine). 3. V. Greift beim Anziehen Wärterin an; sitzt dann in Zelle, singt, meint: „Ich bin so lustig." 22. V. Ruhiger, klar, orientiert; strickt. 2. VI. Ruhig, geordnet, besonnen; drängt auf Entlassung. Sei gesund, noch nie so frei gewesen. 13. VII. Nach völligem Wohlbefinden gebessert entlassen. Keinerlei Erscheinungen mehr, kein Drängen.

ZZ. Wieder Stellungen, zuletzt wieder bei Professor. Sehr gute Zeugnisse. Oft Kopfweh. In den letzten Tagen gedrückt; verrichtete wie ein Automat ihren Dienst; war bescheiden, sprach nur das Notwendigste. Man war sehr zufrieden mit ihr. 4. IX. 10. Anfall, bei dem sie heftig schrie, Frost klagte. 5. Zwei solche Anfälle. Heute auffallendes Lachen. „Gestern mußte ich weinen, heute muß ich lachen." Schlief zuletzt schlecht. Unbestimmte Versündigungsideen; fürchtete Entlassung. Meinte plötzlich, Diener sei davou, kam im Küchenanzug in Salon; gegen Abend schnell schlechter; lief im Nachthemd, von allen gesehen, herum, wollte abends 10 Uhr Frühstück machen usw., wollte sich zum Fenster hinausstürzen; schwer zurückzuhalten. Bei Fahrt glaubte sie, Arzt sei ihr Mann, es sei Weihnachten.

III. Aufn., Kl. M. 6. IX.—17. X. 10. E., D. bis länger als 2. XII. 10. Kommt festgeschnallt; geschlossene Augen. Willig ins Untersuchungszimmer. Wolle sich untersuchen lassen, wenn Arzt sie heirate. Habe gesponnen, sich nicht ausgekannt; sei nicht krank, habe nur Zeitlang, weil sie hier sei. Meint, hier im Dienst zu sein. „Ich will einen Mann." Wozu? „Ja, wozu eine Dame einen Mann nimmt." Zeitlich desorientiert. Oft „ich weiß nicht." Dr. X. habe ihr das Heiraten versprochen. Persönlich orientiert. Geordnet, besonnen, zugänglich, heiter. Zw. triebhaft; stürzt sich über eine andere Kranke, sie vor Nadelstichen zu schützen; diese ist aber noch nicht gestochen worden, nur Pat. Befolgt prompt Aufforderungen, sperrt sich im nächsten Augenblick dagegen. Motorisch meist ruhig, springt aber z. B. plötzlich vom Stuhl auf und bleibt dann regungslos. Andeutung von Katalepsie. Suggestibel. Gibt zu, daß der Arztmantel rot sei, und ähnliches. Kopfrechnen eine Zeitlang gut; dann versagt sie bei einfachen Fragen. „Ich darf doch den Herrn Professor nicht übertreffen, wenn ich das ausrechne; ich bin doch bloß eine Köchin; mein Herr ist doch Univ.-Prof. Es wird wohl jetzt Krieg geführt; ich habe etwas von Sedan gehört" usw. Aufgefordert, sich aufs Sofa zu legen: „Darf ich? Ich ruiniere doch nichts, das möchte ich durchaus nicht. Dann ist auch alles verziehen, was ich gesagt habe." Telephoniert mit dem Gashahn, spricht mit Dienstherrn zur Zeit der I. Psychose. Gefragt, ob das ein Telephon sei: „Ja, ich suche Wasser, ich wasche meine Hände in Unschuld und bade sie in Schlamm." Pat. ist völlig analgetisch, empfindet Berührung. Sonst som. o. B. Befehlsautomatie. 7. IX. Spricht immerzu, geht aus dem Bett; Wache. 9. IX. Bad; singt stets die gleichen Worte einförmig vor sich hin; kein Affekt. Negiert Stimmen. 10. IX. Muß, da sie öfters ganz plötzlich aus der Wanne springt und den Kopf an die Wand zu rennen sucht — alles blitzschnell — gewickelt werden. Auch im Wickel singt sie best. vor sich hin, meist Volkslieder, zw auch sinnlose Worte. 12. IX. Sehr gehoben; singt, lacht; Schnadahüpfl. 16. IX. Seit 2 Tagen ruhig, besonnen, geordnet, nicht maniert; natürliche Ansprechbarkeit. Unklare Erinnerung; weiß nicht, wie lange hier. 23. IX. Klar, besonnen; berichtet eingehend über ihre bisherigen Psychosen. Erklärt das meiste aus wahnhaften Erlebnissen und Halluzinationen. Habe bei II. Pflegerin gewürgt, weil sie neben ihr einen Mann stehen gesehen habe, mit dem sie über Pat. gesprochen habe. Habe bei Beginn von III. sich nicht aus dem Fenster stürzen wollen, sondern sei einem unwiderstehlichen inneren Triebe gefolgt. 1. X. Singen in der Nacht, dann auch am Morgen. Wieder Bad; würgt da plötzlich rücksichtslos andere Kranke. 7. X. Heute morgen ohne Anlaß andere mit Fäusten bearbeitend; darnach ganz ruhig, als ob nichts geschehen sei. Ablehnend; geht rückwärts vom Klosett an die Wanne. Flimmern um den Mund, kein Widerstreben. Keine Katalepsie. 10. X. Ruhig im Bett. Ablehnend. Warum sie Geschirr immer fortgeworfen habe? „Aus eigener Kraft, aus eigener Macht."

Was heißt das? „Fragen Sie vorne an." Liest; wisse nicht, was sie lese. Nach E. Bald D. Auf der Fahrt sehr erregt, verworren, sehr heiter; singt; mangelhaft orientiert. Zeitweise verkehrte Antworten; lacht dazu. Schwer zu fixieren; Bad. 20. XI. Erregung läßt nach; gehoben, zutraulich, erotisch, sonst ruhig, spricht wenig. 2. XII. Ruhig, geordnet, noch leicht gehoben; strickt; keine Wahnideen. Entlassungsvermerk fehlt.

ZZ. Hatte nach der Entlassung aus der Anstalt erst Invalidenrente, nahm dann wieder Stellen an. War sehr tüchtig; spricht jetzt seit ein paar Tagen dummes Zeug.

IV. Aufn., Klinik München, 2.—15. IX. 12. Redet durcheinander, rezitiert, lacht; Witze; zugänglich. Auffassung gut; unterbricht sich oft durch absurde Äußerungen. Knüpft an, wiederholt. Orientiert. Lachend: Arzt sei Kaiser, Josef, David; Kranke Frau Prof. Kl. Keine Einsicht; sei gebracht, weil sie Gott sei. Christus sei nicht der richtige Gott. Auf Frage, was sie angestellt habe: „Weil der Mond meine Schwester ist." Erotisch; habe oft Stimmen gehört, die sie beim Namen riefen. Intelligenz gut; Patellarklonus, leicht erschöpfbar.

ZZ. Ging in alte Dienststelle. Herr kam nicht heim 2 Tage lang; Pat. meinte, er werde mit ihrem Geld durchgehen, schlug Fenster ein, demolierte; wollte Paket mit ihren Depositenscheinen an Oberbürgermeister schicken.

V. Aufn., Klinik München, 9. X.—2. XI. 12. D. bis 20. XII. 12. Ideenflucht; heiter, redselig; steckt Zigarrenstummel in den Mund; beschmiert Löschblatt; interessiert. 12. X. Stärker erregt, singt, lacht, schwatzt; zeitweise gereizt; will schlagen, schlägt Fenster ein. 14. Heiter; im Bett; verkennt andere als Freundinnen; nicht ideenflüchtig; Briefe an Gott, Ärzte, Kaiser; Gedichte aus dem Gedächtnis; tanzt, lacht. 23. X. Immer lustig; strickt, schreibt; Streiche; trinkt aus Gießkanne, dreht Licht an usw. 30. X. Vorübergehend gereizt; gibt ohne Grund Ohrfeige. D.: Auf der Fahrt erregt, heiter, keine Einsicht; kommt, um zu sehen, ob sie in D. noch einen so schlechten Kaffee haben. 14. XI. Immer lustig; Späße; sonst geordnet. 5. XII. Hypomanisch. Nichts Auffälliges. 20. XII. Geheilt entlassen.

ZZ. Wieder im Dienst; seit kurzem erregt. „Geh her, Schwager; platonische Liebe ist erlaubt." Sang; Krankheitsgefühl; ging selbst in die Klinik. Hatte in der letzten Zeit viele Karten an die Klinik geschrieben, einen Beutel mit Süßigkeiten abgegeben.

VI. Aufn., Kl. München, 10.—28. VII. 13. Scherze; redet unbekannten Arzt als Bekannten an; ob er nicht Christus sei. Wortspiele; singt; kommt in die Wachabteilung; da gefalle es ihr besser. Tanzbärartig; orientiert; antwortet sinngemäß; Lachanfälle, Späße; hatte noch eine Menge adressierter Briefe bei sich. Will Bad, um sich auszutoben. 14. VII. Ruhig; Bett; schreibt viel, liest; sehr anregbar. 28. VII. Nahm 4 Pfund zu; ruhig, bescheiden, sehr fleißig; Einsicht.

ZZ. In frühere Dienststelle entlassen; geordnet, fleißig, tüchtig. Seit 2 Tg. expansiv. Schreibt wieder massenhaft Briefe, gab in der Klinik eine Decke, ein Sträußchen und eine Tomate für die Tochter des Direktors ab. Vase müsse diese selbst kaufen.

VII. Aufn., Manisch; nichts Auffälliges. „Das Spinnrad geht nie aus bei mir." 20. XI. bis 9. XII. 13.

VIII. Aufn., 13. XII. 13—11. I. 14. ZZ wieder in Stelle. Manisch. 1. I. Ganz beruhigt, sehr fleißig, still zw. etwas gedrückt, zw. zu Scherzen geneigt. War während der Zeit 8 Tage lang Köchin beim Direktor der Klinik; tüchtig, umsichtig; etwas ängstlich.

ZZ war wieder in der alten Stelle. Wie sonst. Seit 30. III. wieder erregt; Karten und Briefe; stand nachts auf, um zu schreiben; Briefe an Deutschen Kaiser, Kaiser von Osterreich und Dr. H.

IX. Aufn., 1.—28. IV. 14. Witzig; ziemlich starke heitere Erregung; will selbst ins Bad, damit sie singen könne; verschleierter, flackernder Blick; fleckig gerötet. Menses. Singt viel, verstummt aber meist, wenn Arzt kommt. Dann ziemlich gereizt und ablehnend. Habe das schon lange in sich, daß sie die Welt erlösen müsse, weil Christus es nicht allein fertig gebracht habe. Prustet dazw. plötzlich mit Lachen heraus; gewagte Witze, Intimitäten aus früheren Stellen. Schreibt allerhand ideenfl. derb-witziges Zeug. 15. IV. Beruhigt, fleißig; Stimmung wechselnd. Hält noch am Welterlösertum fest; es sei ihr so eingegeben. Die Gedanken treten aber mit zunehmender Beruhigung zurück. 28. IV. Geheilt in Stelle zurück.

Kommt wegen erneuter Erregung zur

X. Aufn. in die Klinik schon am 15. V. 14 wieder. Bis 14. XII. in D. Manisch ohne jede Besonderheit. Erst rasch beruhigt und hypomanisch, wird sie im August wieder lebhaft manisch, beruhigt sich aber schon im September.

ZZ. Wieder in Dienststellen; keine Einbuße. Wird polizeilich eingewiesen, weil sie seit mehreren Tagen verwirrt ist.

XI. Aufn., K. 31. I.—15. V. 18. Starke motorische Erregung, läuft umher, droht, gestikuliert; ausweichende oder absichtlich falsche Antworten. 3. II. Nachts sehr unruhig; plaudert, singt, schiebt Betten herum, nimmt Decken weg; schlecht fixierbar; kongestioniert. 5. II. Beruhigt; geordnete Auskunft. 29. IV. Wieder manisch, weniger stark. 15. V. Entlassen.

ZZ. Ging zur Schwester, arbeitete in Mun.-Fabriken, hörte wegen Kopfweh auf; dann wieder bei Schwester; wieder kurz in Mun.-Fabrik; mußte, wie das erstemal, Stelle aufgeben, da es ihr oft übel wurde. Vor 8 Tagen bewußtlos; umgefallen. Keine Lähmungserscheinungen. 15 Minuten Dauer. Seit 4 Tagen aufgeregt, wirr; redet viel, schläft wenig; es werde jemand kommen und sie verhaften. Schon vor 3 Wochen beim Arzt, weil ihr so oft schlecht wurde. Damals geistig ganz klar.

XII. Aufn., Kl. München, 2.—20. I. 19., H. 30. III. 19. Herz: Grenzen nach r. und l. verbreitert; Spitzenstoß hebend; lautes systolisches Geräusch an der Spitze. Sei immer noch der gleiche Hanswurst wie früher. Orientiert; begrüßt mit Hallo. Scherze; manisch; beruhigt sich rasch. Im H. anfangs noch leicht hypomanisch, dann ruhig, unauffällig. In guter Verfassung entlassen.

ZZ. Wieder in Dienststellen. Man war sehr mit ihr zufrieden; war ordentlich, fleißig, gewissenhaft, nur etwas herrschsüchtig; duldete keinen Widerspruch. Bei den Kindern sehr beliebt, denen sie gern Schnurren erzählte. Auch bei Dienstpersonal beliebt. Aus der letzten Dienststelle entlassen, weil sie einem armen, hungernden Weib Kartoffeln ihrer Herrschaft geschenkt hatte. Schon seit einigen Wochen ab und zu Karten an die Klinik. Zuletzt gehäuft, z. B. „Herrn Krepelin, Geheimrat, M. Bitte, ist der Zwiebelfisch ein Witzblatt oder ein Vereinslokal, ich sehe nicht mehr gut. Hochachtungsvoll grüßt A. P." Oder: „Wenn die Akten nicht mehr Platz finden, ist bei uns der Fliegenschrank noch leer. Anna v. Bolschewismus Monsignoris P." Vor 3 Tagen steckte sie Papierblumen ins Haar, ging laut singend ins Dorf, verputzte 200 M. an einem Tag. Mann im Dorfe sei Moses, anderer Isaak usw. Will auf den Walberg und dort ans Kreuz geschlagen werden; sei Welterlöser. Arbeitete dabei. Kniete, betete, sagte zum Schluß: „Guten Morgen, Herr Seidllehrer." Sang, jodelte; Schnadahüpfl. Ging zum Pfarrer, machte Krach, daß die Bücher so teuer seien; Pfarrer sei ihr Neffe, sie selbst Welterlöserin, 18000 Jahre alt, usw. Spricht mit Leuten, die nicht da sind; keine Stimmen. Witze. Bei Aufnahme sagt sie, der Arzt sei Abraham.

XIII. Aufn., Kl. M. 2. X.—26. XI. 20. Mager, groß; sehr große Hände und Nase. Hände und Füße zyanotisch. Thyreoidea leicht vergrößert. Herz nicht verbreitert. Sonst somat. o. B. Kommt laut singend; heiße A. v. P., müsse Welterlöserin machen, als Aushilfe für die Herren Menschen. Jesus, ihr Mann, habe es ja für die Weiber getan. Ref. (Ärztin) sei der Lazarus, jetzt als Ärztin zu ihr berufen, zugleich Frau Schmidt mit 2 Kindern im Arbeitsamt und Frl. D. in Kaufb., „als wir noch kränker waren". Kein Krankheitsbewußtsein. Intelligenz gut. Spricht laut, aber ohne affektive Betonung, ohne Mimik und Gestikulationen, meist nicht spontan. Trumpft gern auf, reimt. Läßt sich stechen; Echolalie, Echopraxie, Flexibilitas. Spricht verworren: Im ledigen Stande habe sie drei Kinder gehabt, vom Michael X., Hlg. Erzengel Michael und eines im Nebenblut, Elsa J., letzte Liebe, mit der sie kein Glück gehabt, weil Gott sie berufen. Gestern habe sie Christus besucht; ganz anständig, grob, aber nicht frech. 3. X. Bewegungsdrang; trommelt im Takt zu lustiger Melodie, singt viel, animiert den ganzen Saal zum Lachen, reimt; scherzhaft. Personenverkennung, Ideenflucht. Oft recht läppisch. 9. X. Ruhig; Bett; wenn angesprochen, Rededrang, Scherze, Wortspiele. Rezitiert. 13. X. Ruhig, geordnet; korrigiert Ideen vollständig. Natürlich, freundlich. 19. X. Arbeitet in der Küche; ruhig, ab und zu etwas heiter. Ganz klarer Brief an Dienstherrin. 20. X. Bisher unauffällig, fleißig, freundlich, brauchbar, zugänglich, heiter, nett, allgemein beliebt, natürlich. Antwortet heute auf Frage, sie sei Welterlöserin, sei in ihrer ersten Krankheit dazu berufen worden und habe nun das zu vollenden, was der Heiland übergelassen habe. Dazu sei sie ihres höheren Alters wegen auch viel besser befähigt. Auf Vorhalt leicht gereizt, sprudelt eine Menge Dinge hervor. Ref. sei früher der Dienstknecht X. gewesen, der mehrfach den Blutsturz bekommen habe und dann gestorben sei. Jetzt sei er wieder auf der Welt, und nun der Dr. L. Ein vor ihr stehendes Kind sei die Tochter des Erzengels Michael und schon früher einmal, zur Zeit des Herodes Kindermord, auf der Welt gewesen, wobei ihr der Kopf abgeschlagen worden sei. Viele ähnliche verschrobene Dinge. Nachmittags bestätigt sie, sie sei die Welterlöserin. 1904 sei sie narrisch geworden; „da hat der Herrgott gesagt, daß ich die W. bin." Das habe sie unter tausenden von Stimmen herausgehört. Verkennt den Dr. X. als Abraham. Ref. sei ihr Mutterschwestersohn; führt das aus. Argumentiert mit ähnlichen Namen in der Verwandtschaft; ohne jede Logik. Viele konfuse Dinge. Als man sie endlich anfährt, sie solle sagen, wer sie eigentlich sei, beginnt sie: „Ich bin die Anna P. aus P., Post X." und fährt dann fort, ihre Lebensgeschichte zu erzählen. Sachlich, flott; kommt aber dann in Einzelheiten, verliert sich; ideenflüchtig. Köstlicher Humor, viel Lachen, drastische Bemerkungen und Seitenlichter zur Situation. Dabei sehr nett, natürlich; man muß ihren drolligen Erzählungen mit Freude zuhören. Kann zwar sehr derb werden bei Erzählung ihrer Liebesangelegenheiten aus der Jugend, malt aber nie in gemeiner Weise aus. Vereinzelt wenn man sie anregt, kommt sie auf ihre wahnhaften Geschichten zurück. Zum Schluß wieder absurdeste Dinge. Ihre Tochter sei mit 1 Jahr gestorben, dann aber wieder auferstanden und habe jetzt in Kiel den Sohn geheiratet. Ein Mann, mit dem sie verkehrt habe, sei der Hlg. Johannes gewesen. Sie selbst sei früher Köchin bei der Hlg. Anna gewesen Habe eines Tages zur Tanzmusik gehen wollen. Die Hlg. Anna sei aber so heilig gewesen, daß sie das nicht habe erlauben wollen. Sie selbst habe aber darauf bestanden und schließlich habe sie der Mutter Anna zugerufen: „Ach, du bist so nichts nutz; sonst kriegest mehr Kinder." Darauf habe die Mutter Anna sie fortgejagt und dabei gesagt, sie solle gehen, woher sie gekommen sei. Daran habe sie sich aber nicht mehr erinnern können; sei zwar gegangen, habe sich aber ratlos an einer Brücke niedergesetzt und geweint. Da sei ein Herr in braunem Anzug gekommen, recht ein eleganter Herr, und habe sie gefragt, weshalb sie weine. Auf ihre Erzählungen hin habe der Herr sie mitgenommen, sei mit ihr durch ein kleines Haus in ein Schloß gegangen, habe ihr nach Durchschreiten vieler Zimmer ein Gemach angewiesen. Sie solle sich ausziehen und wenn sie fertig sei, nur an der Wand kratzen, dann klingle es in seinem Zimmer. Schließlich sei sie wunderbar angekleidet worden; sei aber nicht gewachsen, sondern immer kleiner geworden. Zu gleicher Zeit sei sie immer frecher geworden, so daß sie der Herr schließlich nach dem Kloster in Straßburg gebracht habe. All das erzählt sie fließend, als ob sie Erlebnisse berichte. Auf Einwände geht sie nicht ein oder tut sie kurz ab. So, als man meint, Straßburg habe damals noch gar nicht bestanden: „Dann wird es halt untergegangen sein." Als man sie fragt, wie sie zu all dem komme, auch zu ihren anderen wahnhaften Einbildungen, wird sie grob; man solle sie 10000mal am A. l.; sie werde nun nichts mehr sagen. So saudumm sei sie noch nie gefragt worden. Dabei regelrecht wütend; läßt sich aber durch freundliche Worte beruhigen und verabschiedet sich dementsprechend. Noch auf dem Wege nach ihrer Abteilung sagt sie aber zur Schwester, sie könne nicht verstehen, wie man meinen könne, sie scherze. Alle Menschen seien eben verschieden und hätten verschiedene Erlebnisse. 21. X. Erregt; ohrfeigt ein Kind, singt in der Nacht; lebhaft und unstet; Wache; Bad. Wieder manisch, aber wenig aktiv und nur mäßige Erregung. Auf ihre Wahnideen gebracht, manchmal neue entsprechende Dinge; dann aber: „Wartens noch ein paar Tage; dann bin ich nicht mehr Welterlöserin." Alles scherzhaft. 25. X. In den letzten Tagen ruhiger, doch noch über der Linie. Noch scherzhafte Reden. Natürlich, für Umgebung wohltuend heiter. Stört kaum, höchstens durch Singen. 30. X. Noch heiter, aber vollkommen besonnen, klar, einsichtig. Immer kämen ihr im Beginn der Krankheit dieselben Ideen, an die sie dann zeitweise fest glaube. Aber auch in den stürmischeren Zeiten kämen noch Augenblicke, in denen sie wisse, daß sie spinne. Zw. sei ihre Überzeugung vom Welterlösertum eine ganz feste; sie könne dann Widerspruch gar nicht vertragen. Die Personenverkennungen seien keine rein scherzhaften. Sie wisse z. B. recht wohl, daß der Arzt, zu dem sie Moses sagte, ein Arzt sei; in ihren Zuständen habe sie ihn aber wirklich zugleich immer als den Moses angesehen. Gibt gute Erinnerung an frühere Krankheiten zu erkennen, nur an die ersten drei schlechtere. Immer nett und natürlich, jederzeit ansprechbar, stets zu Scherzen bereit. Die Krankheit sei vorüber. 6. XI. Wieder leicht erregt, aber milder. Weicht Fragen nach Wahnideen aus. Beruhigt sich schon wieder. 12. XI. Ruhiger. Schrieb dem Direktor einen recht derben, ordinären Brief, weil sie sich über eine Bemerkung über ihre unehelichen Kinder geärgert hatte. Nimmt noch ab und zu ein Bad, um sich auszusingen. Sonst ganz geordnet, leicht hypomanisch. 20. XI. Vernünftig, ruhig; keine Schwankungen mehr. Schreibdrang, der zuletzt bestand, hat nachgelassen.

24. XI. In den letzten Tagen auffallend still, für sich, doch freundlich, zugänglich, wenn man sie ansprach. Bestreitet, traurig zu sein. Denke absichtlich nicht an die Krankheit, bekämpfe Gedanken, fürchte, sonst wieder krank zu werden. Jetzt müsse sie zum letzten Male krank gewesen sein. Gibt auch jetzt an, daß sie zur Zeit der stärkeren Krankheitserscheinungen tatsächlich zeitweise an ihre Wahnideen glaube, allerdings ohne je ganz das Gefühl dafür zu verlieren, daß es sich um unsinnige Gedanken handle. In den gesunden Zeiten wundere sie sich oft, wie sie nur dazu kommen könne. Niemals tauche ihr dann etwa der Gedanke auf, daß etwas Wahres an ihren Ideen sein könne. Bei der Unterredung sehr nett. Zweifellos macht sie sich Gedanken und Sorgen um die Zukunft. Doch hat sie auf der anderen Seite guten Mut, hat Pläne für die nächste Zeit entworfen; geht in die alte Stelle zurück. Genaue Dispositionen über ihre pekuniären Verhältnisse; rechnet sicher mit neuen Erkrankungen; ist in gesunden Zeiten sparsam. Ist, wie aus all ihren klaren, vernünftigen Reden hervorgeht, eine derbe, gerade Person mit gesundem Sinn und gutem Humor. Auf jeden Fall hat sie volle Einsicht, vollkommen gesunde Affektivität. 26. XI. Entlassen. Nichts Auffälliges mehr; vielleicht etwas gedrückt; wünschte aber, es sich nicht merken zu lassen.

Dezember 20. Schickt dem Direktor eine Karte mit ihrem Bild und spielt auf eine Bemerkung desselben in sehr scherzhafter Weise an.

Die Kranke ist mittlerweile wieder in die Klinik aufgenommen worden. Aus den Aussagen ihrer Umgebung geht hervor, daß sie unmittelbar nach der Entlassung vorübergehend noch ein paar Dummheiten machte, z. B. am Weihnachtsabend sich aus Übermut die Haare mit Stoffarbe färbte. Dann war sie über einen Monat lang vollkommen unauffällig, fleißig, tüchtig, gutmütig, immer humorvoll. Schon Anfang Februar änderte sich ihr Verhalten; die Kranke geriet in eine zunehmende Reizbarkeit, wurde rechthaberisch, verkrachte sich mit ihrer Umgebung. Dies blieb so bis kurz vor der Aufnahme. In den letzten Tagen begann sie verwirrt zu werden; lief von daheim fort, besuchte oft eine Kapelle, glaubte allenthalben Bekannte zu sehen, verschleuderte ihre gesamte Habe, soweit sie sie in der Hand hatte, schrieb unzählige Karten derbwitzigen Inhalts an den Referenten, an einem Tag allein sechs. Dabei wechselte die Stimmung ständig zwischen Angst, abnormer Heiterkeit und Galgenhumor. Eben noch in der Nacht ängstlich mit einem Wachstock herumgeisternd, steht sie 2 Uhr auf, kocht das Mittagessen, backt einen Kuchen, in der Mitte ein Ei mit Schale und tauft sich dann mit Bier, setzt sich dabei auf den warmen Ofen, verspottet, Angst auf dem Gesicht, sich in humorvoller Weise selbst. Zw. scheint sie tief verwirrt, immer von einem gewissen Krankheitsbewußtsein. Sie geht schließlich gutwillig nach der Kl. mit. In der letzten Zeit hat sie auch im Haushalt höchst verschwenderisch gewirtschaftet und ganz unsinnige Dinge zusammengekocht.

Bei der Aufnahme macht sie einen ratlosen, dabei galgenhumoristischen Eindruck; begleitet die Vorgänge bei der Aufnahme mit zum Teil witzigen, zum Teil ängstlichen Bemerkungen, wobei die Heiterkeit entschieden das Übergewicht hat. Sie ist dabei orientiert, hat aber doch kein rechtes Verständnis für ihre Lage, äußert bei Befragen sofort wieder ihre religiösen Größenideen. In den folgenden Tagen meist heiter, doch oft unvermittelt ängstlich; auch in der Heiterkeit hat sie einen leicht ängstlichen Ausdruck; und man kann sie stets, wenigstens in den ersten Tagen, durch Berühren ihrer Wahnideen in eine ängstlich-gespannte Verfassung versetzen. Später wehrt sie derartige Anregungen mit scherzhaften Bemerkungen ab. Es besteht nur ein geringer motorischer Drang. Pat. liegt viel ruhig im Bad, plätschert nur ab und zu, gröhlt aber viele Lieder vor sich hin, immer wieder andere; beherrscht offenbar eine unglaubliche Menge von Volksliedern, Kabarettgesängen und Gassenhauern. Des öfteren setzt sie sich aber auch mit ihrer Umgebung in Beziehung und wirft den anderen Kranken scherzhafte Bemerkungen zu. Sie ist jederzeit ansprechbar, liebt es, die Worte zu verdrehen, die Fragen absichtlich zu verhören und entsprechend unsinnige Antwort zu geben, dabei herzlich lachend. Doch ist sie jederzeit zu einem ernsteren Gespräch zu haben, wenn sie auch rasch wieder ihrer Neigung verfällt, alles scherzhaft zu nehmen. Sie ist ungemein anregbar: es werden Assoziationsprüfungen mit ihr vorgenommen, wobei sie während der ersten Prüfung flott, unauffällig, nur mit einer ziemlichen Reihe von Klangassoziationen antwortet. Bei der unmittelbar folgenden Wiederholung der Prüfung braucht sie mindestens zehnmal so viel Worte, bringt Zitate, Scherze, stehende Redewendungen in großer Zahl und ist nun in voller Fahrt. Bemerkenswerterweise weiß sie zum größten Teil die ersten Assoziationen noch genau anzugeben. Im übrigen merkt sie schlecht, vergißt eine vierstellige Zahl nach zwei Zwischenfragen; ein Wort behält sie nur dem Klang nach und bringt ein ähnlich klingendes Wort mit dem Anspruch, daß es richtig sei und doch mit dem Bewußtsein, daß es falsch ist. Genau so macht sie es mit vielen anderen Dingen. Sie entstellt, übertreibt, bringt absichtlich Unsinniges, auch bei der Besprechung ihrer Wahnideen, und stellt erst nach eingehenden, nicht lockerlassenden Zwischenfragen ihre Äußerungen richtig. Oft merkt man nur an einem Blitzen in ihren Augen, daß sie den Untersucher zum Besten hat.

Sie spricht wieder von ihrem Welterlösertum, bringt dieselben Begründungen wie bei der letzten Aufnahme, zum Teil auch neue, die auf derselben Linie stehen. Ihre Krankheit bedeute immer, daß sie wieder einen Teil der Leiden der Menschheit auf sich genommen und nun mit der Krankheit gesühnt habe. Das müsse sie bruchstückweise machen; auf einmal sei es zu viel für sie. Jeden Einwand weist sie energisch zurück. Es sei nichts Unsinniges in ihren Ideen; sie habe ja selbst erlebt, daß der Herrgott ein Ding, das sie mit aller Deutlichkeit gesehen und gefühlt habe, plötzlich aus der Hand habe verschwinden lassen. Auf der anderen Seite, wie er ihr alle möglichen Gegenstände, vor allem Geld, das sie lange Zeit vergeblich an derselben Stelle gesucht habe, dann plötzlich hingelegt habe. Der liebe Gott könne eben alles machen, könne den Referenten plötzlich zu einem Mädchen machen, ebenso, wie er bewirken könne, daß er jetzt sterbe und unmittelbar darauf als ein anderer Mensch, erwachsen, weiterlebe. Sie hält an dem, was sie ehedem über den Referenten sagte, fest und erzählt den Anwesenden deren Jahrtausende zurückreichende Vorgeschichte. Sie selbst sei wohl Köchin bei der heiligen Anna gewesen, dann aber Pontius Pilatus' Frau und schließlich die hl. Veronika geworden. Sie erinnere sich noch deutlich an die Szene mit dem Schweißtuch. Auf Verlangen und Anregungen hin produziert sie die unglaublichsten Reihen derartiger Erfindungen, die offenbar zum Teil auf delirante Erlebnisse zurückgehen oder wenigstens darin ihren Kern haben. Einmal geäußert, werden die Erzählungen gegen alle Einwände, unter Umständen sogar mit großer Gereiztheit, aufrechterhalten und gestützt. Wer wolle ihr denn das Gegenteil nachweisen. Widersprüchen in ihrer Erzählung, auf die sie aufmerksam gemacht wird, gibt sie nicht nach. Eine wie große Rolle Traumerlebnisse bei ihr spielen, auch eben vergangene Träume, dafür spricht die Tatsache, daß sie eines Tages fest behauptet, die Hostien, die man beim Abendmahl erhalte, erhielten ihre Kraft ausnahmslos durch den Samen des Papstes. Darauf aufmerksam gemacht, daß dies bei der Unzahl der verteilten Hostien schlechterdings ein Ding der Unmöglichkeit sei, meint sie, man könne doch gar nicht beurteilen, wie das bei dem Hl. Vater sei; und schließlich brauche er mit der Hostie nur seinen Oberschenkel zu berühren, das werde dem Himmelvater schon auch genügen. Nach langem Hin und Her erklärt sie, daß sie davon nur geträumt habe, nicht direkt wisse; aber darauf komme es ja gar nicht an; für sie sei eben der Traum genau eine solche Wirklichkeit, wie das, was sie jetzt im Wachen erlebe. Im Bade liegend, scheint sie allen möglichen Gedankengängen nachzuhängen und sich wenigstens in den ersten Tagen außerordentlich viel mit ihrem Wahnkomplex zu befassen. Wenn man sie stört, erhält man zunächst einsilbige, erst allmählich ihre flotten, munteren, ideenflüchtigen, scherzhaften Antworten. Einfälle spielen dabei eine sehr wesentliche Rolle. Das zeigt sich besonders bei der Erklärung zusammenhängender Bilderreihen. Es ist der Pat. ganz unmöglich, den wirklichen Zusammenhang herauszufinden; sie fabuliert einfach nach Ermessen, sich bald an diese, bald an jene Einzelheit klammernd, die sie meist nur oberflächlich, vielfach falsch aufnimmt; oft schließt sie an ein derartiges mangelhaftes Erfassen einer Einzelheit eine lange, einfallreiche Produktion an. Dabei wird sie lebhaft, lacht, freut sich an ihren eigenen Erfindungen. Zu einer genügenden kombinatorischen Leistung bringt sie es auch nicht, wenn man sie energisch antreibt, ihr einen Fingerzeig gibt, sie selbst sich auch sichtlich vorübergehend bemüht. Ganz charakteristisch wird ein verstümmelter Text nach Ebbinghaus in der phantastischsten Weise ergänzt. Bei der Bourdonschen Probe wird etwa ein Drittel der Ausstreichungen übersehen, aber kein falscher Buchstabe ausgestrichen. Aus einer gelesenen kleinen Geschichte wird ein ganzer ideenflüchtiger Roman.

Die Ideenflucht und vor allem die Einfälle beherrschen ihren Gedankengang weitgehend und lassen ihn oft ganz konfus erscheinen. Jedoch gelingt es bei der guten Fixierbarkeit der Kranken immer, auch ihren scheinbar sonderbarsten Einfällen in die Wurzeln nachzugehen.

Sinnestäuschungen bestehen zurzeit sicher nicht; einmal behauptete die Kranke allerdings, der Himmelvater habe ihr gesagt: „Du bist a rechter Hühnerdreck und hast schon gemeint, du wirst mir Herr und liegst nun wieder da wie eine Sau." Aber das sei keine wirkliche Stimme, sondern nur ein sehr lebhafter Gedanke gewesen.

Außerordentlich bemerkenswert ist die innere Stellungnahme der Kranken ihren eigenen Wahnideen gegenüber, wenn man sie energisch antreibt, die volle Wahrheit zu sagen. Sie wird dann ängstlich: sie sei die Welterlöserin, müsse es sein; sie habe zu viele Zeichen erhalten; sie gebe aber zu, daß sie in den Zeiten, in denen die anderen Leute sie gesund nennen, nicht an die Geschichten glaube. Daß sie aber dann, wenn sie wieder krank werde, stets den Eindruck habe, sie habe die ganze Zeit an ihrem Welterlösertum festgehalten, und es sich nur nicht eingestehen wollen. So sei es immer gewesen.

Nach einigen Tagen beherrscht eine absolut heitere Stimmung das Bild; nichts mehr von Angst. Sie scherzt über ihre Wahnideen, sucht Klarheit über gewisse Beziehungsideen zu bekommen, die sie im Anfang der Krankheit hatte, und von denen sie nichts äußerte. Singt noch viel, will Beschäftigung, nach der ruhigen Abteilung verlegt werden und zunächst einmal für eine der Pflegerinnen eine für diese notwendige Handarbeit ausführen. Macht jetzt einen deutlich manischen Eindruck.

Die Kranke mußte, psychisch gesund, wegen eines Icterus nach dem Krankenhaus verlegt werden.[1])

Die nunmehr 55jährige Patientin, die bis dahin nie Auffälliges geboten hatte, wird mit 38 Jahren zum erstenmal kurz psychotisch, um nach drei Jahren wieder in der gleichen Weise zu erkranken. Die beiden Psychosen zeigen mit dem triebhaften Handeln, dem Stupor und starren Widerstreben, den reichlichen Halluzinationen und absurden Wahnideen, den sonderbaren Erlebnissen, „Kurzschluß"gedanken und -Akten einen ausgesprochen katatonischen Charakter. Während der akuten Krankheit besteht eine schwere Bewußtseinstrübung, der am Ende eine im wesentlichen mangelhafte Erinnerung entspricht. Nach Abschluß der Erkrankung besteht volle Krankheitseinsicht. Beide Male wird Katatonie angenommen.

Die nach zwei Jahren folgende neue Erkrankung bietet insofern ein etwas anderes Gepräge, als sich den katatonischen Zügen deutlich manische hinzufügen. Die nun in wechselnden Zwischenräumen zahlreich sich einstellenden Krankheitsanfälle zeigen stets annähernd das gleiche Bild. Sie sind ausgezeichnet durch alle möglichen Prodromalerscheinungen und führen über einen vorübergehenden Zustand der Verwirrtheit hinüber, der etwa die Züge der früheren Krankheit in milderer Form wiederholt, zu einem manischen Stadium mit Ideenflucht, heiterer Verstimmung, Neigung zu Scherzen, Singen und Schabernack, hoher Ablenkbarkeit und Anregbarkeit und einer mehr oder weniger großen motorischen Erregung. Im Jahre 18 trat plötzlich in einer Zeit psychischen Wohlbefindens ein Ohnmachtsanfall auf, dem bald eine neue manische Phase folgte. Lange vorher hatte die Kranke sich unwohl gefühlt. In der Klinik wurde eine später verschwindende Dilatation und ein Geräusch am Herzen festgestellt. Die folgenden Psychosen gleichen den früheren manischen Zuständen, bieten aber Besonderheiten durch die immer wiederkehrenden, stark hervortretenden

---

[1]) 1922: Pat. ist, von ihrem Ikterus genesen, seither wieder zweimal manisch gewesen. In den ZZ hatte sie Stellen in herrschaftlichen Häusern.

Wahnideen religiösen Charakters und die verworrenen wahnhaften Erzählungen, die allerdings nur selten von einem vollen Realitätsbewußtsein begleitet waren, jedoch zeitweise eher geglaubt als abgelehnt wurden, jedenfalls keine eigentliche Spielerei darstellen. Die Wahnideen haben jeweils dann die größte Gewalt über die Kranke, wenn diese aus der Remission oder Gesundheit heraus mehr oder weniger rasch in den manischen Zustand sich hineinsteigert. Anna Perr bietet dann ein seltsames Gemisch von Angst und Humor, wobei sie je nach dem Vorwiegen der einen oder anderen Stimmung ganz ihren Ideen verfällt oder aber über ihnen zu stehen scheint. Weder zur Zeit der Gesundheit, noch während der ausgeprägten Manie haben die Wahnideen eine Bedeutung für die Kranke. So sind die Wahnideen also zweifellos Erscheinungen eigenartiger Mischzustände. Die Einfälle in Verbindung mit erschwerter Auffassung, hoher Ablenkbarkeit und sonderbarer Verwertung traumhafter Erlebnisse halb stuporöser Zeiten und des eigentlichen Traumes geben ihren sprachlichen Äußerungen ein ganz verworrenes Gepräge.

Die Persönlichkeit der Kranken ist nach dem Überstehen zahlreicher, zum Teil sehr ernster Anfälle vollkommen erhalten. Es ist nicht die leiseste Andeutung irgendeines Zerfalls ihrer Persönlichkeit bemerkbar, Auch zeigt sich nichts, was für eine Einengung des Interessenkreises, eine zunehmende Schwerfälligkeit oder Umständlichkeit spräche. Wir tragen keine Bedenken, Anna Perr als eine Manisch-depressive anzusehen. Daran könnten mannigfache Zweifel bestehen, einmal natürlich in Anbetracht der ersten katatonisch gefärbten Psychosen, dann vielleicht auch mit Rücksicht auf den Ohnmachtsanfall und schließlich die sonderbaren Beimischungen zu den späteren, sonst rein manischen Bildern. Glauben wir die letzteren als den Ausfluß eigenartiger Mischzustände deuten zu können (Ähnliches bei Kretschmer, Fall 4), nur daß es sich bei der Kranken nicht um Spielereien handelt, so fallen dabei doch die Verworrenheit und die oft schizophren anmutenden Begründungen sehr auf. Handelte es sich bei der Kranken aber um einen Verblödungsprozeß, so müßten jetzt irgendwelche Defekte deutlich geworden sein.

Der Ohnmachtsanfall dürfte weniger Schwierigkeiten machen; er kann ohne Not auf die bestehende körperliche Erkrankung bezogen werden, wofür auch die besonderen Umstände, unter denen er auftrat, sprechen.

Die Annahme des mdI wird nicht nur durch den Verlauf, sondern vor allem auch durch die Persönlichkeit der Kranken gestützt.

Die bestehende Belastung mit Epilepsie ist ein beim mdI nicht allzu selten beobachtetes Vorkommnis.[1]) Eine entsprechende Erbkomponente bei der Kranken anzunehmen, liegt im Hinblick auf die besondere Gestaltung der Psychosen kein Anlaß vor.

Wegener, Josef, 72, Bauer. Hered.: Onkel m. beging in melanchol. Zustand Suizid.

Vorg.: Sehr klug; lernte sehr gut; in Feiertagsschule aber zerstreut werdend. Mit 15 J. wollte er sich oft versehen lassen, weil er sterbe, in die Hölle komme, verdammt sei. Seitdem bis zu 14 Tagen dauernde periodische Erregungszustände mit Verfolgungsideen, Ideenflucht, ohne Verwirrtheit und Personenverkennung. Zwischen den Anfällen gute Zeiten bis zu drei

---

[1]) Die Epilepsie bei der Cousine ist übrigens nicht gesichert. Die Anfälle werden als epileptiforme geschildert, haben aber vor langen Jahren aufgehört. Eine Verblödung ist nicht eingetreten.

Monaten, in denen er gut arbeitet, aber angeblich keine Einsicht besitzt. Später dauern die Anfälle länger, die freien Zeiten kürzer. Letzter Anfall von $3^1/_2$ Monaten Dauer mit kurzen Unterbrechungen, in denen ein gewisses Krankheitsgefühl besteht. In den erregten Zeiten meinte er immer, er werde von der Schwägerin vergiftet; wollte große Reisen machen, glaubte, einrücken zu müssen; dabei ängstlich; lief hin und her, zerstörte, hob Fenster aus und warf sie hinab, schlug Sessel, Ofen zusammen, brach das Bett ab, grub mit einem Messer ein Loch in die Wand, schlug seinen Vater arbeitsunfähig, drohte, ihn, den Schindteufel, der die Mutter umgebracht habe, auch umzubringen, bedrohte den Bruder mit Messer, sprengte Türen. In den letzten Jahren deshalb viel eingesperrt. 1897 epileptiformer Anfall: Aura, Umsinken; bewußtlos, wie tot; dann Schlagen und Stoßen mit den Gliedern, Hervorstrecken der Zunge, Schäumen, Augenverdrehen.

I. Aufn., D., 23. II.—6. X. 00. Kongestioniert; schiefes Gesicht; Zungentremor; PSR fast schleudernd; leichtes Schwanken; Puls 102. Orientiert; berichtet geordnet; habe Erregungen, jetzt Brennen in der Magengegend, als ob etwas draufsitze. 24. X. Hat aus Angst vor Kranken 2 mal schlecht geschlafen. Stellt Wahnideen in Abrede; Schwägerin habe nur Most mit Zucker versetzt, was ihm immer schlecht bekomme. Gut bis Ende III. 28. III. Seit einigen Tagen allerhand verkehrtes Zeug; heute abend heftige Erregung: Rennt stürmisch umher, schlägt Türen zu, schreit verkehrtes, unverständliches Zeug unter heftigen Gestikulationen. 2. IV. War einige Tage erregt, sang nachts, machte kirchliche Verrichtungen; sprach vorgestern langsam: „Sebald, hörst du? Ich raube dir das Licht der Augen im Namen der bäurischen Gesetzgebung; ein Mord verlangt einen Mord; die Atmosphäre soll das Recht erhalten." Heute ruhig; weiß, daß er mit jemand gesprochen. Hat sich wegen Lärms einen Papierpfropf in die Ohren gesteckt, der entfernt werden muß. 12. IV. Arbeitet; keine Einsicht; sei erst erregt geworden, als er in die Zelle gekommen sei. Bei Entlassung fleißig, für Erregung keine Einsicht.

ZZ. Zunächst ruhig; XI. 00 wieder erregt; Spektakel im Wirtshaus; daheim grob, unbotmäßig. Tobsuchtsanfall; warf seinen Vater die Stiege hinunter, zertrümmerte ein Bett, stieß eine Türe hinaus, bedrohte seinen Bruder mit dem Messer, packte Schwägerin an. Unter Vorspiegelung, er solle ein Zeugnis bekommen, nach der Anstalt.

II. Aufn., D., 4. II. 01—23. III. 02. Zunächst ruhig. 6. II. Erregt, abweisend; von hier nach Berlin sei unterirdisches Telephon; nachts unruhig. 10. II. Ruhig; weiß nicht, wie er wieder so verkehrtes Zeug reden konnte. Bis 19. III. geordnet, fleißig; keine Einsicht. 19. III. Ziemlich unvermittelt, nur durch Drängen nach Entlassung eingeleitet, Erregung. Lebhafte Unruhe, brutaler Ton; droht; gegen Abend verwirrt; unzusammenhängende Reden. Laut. 26. III. War eine Reihe von Tagen in heftiger, verworrener, zorniger Erregung, zw. ganz nackt; drohte, stellte sich tot, um beim Anfassen wie elektrisiert in die Höhe zu springen. Jetzt ruhig; nur Druck auf der Brust. Fleißig, uneinsichtig; zw. Fortverlangen in unfreundlichem Ton bis 15. IX. 01. Nach wenig auffallenden Prodromen (unmotiv. Lachen) plötzlich erregt, grob, wütend; Klagen über Pfleger; dann isoliert; schrie nachts, warf Rosenkranz an die Decke, gab keine Antwort. 20. XI. Ruhig; habe Angst gehabt; schlief nicht; wieder Krankheitsgefühl. Bis zur Entlassung wie sonst in den guten Zeiten. Entmündigung vom Gericht abgelehnt.

III. Aufn., D., 29. III. 02 bis jetzt. Zunächst nach der Entlassung ruhig, nur „eigentümliches Geschau in ein Loch hinein"; gab auf Fragen wenig acht; 2 Tage fleißig beim Nachbar; lief dann davon, half irgendwo aus; abends zurück; tobte; gleich darauf ruhig; heim; redete dummes Zeug. Als er Fastenspeise bekam, meinte er: „Verrecken wird man nicht"; schlechter Schlaf. 3 Uhr nachts lautes Schreien; werde sein Geld schon bekommen; es werde noch rot aufgehen; er tue dem Onkel noch etwas an; bedroht seinen Vater mit dem Messer. Unter Vorspiegelung nach D. — Benommen, wie angetrunken (hat wenig getrunken); Nachbar arbeite ihm das Blut ab. 5. IV. Arbeitet; freundlich, höflich; partielle Einsicht. 15. IV. Rasch neue Erregung; grob, unbotmäßig; droht; Wärter habe seine Mutter umgebracht; brüllt, schlägt an die Türe. Abgerissene hochdeutsche Reden. Schimpft den Arzt: „Geh her, Dr. X., oder bist du mehr als ich? Du hast mir 1000 M. gestohlen (die bisher bezahlten Verpflegungskosten); du willst mich umbringen; ja, hütet euch vor den Büchsenspannern." Vermischt Tatsächliches, auch im Augenblick Beobachtetes, mit seinen Delirien, erkennt den Arzt dabei, auch den nur einmal gesehenen Amtsrichter; nennt sich vorübergehend Tierarzt. 20. IV. Wirft mit Kruzifix und Tellern. 23. IV. Seit gestern ruhiger. 19. VI. Neue Erregung; weniger heftig, kürzer. Ruhig bis Anfang 03; nur einige Male Wünsche. 9. I. 03. Neue Erregung; Lachen, Singen, Pfeifen. 16. I. Ruhig. 14. II. Wieder epileptiforme Tobsucht; große Erregung; schlägt die Pfleger, reißt die Matratze auf, schlägt an die Tür, zerreißt, wirft Löffel in den Abort, spuckt aus dem Beobachtungsfenster, nennt den Arzt Giftmischer, Tierarzt, brüllt Tag und Nacht; heiser. Beruhigt sich rasch, bedauert, Pfleger geschlagen zu haben. Bis XI. 03 treten im ganzen 13 ganz ähnlich aussehende Erregungszustände ein, manchmal etwas weniger heftig, zeitweise nur Zustände, in denen Pat. viel schreibt und Hochdeutsch spricht, zw. mit elementarem Bewegungsdrang und Neigung zu brüsken Gewalttaten, Verworrenheit mit Halluzinationen, dabei mehr oder minder deutlich Angst, Zorn. Zw. auch Größenideen: Schwester sei Köchin beim Prinzregenten; Beschuldigungen anderer, Verfolgungsideen. Sehr oft in der Erregung „bellendes" Hochdeutsch. Es folgt nun Ruhe von 4 Monaten; dann tritt eine weniger stürmische Erregung ein.

Von nun ab nimmt der weitere Verlauf eine gewisse Einförmigkeit an. Periodische Erregungen, eingeleitet mit zunächst korrekt angebrachten Entlassungswünschen, die immer ungeordneter werden; dann wird Pat. sehr aufdringlich, frech, grob; schließlich helle Erregung. In der Erregung Schimpfen, Poltern, Singen, Gewalttätigkeiten, Verfolgungsideen, die sich aus seiner Lage verstehen lassen. Nach der Erregung immer ruhig, gedrückt, leicht gehemmt; korrekte Arbeit, partielle Einsicht. Seit 1915 treten Heiratsgedanken auf, zunächst nur in der Manie, dann dauernd. Er meint, durch Geschlechtsverkehr gesund zu werden.

Eigene Kat.: Ref. hat den Pat. zweimal gesehen, einmal nur eine Viertelstunde, wobei er gedrückt erschien, leicht gehemmt, viele Verlegenheitsbewegungen machte, aber im ganzen durchaus natürlich war, wenn er auch etwas zurückhaltend Auskunft gab.

Am 16. XI. 20 lange dauernde Exploration, welche die Eindrücke bestätigte. Sicher nichts Unnatürliches, nichts Manieriertes, kein Defektsymptom an dem ganzen Menschen, der den Eindruck eines Hypomelancholischen macht. Es besteht eine recht weitgehende Einsicht in die Krankhaftigkeit der Erregungszustände, die im übrigen auch in seinen ganz geordneten, rührenden Briefen immer wieder zum Vorschein kommt. Pat. ist der im Volke verbreiteten Meinung, daß er von seinem Leiden durch Geschlechtsverkehr geheilt werden könne. Die ehemalige Braut lebt noch, wird ihn vielleicht nehmen. (Der Kranke hat einen Bauernhof.) Er weiß, daß die Frau zu alt ist, Kinder zu bekommen; aber darauf kommt es ja nicht an. Er hat das Mädchen noch gern. Geschlechtsverkehr hat er noch nicht gehabt.

Die Erregungen nimmt er als ein Schicksal hin, das sich nicht abwenden läßt. Aber die Hoffnung gibt er nicht auf, wenn er auch wohl im allgemeinen trüb in die Zukunft sieht.

Er gibt vollkommen geordnet über seine Vorgeschichte Auskunft, erscheint nur etwas schwerbesinnlich, leicht im Denken gehemmt. Bei Wissens- und Urteilsfragen versagt er nicht, nur geht es auch hier sehr langsam.[1] Er verfügt noch über ein gutes Schulwissen. Auch sein Erfahrungswissen ist hinreichend. Pat. weiß über die Zeitereignisse leidlich Bescheid, ein Zeichen dafür, daß sein Interesse auch durch den endlosen Anstaltsaufenthalt nicht erlahmt ist. Mit Sicherheit kein Zeichen eines Defektes. Gar nichts Zerfahrenes und Unlogisches in seinen Gedankengängen.

Von daheim bekommt er regelmäßig Nachricht und Sendungen, weiß gut über die heimatlichen Verhältnisse Bescheid und hat ein großes Interesse daran. Er entwickelt keinerlei ungerechtfertigte Ansprüche. Von Wahnideen und Sinnestäuschungen ist auch bei eingehendem Befragen nichts zu erheben. Der Pat. wird allmählich recht warm mit dem Ref.

Von den Ärzten werden die Erregungen des Kranken als Manien geschildert. Der Kranke gilt als Man-depr. Anfänglich wurde Epilepsie diagnostiziert und der Kranke 04 deshalb entmündigt. Die Diagnose stützte sich auf den im Jahre 97 aufgetretenen epileptiformen Anfall.

Bei dem durch einen melancholischen Onkel belasteten Kranken tritt in früher Jugend ein Depressionszustand auf, welchem periodische Erregungen mit wildem Bewegungsdrang, großer Angst, elementaren Gewalttätigkeiten, Sinnestäuschungen und Verfolgungsideen folgen. Im 25. Lebensjahr erleidet er einen epileptiformen Anfall. In den nun einsetzenden Erregungen wird von zum Teil seltsamen Äußerungen und Wahnideen berichtet (unterirdisches Telephon; es wird ihm das Blut abgearbeitet), ferner von lebhaften Gehörshalluzinationen; der Kranke ist maniert, spricht hochdeutsch, schreit stereotyp, ist wild triebhaft. Die anfänglich ruhigen Zwischenzeiten nehmen allmählich den Charakter von Hypomelancholien an, in denen der Kranke gehemmt, gedrückt ist, wenn er auch noch arbeiten kann. Die Erregungen werden weniger heftig, dauern länger, gewinnen immer mehr den Charakter von Manien. Die anfänglich so auffällige Angst verschwindet. Auch Sinnestäuschungen und Wahnideen scheiden aus dem Krankheitsbild aus.

Wegener hat eine gewisse Einsicht in seinen Zustand, ist sicherlich weder defekt im Sinne einer Schizophrenie noch in dem einer genuinen Epilepsie, wirkt vielmehr ganz als ein Zirkulärer; als solcher wird er auch allgemein aufgefaßt.

Man kann in dem vorliegenden Krankheitsfall die an Epilepsie erinnernden Züge keineswegs verkennen. Der Umstand jedoch, daß nunmehr alle epileptischen Zeichen fehlen, daß nach so langer Krankheitsdauer keinerlei kennzeichnende Wesensveränderung sich herausgebildet hat, und daß man den Kranken seinem jetzigen Verhalten und seiner Persönlichkeit nach nur als Zirkulären ansehen kann, muß für die Einordnung des Falles maßgebend sein. Wir haben hier einen der ungemein seltenen Fälle von mdI vor uns, bei dem ein unzweifelhaft epileptiformer Anfall aufgetreten ist. Das mdI kann eben auch einmal dies Register ziehen. Welche Bedingungen dazu notwendig sind, läßt sich nicht entscheiden. Wer das mdI überhaupt als den Ausdruck einer endokrinen Vergiftung ansieht, könnte annehmen, daß diese, wie alle Vergiftungen in ihren schweren Formen, auch einmal zu einem elementaren Anfall führen kann, ohne daß man eine besondere Veranlagung dazu voraussetzen muß.

Immerhin wird man wenigstens in Erwägung ziehen können, daß bei dem Kranken möglicherweise eine epileptische Erbkomponente in Frage kommen kann, die pathoplastisch einwirkt. Einen Beleg haben wir aber dafür nicht.

Anzunehmen, daß hier etwa eine Epilepsie sich später in ein md Gewand kleide, wie das durch Rittershaus' Ausführungen nahegelegt werden könnte, dazu liegt keinerlei Anlaß vor.

Ebenso muß eine etwaige Vermutung, es könnte sich um eine Kombination von Epilepsie und mdI handeln, abgelehnt werden — dazu ist der Zug der Krankheit viel zu einheitlich. Wir haben auch keinerlei Anhaltspunkte für eine etwaige frühe Hirnerkrankung oder ein Trauma.

Eine Katatonie, an die viele auffällige Einzelzüge, vor allem auch der Anfall erinnern könnte, darf man wohl ohne weiteres ablehnen.

Burger, Sophie, geb. 14. IV. 58, gest. 1920, Ladnerin. Hered.: Schwester in der Kl., mdI.

Vorg.: Als Kind skrophulös; sonst normal entwickelt; wenig begabt; geneigt, dem Schmerzlichen nachzuhängen und über ihm das Freudige zu übersehen. Beim Truppeneinzug 71 Sonnenstich ohne ernstliche Folgen; sonst nie krank; keine bes. Schicksalsschläge. Ladnerin; lange Stellen; überall beliebt, gesucht; gute Zeugnisse. Keine Liebesgeschichten. Menses normal. 1893 lief sie aus einer Stelle aus Empörung über schamlose Familienverhältnisse der Dienstherrschaft davon, obwohl sie schon 6 J. da war. Fühlte sich verletzt und erschüttert. Suchte Trost bei der Kirche. Trat nach kurzer Zeit Dienst wieder an; gesund. Nov. 93 wieder bes. gedrückte Stimmung; nahm alles tragisch, kündigte ihren Dienst, kam heim, sich auszuruhen. Betete viel, litt an Kopfschmerzen, redete zw. verwirrt, lief einmal einen weiten Weg fort, fand sich dann erst wieder. Zustand dauerte mit Schwankungen bis zur Aufnahme.

I. Aufn., K. I. A. M. 21. II.—31. VII. 94. Stark verwirrt; Wortschwall; redet pathetisch, zusammenhangslos von Herzensreinheit, Religiosität, Liebe, Musik, Farbenpracht; kein Satz beendet; Hauptwort an Hauptwort gereiht, ohne Beziehung der einzelnen Elemente. Spricht hastig; hält dabei Augen geschlossen; dauerndes Nesteln im Haar. Nur kurze sinngemäße Antworten; verliert sich rasch in heilloser Verwirrung. Stimmung ängstlich; abwehrende Gebärden bei Annäherung. Verworrenheit mit hysterischer Färbung. Gesicht blaß; mäßig genährt. Abszeß am Oberschenkel. 22. II. Singt laut, deklamiert; deshalb isoliert; dauernd unruhig, doch rein. Wirft Bettstücke durcheinander; Bewußtsein dauernd getrübt. Dieser Zustand hält in seiner charakteristischen Färbung mit einem kurzen, unvollkommenen Nachlaß gegen Ende IV. an bis Ende V. 30. V. Ordentlich, sehr bescheiden, dankbar; Einsicht. 30. VI. Nimmt stark zu, verlangt auffallend wenig nach Hause. 29. VII. Volle Einsicht, kein ersichtlicher Defekt, Wohlbefinden.

ZZ. Ganz ruhig und frei. Neuerdings seit einem Jahr verändert; blieb nicht mehr in der Stelle; könne es nicht mehr aushalten. Dann untröstlich über Aufgabe der Stelle; war 2 Monate bei der Schwester, nahm dann neue Stelle an, in der sie nach wenigen Tagen plötzlich sehr erregt wurde. Weinte; es sei daheim etwas passiert, ihr Bruder sei gestorben; rief alle Heiligen an, wollte fort. Nachts sehr unruhig; sah alle möglichen Bekannten.

II. Aufn., Krhs 1. I. M., dann Kr. I. A. M. 27. II.—28. VIII. 1902. Heiter, orientiert; gespreizter, affektierter Ton, theatralische Gesten; lacht, tanzt, legt sich auf Boden, springt hell auflachend wieder auf, legt sich in eine Ecke, schaut träumerisch vor sich hin; Wechsel des Ausdrucks ins Wehmütige; rasch wieder lächelnd. Unterhält sich, erzählt, weint dann; man möge für sie, mit ihr beten; betet kniend mit ausgebreiteten Armen; gezierte schauspielerische Betonung. Gleich darauf erzählt sie in reiner Verzückung von ihrer Stelle und einem Mädchen, in das sie ganz verliebt gewesen. Weiter gleich theatralisch; deklamiert. Läßt sich nicht körperlich untersuchen. Ideenflucht; Stimmungswechsel mit vorwiegend heiterer, ekstatischer Verstimmung und Bewegungsdrang. Zw. auch zornige Erregung. Flicht sich Zöpfchen, bedeckt sich mit Küssen. Man dürfe sie nicht anrühren; sie sei eine Brennessel; es gelte ihren Kopf; sie komme aufs Schafott; entkleidet sich; wälzt sich, schmiert schlimm mit Kot. 20. III. Kr. I. A. M. Floride Erregung; zieht sich von anderen Kranken zurück; theatralische Gesten; Haare wirr um den Kopf. Werde mit Äther verfolgt. Alle möglichen Bewegungen: Kniebeugen, Vorwärtsbeugen usw. Auf Fragen meist kurze zutreffende Antworten, um sich aber gleich wieder in ihrem Treiben zu vertiefen. Über Ort und Umgebung orientiert, über Zeit nur oberflächlich. Stimmung ohne bes. Charakter, eher etwas gehoben. 21. III. Dauernd erregt, ideenflüchtig. Äußerungen knüpfen oft an Reden anderer und oberflächliche Beobachtungen an. Isoliert. 31. III. Vor einigen Tagen zu Bett, da sie an verletzten Stellen herumriß; Jacke mit geschlossenen Ärmeln. Schaukelt auf und ab, spricht unaufhörlich. Aufgefordert, Personalien zu schreiben, bedeckt sie das Blatt mit großgemalten, beziehungslosen Namen. 9. IV. Fortgesetzte Erregung, wilde Ideenflucht. Unterhaltung unmöglich. Klatscht in die Hände, ringt sie. Ißt, schläft nur kurz mit Mitteln. Isoliert. V. Erregung geringer; Ideenflucht besteht fort. VI. Bedeutend ruhiger, geordnet. Körperlich sehr erschöpft. VIII. Fleißig. Körperlich und geistig sehr erholt. 28. VIII. Gebessert entlassen.

23. X. 02. Wiedergebracht. Schwester erklärt, sie könne die Verantwortung nicht mehr übernehmen. Pat. sei sehr schwermütig. Suizidgefahr. Habe jetzt eine Stelle, trete sie aber aus Angst nicht an. Weiterer Eintrag fehlt.

ZZ bei der Schwester als Köchin in Stellung. Heute wieder verwirrt; lief singend und betend auf die Straße. Polizeilich eingewiesen.

III. Aufn., Kl. M. 12. XII. 05—18. XII. 05, E. —?. Erregt, exaltiert; betet theatralisch zur Mutter Gottes. Sehr anregbar, ausgesprochen ideenflüchtig; zw. Ausdruck höchster Glückseligkeit. Gespreizter Wortschwall. Zwischen religiösen Dingen scherzhafte Bemerkungen. Ablenkbar. Pathetische Gebärden; rhythmisches Klatschen zu ihrem Singen, Reimereien, Anküpfungen; antwortet sofort, schweift dann rasch ab. Vollkommen orientiert. Superlative. 13. XII. Tanzt; unsinnige Reden; ideenflüchtig; französische Brocken, Zitate; läßt sich immer sofort unterbrechen. Stellt Stimmungen dar. „Ich bin die kranke Sophie.“ Reimt sinnlos. 14. XII. Beständiger Rededrang bei unbedeutender Unruhe. Bringt auch alltägliche Dinge mit großem Pathos vor. Sei nun einmal so theatralisch veranlagt. Beruhigt sich etwas. 18. XII. nach E. überführt. Kg nicht fortgeführt. ZZ. Wahrscheinlich wieder in Stellung.

IV. Aufn., Kl. München, 28. VI. 08—5. II. 09. Bei der Aufnahme heiter erregt; lacht. Antwortet prompt, zw. pathetisch; orientiert. Spricht geziert; habe sich sehr aufgeregt, sei krank. Deutsch, Französisch durcheinander; abgerissene Redensarten; theatralisch, betet. Gibt gut Auskunft über Vorgeschichte; ideenflüchtig; spricht dauernd; sei recht glücklich; hochtrabende Redensarten. Sehnenrefl. gesteigert. 5. VII. Von komisch übertriebener Liebenswürdigkeit. Alles mit großem Aufwand von Reden und Gesten. Haar wirr. Viel unter der Decke. Schwitzt viel. 9. VII. Nach E. In lebhafter heiterer Erregung; lacht, singt, begrüßt mit Wortregen, bedankt sich, daß man sie hierher gebracht; hier sei das Paradies. Geht aus dem Bett, zerreißt Leibwäsche, wirft mit Geschirr, schwätzt, singt; ausgelassen; viel im Bad. 3. VIII. Weiter in gleicher Weise unruhig. X. Seit einigen Wochen ganz ruhig, freundlich, zugänglich. 5. II. 09 bei vollem Wohlbefinden mit vollkommener Krankheitseinsicht entlassen.

ZZ. Zur Zeit der letzten Aufn. im Klimakterium. War bei der Schwester. Gut, nur zw leicht verstimmt. Seit II. verstimmter. Religiös überspannte Ansichten. Teufel fechte sie an; habe himmelschreiende Sünden begangen, unwürdig kommuniziert. Müsse sich umbringen. Äußerte sogar, sie müsse auch die Angehörigen umbringen. Schläft untertags viel, in der Nacht schlecht; kein Appetit; aß aber. Angstschweiße.

V. Aufn., Kl. M. 28. IV.—14. V. 12. Geordnet, besonnen, ruhig, willig, gehemmt. Möchte am liebsten einschlafen, nicht wieder erwachen. Sei verdammt; habe so viel gesündigt; schweres Angstgefühl in der Brust, als ob sie nicht mehr leben könne. Innere Stimme, Teufel, focht sie an; habe nicht so gelebt, wie sie sollte, Sakramente unwürdig empfangen, schlecht gebeichtet, nicht genug Reue gehabt. Sollte sich deswegen umbringen. Müde, matt; Augen fallen ihr zu. Wallungen gegen den Kopf. Viel kalte Füße und Hände. Volles Krankheitsbewußtsein. Ob sie wieder gesund werde? L. etwas Ptosis? Geb. entlassen.

ZZ. Nur 4 Tage gut. Dann wieder depressiv; beständiges Angstgefühl, Selbstmordideen; schlaflos, aber ruhig nachts.

VI. Aufn., Kl. M. 21. VI. 12. E., dann H. In der Klinik dieselben Erscheinungen wie bei V. Nichts Verdächtiges. 27. VI. E. Gute Angaben; depressiv, doch schon gebessert. 4. VII. Ruhig, geordnet; beschäftigt sich. 20. VII. Zunehmend erregt; spricht sehr viel. 23. VII. Hochgradige Erregung. 25. VIII. War seither stark erregt, vollkommen verwirrt, äußerst unruhig, meist im Bad. Seit einigen Tagen ruhiger. 12. IX. Neuerdings unruhiger; spricht außerordentlich viel; zw. ganz verwirrt. 29. IX. —17. X. Bei Tag meist sehr unruhig; sonderbare Gebärden, Grimassen; wirft Bett durcheinander, schwatzt fortwährend ganz verworren; doch kurz zu fixieren; sinngemäße Antwort. 6. XI. Unverändert nach H. II. 13. Immer noch unruhig, ideenflüchtig; teilweise verkehrte Antworten. IV. Wird ruhig; meist zu fixieren. Vielfach saftige und zotige Antworten. Schweift noch ab. V. Ruhig, geordnet. VI. Andauernd geordnet, zugänglich, nett, fügsam; keinerlei auffallende Erscheinungen; Handarbeiten. Im weiteren Verlauf klar, nett, geordnet; unterhält sich und arbeitet; nette Briefe. 21. XI. Geheilt von der Schwester geholt.

ZZ. Hat normal gearbeitet bis vor 4 Wochen. Seitdem zunehmend traurig. Schwester mittlerweile verstorben. Meinte, die erscheine ihr nachts. Keine Stimmen. Selbstvorwürfe, auch daß sie nicht mehr arbeiten könne. Denkhemmung.

VII. Aufn., Kl. M. 1. XII. 15 E. Anfänglich rein depressiv. 15. XII. Nahezu beruhigt; keine Angst mehr, bester Appetit. 27. XII. Plötzlich erregt; fing laut zu beten und zu predigen an, kniete nieder, sprach Arzt als Kgl. Hoheit an, weinte, lachte dazwischen; sie spiele so gern Theater. Sehr unruhig; Wache, Bad. 27. XII. E. Hier manisch, in mehr oder weniger starker Erregung bis I. 19. I. 18. Ständig in wechselnd starker Erregung; schmückt sich phantastisch mit Fäden, Fetzen und Papierblumen, gestikuliert, grimassiert, nimmt theatralische Stellungen ein, deklamiert in einem fort mit mächtigem Stimmaufwand. Hochgradig ideenflüchtig; knüpft überall an, wird fortgesetzt abgelenkt, bindet mit jedermann an, lacht, scherzt, wird wütend, droht, packt an, alles innerhalb weniger Augenblicke. Legt sich unter das Bett, kriecht am Boden herum, tanzt, spricht in allen möglichen Dialekten. I. 19. Hat sich wesentlich beruhigt. IV. 19. Ist plötzlich wieder verstimmt geworden. V. 19. Stark depressiv; beschuldigt sich, sie sei die größte Verbrecherin, ewig verloren; könne keine Gnade mehr finden; sei nicht wert, länger zu leben. 1. VI. 19. Heute früh beim Erwachen ist Pat. sofort in hochgradiger manischer Erregung; singt, lacht, schwatzt durcheinander. 2. VI. Erregung hielt nur einen halben Tag an. Jetzt depressiv, stuporös. 15. VI. Ganz apathisch; läßt alle Glieder hängen; hält die Augen geschlossen, muß mit dem Löffel gefüttert werden; unrein. 28. VI. Fiebert mitunter; Ödeme; Puls sehr klein. Läßt unter sich; kein Fieber mehr; Ödeme verschwunden. Stupor geringer; ißt spontan. X. 19. Immer noch gehemmt, ablehnend; schmiert. I. 20. Liegt dauernd zusammengekauert im Bett, steckt Kopf tief ins Kissen. Ausdruck depressiv erstarrt. Keine Antwort. Muß mit dem Löffel gefüttert werden. Unrein. 6. V. Seit einigen Tagen sehr schwach. Lungentbc. 12. V. Exitus letalis.

Eigene Katamnese. I. und IV. 20. Bei der ersten Untersuchung kam Pat. mit kleinen, gebundenen Schritten ins Zimmer; depressiv verzerrtes Gesicht, ängstliches Widerstreben. Steckt aber die Zunge hervor und läßt sich immer wieder tief hineinstechen. Starr ängstlich. Spricht nicht.

Bei der zweiten Untersuchung zusammengekauert im Bett; hebt bei Annäherung den Kopf, ängstlich-ratlos-erstarrter Ausdruck. Reicht mühselig die Hand. Öffnet Mund zur Antwort, bringt aber nichts hervor. Kein Widerstreben, schwerste Hemmung.

Die mit mdI belastete, von jeher depressiv-ängstliche, sensitiv veranlagte Patientin erkrankt erstmalig mit 35 Jahren in Reaktion auf ein unangenehmes, sehr abstoßendes Erlebnis an einem leichten Depressionszustand. Ein Versuch, in die alten Verhältnisse zurückzukehren, scheitert, weil die Kranke sich der Lage nicht gewachsen fühlt. Sie verfällt darauf in einen, Monate anhaltenden, stark hysterisch gefärbten Verstimmungszustand, der rasch in eine heftige Erregung von demselben Gepräge übergeht. Diese erhebt sich durch ihre Dauer und Intensität über alle psychogenen Reaktionen. Der weitere Verlauf ergibt einen Wechsel von Erregungs- und Depressionszuständen mit langen Pausen, in denen Patientin nur ab und zu leichte Verstimmungen zeigt, aber weder in ihrem Wesen verändert, noch irgendwie geschwächt erscheint. Während die späteren melancholischen Phasen, bis auf die letzte, nichts Bemerkenswertes darbieten, zeichnen sich die Erregungszustände durch Besonderheiten aus. Abgesehen von der weitgehenden Zusammenhangslosigkeit fällt immer auch der stark theatralische Zug auf, das lächerlich, unecht wirkende Pathos, die Geziertheit, das Mißverhältnis zwischen den Affekten und dem Inhalt der Reden. Einmal findet sich auch bei erhaltener Orientierung eine außerordentlich starke Verworrenheit mit Zunahme der Erregung, die zu gleicher Zeit sich dadurch auszeichnet, daß der Bewegungsdrang immer sinnloser wird, sich rhythmisiert. Zeitweilig besteht ein Zustand, den man im Sinne von Wernicke und Kleist als hyperkinetische Motilitätspsychose bezeichnen müßte. Dabei bleibt aber stets der manische Grundzug der Störung erkennbar. Eingeschoben in den manisch-depressiven Verlauf der Erkrankung, erscheinen die Zustände nicht als etwas Besonderes, was von der Grundstörung getrennt werden könnte. Bei starker Steigerung der Erscheinungen nimmt die Manie das Wesen der Motilitätspsychose an, ebenso wie die Melancholie zum akinetischen Stupor wird. Auch in diesem letzteren läßt sich die melancholische Grundstörung nicht verkennen.

Übrigens ist auch diese letzte Erkrankung mit ihrem scheinbaren Negativismus recht bemerkenswert. Bei der ersten persönlichen Untersuchung, bei der die Krankengeschichte der Patientin nur mangelhaft bekannt war, wurde von mehreren Ärzten der Klinik ein katatonischer Stupor mit Bestimmtheit angenommen; erst die zweite Untersuchung belehrte uns eines Besseren. Besonders hinzuweisen ist auf den nur einen halben Tag währenden manischen Zustand innerhalb der letzten, langdauernden Melancholie. Bei mangelhafter Kenntnis des Verlaufs würde man wohl viel eher geneigt gewesen sein, hierbei an eine aus dem Stupor erfolgende katonische Erregung zu denken.

Bei Frl. Burger dauern die späteren Erkrankungen nicht nur länger, sie nehmen auch an Schwere zu, ohne an symptomatischer Buntheit wesentlich einzubüßen. Was zurücktritt, ist lediglich die hysterische Färbung, wodurch die Grundstörung viel klarer zutage tritt. Bei der letzten Erkrankung mag das schon hohe Alter (Arterioskl.? Ptosis) zur Verlängerung beigetragen haben.

Trotz aller auffälligen Erscheinungen wird man in Anbetracht des Grundzustandes der Patientin, der erblichen Belastung, des streng manisch-depressiven Verlaufes und des Ausbleibens eines Defektes nach Überstehen schwerster Psychosen wohl nicht an der manisch-depressiven Natur der Erkankung zweifeln können. Daß bei Frl. Burger daneben hysterische Züge eine große Rolle spielen, scheint sicher. Über eine pathoplastische Färbung hinaus scheinen sie jedoch nicht wirksam zu sein, und auch dies nur vorübergehend.

a) Über die Zustände von Bewußtseinstrübung beim mdI und deren Bedeutung für das Auftreten katatonischer Erscheinungen.

Bei Besprechung der zuletzt dargestellten Krankheitsfälle mußten wir immer wieder auf das Vorkommen von Mischzuständen, vor allem aber von mehr oder weniger tiefgreifender Bewußtseinstrübung hinweisen. Wenn wir uns zunächst mit dieser letzteren Erscheinung befassen, so können wir uns nicht mit deren Feststellung allein begnügen, da der Begriff Bewußtseinstrübung ein recht verschwommener und vieldeutiger ist, sondern werden versuchen müssen, ihn etwas näher zu bestimmen. Wir haben also zu fragen, wie im einzelnen Falle das uns allenthalben begegnende Symptom der Desorientierung, als einer wesentlichen Äußerungsform der Bewußtseinstrübung, zustande kommt, und ob wir für unsere Beobachtungen kennzeichnende gemeinsame Züge feststellen können.

Am nächsten liegt es, von den gewöhnlichen Erfahrungen aus einen Weg zur Klärung zu suchen. Wir wissen ja, daß schon leichtere Grade der immer wiederkehrenden Grundstörungen des zirkulären Irreseins die Anfänge einer Bewußtseinstrübung bedingen. Auffassung äußerer Eindrücke und Merkfähigkeit sind, wie experimentell gezeigt werden konnte, bei Manischen regelmäßig beeinträchtigt. Auch in ihren nicht besonders schweren Formen läßt die Ideenflucht es zur Lösung verwickelterer Aufgaben nicht kommen; ja selbst bei einfachsten Leistungen, wie dem fortlaufenden Addieren, versagen auch Leichtmanische den Gesunden gegenüber oft weitgehend. Finden wir also schon in den leichten Graden der Manie die Andeutung einer Bewußtseinstrübung, so kann es zweifellos bei den schwersten Formen zu völliger Desorientierung kommen. Die große Ablenkbarkeit, die bis zur Verwirrtheit gehende Lockerung im Zusammenhang des Denkens und die starke Flüchtigkeit der auftauchenden Vorstellungen lassen schließlich die Erfassung auch einfacher Eindrücke nicht mehr zu, wenn auch vielfach bei recht verworrenen Manien die Orientierung noch überraschend gut erhalten bleiben soll.

Ähnliches gilt für die Melancholie. Findet sich hier schon in leichten Fällen eine gewisse Unbesinnlichkeit und Erschwerung aller geistigen Leistungen, so kann in den schweren Formen die Denkhemmung die Eingliederung neuer Erfahrungen überhaupt nicht mehr zulassen, so daß Ratlosigkeit und Verlust der Orientierung entstehen.

So durchsichtig liegen die Verhältnisse offenbar bei unseren Kranken nur selten, wie etwa bei der ersten Psychose des Kranken Gneis, der nach langsam ansteigender Erregung in einen Zustand schwerster Verwirrtheit hineinkommt und bei vorübergehendem Abschwellen der Erscheinungen sich immer von neuem zu orientieren gezwungen ist; vielleicht auch teilweise in den Verwirrtheitszuständen der Frl. Burger. Schwerste Denkhemmung andererseits mag für den langedauernden scheinbaren Blödsinn der Frau Schreiter die wesentliche Grundbedingung gewesen sein. Auch in anderen Fällen dürften die bekannten Grundstörungen des mdI mehr oder weniger an der Herbeiführung der Bewußtseinstrübung mitgewirkt haben.

Vielfach bestehen aber ganz andere Verhältnisse. So finden wir etwa in den zweiten Psychosen von Nuß und Perr einen urplötzlichen Beginn der Desorientierung; bei der ersten Kranken auf einer Reise, die sie eben noch gesund angetreten hat, bei der anderen auf einem Gang in die Stadt. Beide kennen sich unvermittelt nicht mehr aus, finden sich an bekannten Plätzen nicht mehr zurecht. Darauf folgen sinnlose Handlungen, Angreifen des Mannes, Selbstmord-, Mordversuche ohne verständliche Motivierung. Die zu gleicher Zeit auftretenden Wahnbildungen sind ganz zusammenhangslos. Während bei Frau Nuß nur Andeutungen derartiger Zustände später wiederkehren, sind sie bei Perr sogar recht ausgeprägt. Auch aus dem Ansteigen der letzten Erregung weiß sie noch darüber zu berichten. An Wirkungen von Ideenflucht oder Denkhemmung kann man hier wohl nicht denken; es dürfte sich vielmehr um eine primäre Unterbrechung im Zusammenhang des Denkens, eine primäre Inkohärenz handeln. Solche Beobachtungen sind gar nicht so selten, und zwar vorwiegend im Beginn periodischer Manien; sie wiederholen sich beim Einsetzen einer neuen Phase vielfach in mehr oder weniger ausgeprägter Art. So wurde eine Kranke meines Materials plötzlich auf dem Friedhof verwirrt, riß Kreuze heraus, schlug eine begleitende Frau ohne Anlaß mit einem Besen; ein Kranker hatte, ohne vorher verändert zu sein, eine himmlische Erscheinung, wurde verwirrt und war von einem Durcheinander von religiösen Größenideen und Beeinträchtigungsideen erfüllt. In beiden Fällen ging die Störung in eine unverdächtige Manie aus. Auch sonst wird von den Angehörigen bei vielen Kranken über flüchtige Verwirrtheitszustände berichtet, die, aus voller Gesundheit heraus plötzlich entstehend, zu reinen Phasen überleiten. Die Kranken werden sich meist der schweren Störung mehr oder weniger deutlich bewußt und haben ein oft sehr quälendes Krankheitsgefühl, sind ratlos, suchen die Beziehungen zur Außenwelt aufrechtzuerhalten, wehren sich gegen die einbrechende Störung mit aller Macht.

Ganz anders liegen die Verhältnisse bei Kranken wie Frickl und Basilius. Hier führt die Störung zu einem Erleben, das dem des gewöhnlichen Traumes nahesteht. Szenenhafte, illusionäre und halluzinatorische Erlebnisse, die in buntem Wechsel einander ablösen, gehen über die Kranken hin, wobei diese wie stumme Teilnehmer zusehen. Dabei ist die Beziehung zur Außenwelt meist ganz unterbrochen, wenn sie sich auch vorübergehend, mitunter gegen Widerstreben und tätliche Abwehr, herstellen läßt, dann aber unvollkommen bleibt; die Umgebung scheint teilweise, illusionär umgestaltet, in die Traumerlebnisse hineinverarbeitet, teilweise gar nicht beachtet zu werden. In Zeiten geringerer Bewußtseinstrübung besteht jedoch auch hier ein Zustand von Ratlosigkeit, ähnlich dem bei Perr, wie er etwa in dem planlosen Umherlaufen und dem erstaunten Wesen oder aber in den Klagen mit zunehmender Gesundung bei Frau Basilius sich ausdrückt. Bei Frickl vollzieht sich die Aufhellung immer außerordentlich rasch; hier scheinen dagegen vor dem Einsetzen des Zustandes eine gewisse Ratlosigkeit und Krankheitsgefühl zu bestehen, das die Kranke in die Anstalt treibt und eine Zeitlang noch anhält, bis dann im Traum alles versinkt.

Zu Zeiten der tiefsten Bewußtseinstrübung scheint bei beiden Kranken eine Art Mischzustand zu bestehen: Akinese, heitere oder ängstliche Verstimmung und wahrscheinlich Ideenflucht, teilweise in Form von visuellen Erlebnissen. Ob es sich um eine eigentliche Willenshemmung handelt, ist nicht klar; es scheint, als ob nicht so sehr die Ausführung von Bewegungen erschwert, als die Spontaneität vermindert sei. Aber Genaueres läßt sich nicht aus den Kgen ersehen. Beide Male wird übrigens der Stupor allem Anschein nach durch eine unproduktive Manie eingeleitet.

In wiederum anderer Form stellt sich die Bewußtseinstrübung bei dem Kranken Bolle dar, der mit seiner eigenartigen, immer wieder hervorgehobenen Benommenheit bei wechselnder motorischer Erregung, der bis zur Zusammenhangslosigkeit gehenden Unklarheit zur einen, ziemlich geordneten Ideenflucht zur anderen Zeit, den bald mehr flüchtigen, bald stabileren Wahnideen und Umdeutungen gar nicht mit den bisher besprochenen Kranken verglichen werden kann. Es scheint, als ob hier ein dauernder Wechsel zwischen tiefer Bewußtseinstrübung und leidlicher Klarheit stattfinde. Auch späterhin in der 4. Krankheit sehen wir bei ihm kurz vorübergehende Bewußtseinstrübungen, die, mit Sinnestäuschungen und Wahnideen einhergehend, jeweils rasch wieder dem gewöhnlichen manischen Bild Platz machen.

Ein ähnlich rascher Wechsel des Bewußtseinszustandes begegnet uns bei Frau Halmer. Neben den sich lang hinziehenden Krankheiten in den jüngeren Jahren, in welchen die Kranke nie ganz klar ist, bald traumhafte, zusammenhanglose Erlebnisse berichtet, bald nur ihre Umgebung flüchtig verkennt, finden sich in den späteren Psychosen ganz kurzdauernde rauschartige Zustände mit phantastischen, zusammenhängenden Erlebnissen, ferner aber in der Einleitung anderer Krankheiten eine ungemein rasch einsetzende Umdämmerung, z. B. bei ihrem Umherirren auf der Straße mit dem unvermittelten Verlust der Orientierung.

Bei Frl. Burger wird man wohl an hysterische Beimischungen denken. Sie hat vor ihrer ersten Einlieferung allem Anschein nach einen ausgesprochenen hysterischen Dämmerzustand durchgemacht, und die späteren Psychosen tragen, wenigstens vorübergehend, eine hysterische Färbung, so daß man hier bei den Bewußtseinstrübungen hysterische Mechanismen annehmen darf. Wegeners Psychosen endlich scheinen anfangs gewissen epileptischen Dämmerzuständen geähnelt zu haben.

Ein Überblick über unsere Beobachtungen lehrt also, daß die Bewußtseinstrübung sehr verschiedene, auch bei dem gleichen Kranken wechselnde Formen annehmen kann. Bald handelt es sich mehr um traumhafte Zustände, bald um eine eigenartige Benommenheit; vielleicht kommt es auch, wie bei dem Kranken Gneis, zu Perioden eingeengten Bewußtseins. (S. Kg.) Ebenso verschieden, wie die Arten der Bewußtseinsstörung, scheinen auch die Bedingungen zu sein, unter denen sie zustande kommen. Abgesehen von jenen Fällen, bei welchen eine Steigerung der gewöhnlichen md Störungen zur Erklärung ausreicht, finden sich zahlreiche andere, die sich so nicht deuten lassen. Auch diese bilden keine einheitliche Gruppe. Bei einzelnen Kranken ist möglicherweise eine andere Anlage neben der md im Spiele, die die Befallenen zur Bewußtseinstrübung besonders veranlagt. (Hysterie: Burger, vielleicht auch Halmer, Frickl; Epilepsie: Wegener?) Bei anderen wiederum wäre die Möglichkeit zu erwägen, ob nicht der Krankheitsvorgang von vornherein sehr tief geht und Krankheitsbilder herbeiführt, die am ehesten symptomatischen Psychosen ähnlich sehen, auch ohne Mitwirkung exogener Ursachen, also so, wie Specht gegenüber Bonhoeffer behauptet. (Perr, Bolle, Nuß.) Man hätte dann anzunehmen, daß es sich hierbei um eine besonders intensive Wirkung derselben Stoffwechselgifte handle, die man vielfach als die Ursache aller md Störungen in Anspruch nimmt. Mit nachlassender Intensität des ursächlichen Krankheitsvorganges oder aber bei von vornherein leichteren Krankheiten würden dann die man. oder depr. Symptome in reiner Ausprägung zutage treten. Natürlich müßte man auch bei manchen von diesen Kranken eine besondere Veranlagung voraussetzen, da sie, teilweise wenigstens, immer wieder unter den gleichen ungewöhnlichen Erscheinungen erkranken. Dabei wird man jedoch im Auge behalten müssen, daß die delirante Äußerungsform des Irreseins nicht zu den schweren Formen gerechnet werden kann. Wir finden sie überall und meist bei Erkrankungen mit guter Prognose. Wenn der Schlaf Erscheinungen herbeiführt, die in diesen Kreis gehören, so wird man sich hier mit der Annahme einer schweren Vergiftung nicht recht befreunden können.

In jedem Falle wird man noch besondere Hilfsannahmen nötig haben, ohne doch zur Klarheit zu kommen. Man denke nur an den Kranken Gneis, der einmal eine schwere Psychose vom Amentiatyp, dann ein halluzinoseartiges Zustandsbild, später kurze Verwirrtheitszustäude, reine Manien und Melancholien, ferner paranoide Phasen und endlich jenen eigenartigen Zustand ihm später selbst nicht erklärlicher Unsauberkeit bei scheinbar voller Besonnenheit durchmacht. Angesichts einer solchen Fülle von verschiedenen Gestaltungsmöglichkeiten der Krankheit bei dem gleichen Kranken wird man wohl mit Erklärungsversuchen äußerst zurückhaltend sein müssen; ja, man wird die gleiche Stellungnahme am besten solange, als nicht zwingende Gründe vorliegen, auch auf Fälle übertragen müssen, die, wie eine Reihe der oben genannten, einfacher zu liegen scheinen. Wenn wir doch einige Möglichkeiten andeuteten, so geschah das aus einem Bedürfnis zur Klärung der Sachlage heraus, ohne den Anspruch, der Lösung des Problems näher gekommen zu sein.

Welche Beziehungen haben nun die gefundenen katatonen Erscheinungen zu der Bewußtseinstrübung? Es ist ja oft betont worden, daß diese Symptome nur dann mit ziemlicher Bestimmtheit eine ungünstige Prognose bedeuten, wenn sie bei voller Besonnenheit auftreten, aber um so weniger besagen wollen, je tiefer das Bewußtsein getrübt ist. Eine Bestätigung dafür können wir schon aus den Erfahrungen des Gesunden entnehmen. Wir wissen alle, wie sich im Zustande der Übermüdung ein Denken entwickelt, das zunächst, bis auf das sich geltend machende Haften, der Ideenflucht sehr ähnlich sieht, später aber mit weiterem Versagen der Aufmerksamkeit um das Einschlafen herum in völlige Zusammenhangslosigkeit übergeht. Es werden nur mehr unzusammenhängende Gedankenbruchstücke bewußt, bis schließlich das Einschlafen erfolgt. Auf die den schizophrenen ähnlichen Denk- und Spracherzeugnisse des Traumes wiesen wir bereits oben hin. Diese Inkohärenz, die sich übrigens anscheinend auch bei dem neben einer Aufgabe durchgeführten Denken geltend macht, findet sich also schon bei Gesunden in Zuständen von Bewußtseinstrübung. Es kann danach nicht auffallen, wenn man es gelegentlich auch bei Zirkulären in ähnlichen Verhältnissen beobachtet.

Auch für die Sinnestäuschungen können wir vom normalen Erleben ausgehen. Einem jeden sind ja hypnagoge, auch akustische, Halluzinationen gut bekannt. Der Traum ferner mit seinem reichen, halluzinatorischen Erleben macht es verständlich, daß wir auch aus traumähnlichen Zuständen Manisch-depressiver von entsprechenden Erlebnissen erfahren.

Erheblich schwieriger wird es, die psychomotorischen Erscheinungen, die wir bei unseren Kranken gefunden haben, mit dem Erleben des Normalen in Zusammenhang zu bringen. Wir haben oben schon darauf aufmerksam gemacht, daß in gewissen Zuständen des Halbschlafes nach dem morgendlichen Erwachen mitunter katatone Stellungen lange Zeit festgehalten werden. Es kommt wohl auch beim Einschlafen vor, daß man irgendein, zu einer sinnvollen Bewegung ausgestrecktes, Glied „vergißt" und in einer absonderlichen Haltung liegen läßt, um erst durch die sich einstellenden Parästhesien daran erinnert zu werden. Damit scheinen sich im allgemeinen die Möglichkeiten zu erschöpfen, Beziehungen herzustellen. Nur erinnere ich mich eines jetzt erwachsenen Mannes, der als Kind mitten im tiefen Schlaf stereotyp seinen Körper auf und ab schleuderte. Auch sonst sind derartige stereotype Bewegungen bei Kindern wohl nicht allzu selten. Im übrigen wäre aus dem normalen Leben höchstens noch heranzuziehen die Erscheinung, daß bei Fesselung der Aufmerksamkeit, bei angestrengtem Nachdenken oder Zuhören, kurz im nebenläufigen Geschehen, Stereotypien aller Art zur Beobachtung kommen.

Verläßt man aber das Gebiet des normalen Lebens und geht dazu über, Zustände von Bewußtseinstrübung bei Kranken, die mit Schizophrenie gar nichts zu tun haben, heranzuziehen, dann bietet sich eine reiche Ausbeute. Vor allem ist an die Vielgestalt katatonischer Erscheinungen in den Dämmerzuständen der Epilepsie und bei symptomatischen Psychosen zu denken. Wenn Bonhoeffer betont, daß man einfach alle katatonen Erscheinungen bei symptomatischen Psychosen finde, so könnte dem vielleicht eingewendet werden, es handele sich möglicherweise in den entsprechenden Fällen um eine Färbung des symptomatischen Bildes durch eine schizophrene Anlage oder umgekehrt um unter den Zeichen einer symptomatischen Psychose verlaufende Katatonien, ohne daß vorderhand ein Gegenbeweis möglich ist. Bei der Epilepsie aber, vor allem in sicheren Fällen, die nichts Schizophrenes in ihrem Stammbaum aufweisen, dürfte ein entsprechender Einwand nicht gerechtfertigt sein. Und es ist kein Zweifel, daß wir hier Stuporzustände, Negativismus, Stereotypien, Manieren und überhaupt alle schizophrenen Zeichen immer wieder beobachten können. Freilich wird nicht vergessen werden dürfen, daß wir es vielfach mit organischen Veränderungen zu tun haben, die wir bei Manisch-depressiven wohl nicht in der Weise annehmen können. Jedoch hält es ungemein schwer, bei einem rasch aus dem Stupor erwachenden Epileptiker, der plötzlich nichts Katatones mehr bietet, anzunehmen, daß nun auf einmal die Wirkung der organischen Veränderungen zu Ende sei. Es liegt da doch die Annahme viel näher, daß die Bewußtseinstrübung selbst eine wesentliche Rolle spielt. Besonders eindrucksvoll ist auch das Auftreten einer Reihe von Störungen: verschrobene, inkohärente Antworten, sinnloses Lachen, Verstummen, steife Haltung, sinnloser, passiver Widerstand, Stereotypien bei den Kranken, die Stertz als Vertreter des „periodischen Schwankens der Hirnfunktion" schildert, Erscheinungen, die immer mit der Bewußtseinstrübung mit einer experimentellen Sicherheit eintreten, um mit Aufhellung wieder zu verschwinden.

Es ist freilich außerordentlich mißlich, gerade solche Vergleiche heranzuziehen, weil wir es bei diesen Kranken mit greifbaren Hirnveränderungen zu tun haben. Ein Überblick aber über das gesamte Gebiet, auf dem man katatone Erscheinungen beobachtet, wie ihn Schneider unternommen hat, lehrt, daß allenthalben diese Symptome an Zustände von Bewußtseinstrübung und damit einhergehender Denkstörung gebunden sind, außer bei der Katatonie selbst, so daß wir also die Bewußtseinstrübung und die ihr zugehörige Inkohärenz als das Wesentliche ansehen und auch bei unseren Kranken für die katatonen Erschei-nungen verantwortlich machen dürfen. Gewonnen ist damit freilich nichts. Ja, daß man auch gerade den umgekehrten Weg gehen kann, zeigen die Kleistschen Studien über Bewegungsstörungen, die bei aller Anerkennung und Bewunderung wohl niemand im ganzen zu unterschreiben geneigt sein wird.

Alles in allem wird man die katatonen Erscheinungen im Bereiche der uns beschäftigenden, mit Bewußtseinstrübung einhergehenden Psychosen als nebensächliche, nicht dem Krankheitsvorgang als solchem zugehörige Zeichen auffassen dürfen, so wie man sie etwa bei sonstigen Amentiabildern auch als unwesentlich betrachtet. In den allermeisten Fällen, soweit sie in diesem Zusammenhange in Frage kommen, wird man bei den schizophrenieverdächtigen Erscheinungen gerade hier nicht auf etwaige schizophrene Erbeinschläge zurückzugreifen genötigt sein. Ganz abgesehen davon, daß wir in unseren Beobachtungen keinen unmittelbaren Anhaltspunkt dafür haben, handelt es sich meist nur um einzelne auffallende, in eigenartige Zustandsbilder eingewobene Erscheinungen; diese Zustandsbilder kommen zwar auch bei schizophrenen Psychosen in sehr ähnlicher oder äußerlich gleichartiger Weise vor, können jedoch nicht als kennzeichnend für einen katatonen Prozeß gelten. Wir müssen unten noch einmal auf diese Frage zurückkommen.

Der Weg, Parallelen zu unseren Fällen in der Literatur aufzusuchen, ist nur sehr schwierig zu begehen. Abgesehen davon, daß die in Betracht kommenden Beobachtungen weit verstreut sind und unter den verschiedensten Namen: periodische Amentia, Paranoia, Wahnsinn usw. segeln, sind vielfach die Beschreibungen mangelhaft; dann aber erfüllen die Fälle sehr oft die Bedingungen nicht, die wir stellen mußten, um einen Fall dem zirkulären Irresein zuzurechnen; sie sind zu kurz beobachtet und anderes mehr. So kommen die von Pilcz unter dem Titel periodische Amentia zusammengefaßten Fälle für uns aus verschiedenen Gründen nicht in Frage. Bei Beobachtungen wie denen Mendels (Fall 4) und Kauschs, bei welchen nach einwandfreien melancholischen Phasen später atypische Bilder auftreten, handelt es sich um reichliche, mit Halluzinationen einhergehende Wahnbildungen bei gut erhaltener Orientierung. Fälle wie der Mönkemöllers bleiben unklar; es ist wohl am wahrscheinlichsten, daß der Kranke mit seinen zahlreichen Willensbeeinflussungs-Erlebnissen zur „periodischen Katatonie" gerechnet werden muß. Eine Beziehung zum mdI läßt sich jedenfalls trotz der Periodizität und der Angaben über völlig freie Zwischenzeiten auch deshalb für uns zunächst nicht herstellen, weil jede einwandfreie manische oder depressive Phase fehlt. Die Kranken Meyers, die Pilcz anführt, lassen sich ebensowenig verwenden, wie die von Pilcz selbst beobachteten, weil das Alter der Patienten zu gering, bei M. auch die Beschreibung eine zu kurze ist, die Kat. ungenügende sind. Heranzuziehen ist dagegen der Kranke Rychlinskys, auf den Pobiedin später zurückkommt. Nach einem einleitenden, durchaus manischen Gebaren verfällt der Kranke in tiefe deliriöse Verwirrtheitszustände, die offenbar ganz jenen gleichen, die wir bei Basilius und Frickl beobachten konnten. Bemerkenswerterweise schließt sich hier die erste Erkrankung an ein aufregendes Erlebnis an, und der Kranke scheint auch sonst psychogen stark ansprechbar zu sein. Außerordentlich gut sind seine Beschreibungen der traumhaften, in buntem Wechsel einander ablösenden Erlebnisse. Ähnliche Zustände finden wir auch von Bleuler bzw. Rabinowitsch beschrieben, die unter dem Namen „periodischer Wahnsinn" eine Reihe, wie mir scheint, recht verschiedenartiger Fälle zusammenfassen. Leider sind bei beiden Autoren die Berichte zu kurz gehalten, als daß man bindende Schlüsse aus ihren Beschreibungen ziehen könnte. Die Fälle 8 und 10 jedoch scheinen wieder unseren Kranken Basilius und Frickl nahezustehen; die erste Kranke verfällt nach Überstehen einer Reihe leichter Melancholien im 34. Lj. einer Psychose, die nach melancholischer Einleitung rasch zu Inkohärenz und schließlich zu einem Zustand tiefer Bewußtseinstrübung führt, in welchem sich Pat. in einem Zaubergarten mit kolossalen Bäumen und fabelhaften Tieren glaubt, ihre Umgebung weitgehend verkennt, dabei mutistisch ist, ein ungeordnetes Benehmen zeigt, sterotype Redewendungen vorbringt, ohne daß ein rechter Affekt sichtbar wird. Der Fall 10 ist leider zu kurz berichtet. Doch hat es sich hier auch einmal zwischen reineren Phasen um einen Traumzustand mit völliger Desorientierung gehandelt. Während wir bei Fall 10 über die Persönlichkeit nicht Sicheres erfahren, scheint die Kranke 8 in ihrer Persönlichkeit unseren Fällen weitgehend zu entsprechen.

Von Stranskys Amentiafällen, von denen ich trotz Stransky eine ganze Reihe zum mdI rechnen möchte, so vor allem 6 und 13, läßt sich leider keiner in unserem Zusammenhang verwerten, weil entweder die von ihm beschriebenen Bilder nicht unseren Fällen entsprechen oder aber sonst die Vorbedingungen zur Einbeziehung nicht erfüllt sind. Auffällig an seinen Beobachtungen, gerade an den hierher gehörigen, ist es, daß vielfach hysterische Komponenten im Krankheitsbilde oder in der Persönlichkeit der Kranken sich nachweisen lassen. Auch von den Fällen „akuter Paranoia" Thomsens, an denen Kleist scharfe Kritik übt, würde ich mit Kleist eine größere Reihe in den Bereich des mdI einbeziehen; doch genügen sie aus naheliegenden Gründen nicht den für uns bestehenden Voraussetzungen. Von den beiden als Vertreter paranoischer Bilder im Verlauf des mdI angeführten Beobachtungen erfüllt dagegen der Fall 26 alle unsere Anforderungen. Es handelt sich um eine Frau, die nach Überstehen von zahlreichen, regelmäßigen, leichten zirkulären Schwankungen im Anschluß an starke gemütliche Erregungen einem manischen Zustandsbilde mit Visionen, leichter Verwirrtheit und vielen ungeordneten paranoiden Ideen verfällt. Ein Jahr darauf aber, nachdem sie zwischenhinein eine Melancholie durchgemacht hatte, erkrankt sie wieder im Gefolge einer starken gemütlichen Belastung an einem halluzinatorischen Delirium mit hochgradiger Verwirrtheit, schwer gestörter Besonnenheit und ängstlich gefärbter, tiefer, traumhafter Verworrenheit mit schrecklichen, vielgestaltigen Phantasien bei später fehlender bzw. traumhafter Erinnerung und voller Einsicht. Wieder ein Jahr danach findet sich ein ähnlicher, aber erheblich schwächer ausgeprägter Krankheitszustand mit stärker hervortretenden paranoiden Ideen, der viel länger dauert und von einer leichten Depression abgelöst wird. Es scheint mir bemerkenswert, daß sowohl der erste als der zweite atypische Zustand sich im Anschluß an starke gemütliche Belastungen entwickeln. Vom dritten wissen wir leider Näheres nicht. Die Frau scheint danach reaktiv labil gewesen zu sein. Doch war sie nach Thomsens Angaben frei von Hysterie.

Endlich müssen wir in diesem Zusammenhang noch auf die Fälle Schmids eingehen, Verwirrtheitszustände, die in der Anstalt Céry als Katatonie diagnostiziert und dann geheilt sind, und die Schmid für das mdI in Anspruch nimmt. Es ist nicht zu leugnen, daß Schmid seine Annahmen wenigstens im allgemeinen wahrscheinlich macht. Beweisend sind seine Ausführungen jedoch nicht. Ganz abgesehen davon, daß er doch allem Anschein nach recht

Heterogenes in sein Material aufnimmt (so möchte ich seine Fälle 2, 3 und vielleicht auch 5 zunächst einmal als symptomatische Psychosen betrachten), sind die Beschreibungen des größeren Teils seiner Beobachtungen so kurz gehalten, daß sie für die Beurteilung fast ausfallen — es will mir zum Beispiel scheinen, als ob auch rein hysterische Störungen mit einbegriffen worden seien; vielleicht ist auch manche schizoide Reaktion unter seinen Fällen). Vor allem aber sind seine Kranken bei Abschluß der Beobachtung noch recht jung (die Hälfte unter 30 Jahren), und die durchschnittliche Heilungsdauer ist sehr kurz (etwa 4 Jahre); ferner kann man Schmid wohl nicht ohne weiteres beistimmen, wenn er für die Hälfte seiner Fälle gleichartige Belastung annimmt; wenigstens geht das aus seinen Daten nicht mit Sicherheit hervor, so daß also auf der einen Seite seinen Schlußfolgerungen nur bedingter Wert beizumessen ist, auf der anderen aber kein einziger seiner Fälle ohne weiteres für uns in Frage kommt.

Durch unsere eigenen Ergebnisse aber werden Schmids Folgerungen weitgehend bestätigt. Wir haben ja eine Reihe von Beobachtungen aufzeigen können, die neben den atypischen Verwirrtheitszuständen einwandfreie manische oder depressive Erkrankungen dargeboten haben und die nach dem ganzen, über lange Jahre verfolgten Verlauf als sichere Manisch-depressive gelten müssen. Darin scheint mir überhaupt der Hauptwert der vorangegangenen Darstellung zu liegen. Von einzelnen Seiten wird ja immer noch die Zugehörigkeit von amentiaähnlichen Krankheitsbildern zum mdI in Frage gezogen. Wir gingen von sicheren manisch-depressiven Anfällen aus und zogen nur abgeschlossene Beobachtungen heran. Wenn wir nun unter hundert Fällen hier allein zehn anführen konnten, bei denen sich derartige Verwirrtheitszustände fanden, so spricht dies für ihre Häufigkeit im Verlaufe zirkulärer Erkrankungen. Wir könnten im übrigen unsere Fälle noch vermehren. Allerdings darf nicht vergessen werden, daß wir meist Schwerkranke herangezogen haben, solche, die eine große Reihe von Anfällen im Laufe ihres Lebens darboten, und daß infolgedessen unsere Prozentzahl wahrscheinlich für die Gesamtheit md Erkrankungen erheblich zu groß ist. Schmid gegenüber ist aber zu betonen, daß man diese Verwirrtheitszustände nicht in einen Topf werfen darf, da sie im einzelnen wesentlich verschiedene Gestaltungen dargeboten haben und voneinander wohl abgegrenzt werden können. Auch die von Schmid angegebenen gemeinsamen Symptome finden sich nur bei einem kleinen Teil der Beobachtungen.

Sein Vorschlag, die mit Verwirrtheit komplizierten Fälle von Dementia praecox, die von anderen Autoren beschrieben worden sind (Schmid bezieht sich auf Beobachtungen von Kahlbaum jr., Albrecht, Stern, Rizor, Pétren) von der Katatonie abzutrennen, stößt auf größte Bedenken. Schmid verweist besonders auf Urstein, Bleuler und Zablocka, die übereinstimmend die besonders gute Prognose der „Dämmerzustände", „deliriösen Verwirrtheitszustände" im Verlaufe schizophrener Erkrankungen betonen, und meint im Grunde, daß eben diese Zustände nicht zur Katatonie gehören, sondern anders einzureihen sind. Dies ist nicht angängig; es gibt doch zweifellos eine große Reihe von Schizophrenien, die unter Verwirrtheitszuständen zunächst günstig verlaufen, dann aber weitgehend verblöden. Unter meinem Material von hundert Vergleichsfällen von Dp findet sich eine ganze Reihe derartiger Kranker, auf die ich unten noch kurz eingehen muß. Die Verwirrtheitszustände auf der Höhe der Krankheit voneinander abzutrennen und aus ihnen den grundlegenden Krankheitsvorgang zu diagnostizieren, stößt freilich trotz aller darauf verwandten Mühe (Wieg-Wiegenthal) vielfach auf unüberwindliche Schwierigkeiten.

Schmid weist endlich auf Zablockas Erklärung der Dämmerzustände hin: es handle sich um hysteriforme Traumzustände, funktionelle Komplexe, die sich auf dem Boden der Schizophrenie entwickeln, wobei weder ein „Schub", noch eine „schwere Form" der eigentlichen Krankheit als Grundlage nötig sei, und berichtet, er habe oft bei Aufnahme der Katamnesen den Eindruck gehabt, daß ein unangenehmes Ereignis, das vor Ausbruch der Psychose eingetreten war, im Delirium eine große Rolle spielte. Auch wir haben auf Derartiges wiederholt hinweisen können. Wenn aber Schmid daraus zu schließen scheint, daß die Fälle Zablockas und die seinen wesensgleich sind, so muß dem entschieden entgegengetreten werden. Die Ähnlichkeit der Zustandsbilder beruht nicht darauf, daß die grundlegenden Vorgänge die gleichen sind, sondern auf dem Umstand, daß es sich um reaktive Zustände handelt, bzw. daß komplizierende hysterische Mechanismen zur Geltung kommen, deren eigenartiges Gepräge die Grundzustände mehr oder weniger verdeckt. Allenthalben stoßen wir also auf die Annahme von hysterischen Beimengungen, bei unseren eigenen Fällen, für die sie bald offen zutage lagen (Burger), bald vermutet werden durften (Halmer, vielleicht auch Frickl), bei Schmid, bei einer ganzen Reihe von sonstigen Beobachtungen aus der Literatur. Auch Kraepelin hat den Eindruck, daß bei Verwirrtheitszuständen hie und da hysterische Beimischungen in Betracht kommen. Bumke möchte direkt gewisse Amentiafälle, die später von hysterisch gefärbten reineren Phasen gefolgt sind, als hysterisch-manische Mischzustände auffassen. Wir würden, wenn sich dies aus einer noch größeren Zahl von Beobachtungen bestätigen sollte, in der Tat ein erhebliches Stück Boden gewonnen haben.

Von hier aus scheint mir auch der Weg gangbar zur Erklärung der Tatsache, daß häufig gerade die ersten Psychosen die schwersten und buntesten, von der Amentia kaum zu unterscheidenden Zustände herbeiführen. Wir selbst konnten mehrfach im Laufe unserer Arbeit darauf hinweisen. Auch andere Beobachter, so Walker und Thomsen, berichten von gleichartigen Erfahrungen. Man hat daraus geschlossen, daß die erste Psychose mit den späteren gar nichts zu tun habe, sondern nur den Boden für die späteren, andersgearteten schaffe. Das ist ein unhaltbarer Gedanke. Die erste Krankheit setzt meist im jugendlichen Alter ein, in welchem die gemütliche Ansprechbarkeit eine sehr große ist und vielfach hysterische Züge sich geltend machen. Hysteriforme Störungen werden um so eher hervortreten, je jünger das befallene Individuum ist. In einer Reihe von Fällen konnten wir feststellen, daß mit dem zunehmenden Lebensalter und der damit einhergehenden Abnahme der gemütlichen Ansprechbarkeit die atypischen, amentiaähnlichen Erkrankungen reinen Anfällen Platz machten, so etwa besonders gut bei der Kranken Halmer. Wir haben ja auch schon im allgemeinen Teil unserer Arbeit zeigen können, daß nach dem 40. Lebensjahre derartige Zustände kaum mehr zur Beobachtung kommen.

Ganz nach derselben Richtung weist die Tatsache, daß Frauen den überwiegenden Teil dieser atypischen Krankheitsbilder darbieten, während die Männer nur in verschwindender Zahl vertreten sind. Hierin wird der Unterschied der beiden Geschlechter in bezug auf die gemütliche Ansprechbarkeit deutlich.

Freilich haben wir in dieser Möglichkeit keinen Schlüssel, der überall paßt — bei einer ganzen Reihe unserer eigenen Beobachtungen und vielen in der Literatur niedergelegten kommen sicher ganz andere Verhältnisse in Betracht. Ob man wirklich, wie wir andeuteten, etwa bei Wegener eine epileptische Veranlagung voraussetzen darf, ist schon sehr zweifelhaft. Im Dunkeln tappen wir auch bei Kranken wie Perr und Bolle, Schreiter und Gneis. Allerdings wird man berücksichtigen, daß bei Perr und Bolle sich in der Familientafel Epilepsie findet, also irgendwelche erbbiologischen Beziehungen für möglich halten. Man wird dies vor allem in Anbetracht der gesamten Beobachtungen mit epileptischer Erblichkeit mit Recht tun, wenn es auch in dieser Hinsicht noch weiterer Nachforschungen bedarf[1]). Man kann ferner wohl nicht achtlos an dem Umstande vorbeigehen, daß Schreiter und Gneis Verwandte mit Delirium tremens haben (die beiden einzigen in unserem Material). Wenn man hier überall Zusammenhänge vermuten darf, so wird man sich doch bewußt bleiben, daß man allenthalben nur Teilbestimmungsstücke in den Händen hat, daß noch andere mitwirkende Momente vorhanden sein· müssen, die wir bisher nicht entfernt zu übersehen vermögen. Sehr oft werden wir vorderhand jeden Hinweis auf besondere konstitutionelle Eigentümlichkeiten vermissen, wenn wir überhaupt in der Neigung zur Bewußtseinstrübung etwas Auffallendes zu sehen berechtigt sind.

Dazu liegt in der Tat zunächst kein eigentlicher Zwang vor. Man könnte in Anbetracht der doch gar nicht seltenen Fälle auch zu der Ansicht kommen, daß gerade das mdI zur Bewußtseinstrübung disponiert, nur daß die damit verbundenen Zustände jeweils von der besonderen Veranlagung der Betroffenen eine eigenartige Färbung annehmen. Gewisse Erfahrungen, auf die wir in anderem Zusammenhange noch zurückkommen müssen, könnten für diese Annahme verwertet werden. Vorläufig wird man in den Vermutungen auf jeden Fall noch sehr zurückhaltend sein müssen. Eines aber läßt sich wohl mit einiger Bestimmtheit sagen, nämlich daß man gerade hier am wenigstens an eine schizophrene Erbkomponente zu denken und so auch die katatonieähnlichen Erscheinungen als unabhängig davon entstanden aufzufassen hat.

---

[1]) Außer Bolle und Perr finden wir 8 mit Epilepsie belastete Kranke in unserem Material. Davon zeigen drei (Onkel, Vetter, Vetter Epil.) nichts Auffälliges in ihren Psychosen, abgesehen davon, daß bei einem ein „apoplektiformer" Anfall aus der Jugend berichtet wird. Ein weiterer Kranker, dessen Bruder epileptisch sein soll, war in der Jugend mit außerordentlich zahlreichen, kurzen, dipsomanischen Anfällen anstaltsbedürftig und ist jetzt noch als Greis von kurzen manischen Phasen heimgesucht, die außer deutlichen senilen Erscheinungen — Einförmigkeit, läppische Färbung — nichts Besonderes bieten. Zustände tieferer Bewußtseinstrübung scheinen bei dem Kranken nie aufgetreten zu sein. Doch soll er in der Kindheit periodische Zustände nächtlicher Verwirrtheit dargeboten haben. Die man. sowohl als die depr. Phasen eines anderen Kranken (Mutter hinfallende Krankheit) sind durch einen ungewöhnlichen Grad von Denkhemmung ausgezeichnet; auch das Bewußtsein ist jeweils offenbar getrübt. Der Kranke ist schwach begabt. Auch der nächste Fall (Onkel Epil.) ist schwach begabt — bei ihm verlaufen die manischen Erregungen sehr stürmisch, doch ohne weitgehende Bewußtseinstrübung. Bei dem vorletzten Patienten (Sohn Epil.) finden wir im Beginne seiner durch leichte melancholische Phasen getrennten Manien zeitweise kurze Verwirrtheitszustände mit tiefer Bewußtseinstrübung. Die letzte Kranke endlich (Sohn Epil.) zeichnet sich in ihren früheren Psychosen durch Zustände schwerster Bewußtseinstrübung aus. Die Bilder haben einen ausgesprochenen Amentiacharakter, werden aber später milder, haben schließlich einen rein manischen Anstrich, wobei auch die anfangs noch lebhafte Neigung zu ausgesprochenen akustischen Halluzinationen in Abnahme begriffen erscheint. Es verdient hervorgehoben zu werden, daß die letzten beiden Kranken, wenn auch nicht gerade debil oder gar imbezill, doch als mangelhaft begabt bezeichnet werden müssen. Nach alldem finden wir also eine Reihe auffallender Züge, zählen auch im ganzen 5 Fälle von 10, bei denen zum mindesten vorübergehend stärkere Bewußtseinstrübungen deutlich werden. Jedenfalls wird es lohnend sein, der Frage an einem größeren Material mit genaueren genealogischen Erhebungen nachzugehen.

b) Mischzustände.

„Kaum ein Zustandsbild dürfte bald vor dem Schicksal gesichert sein, zu einem Mischzustand zersägt zu werden," sagt Stransky einmal. Er bezeichnet damit eine naheliegende Gefahr. Wenn man von ganz ungeklärten Fällen absieht, wie sie vor allem im Ausland in großer Zahl beschrieben worden sind, so scheint man auch in Deutschland der Versuchung nicht immer entgangen zu sein, als Mischzustände Beobachtungen darzustellen, die der Kritik nicht recht standhalten wollen. Stransky mag, u. E. mit Recht, auch den interessanten Fall Goldsteins nicht vorbehaltlos zum mdI rechnen. Besonders deutlich wird die Sachlage aber beleuchtet, wenn Stoecker bei der Erklärung vieler Erscheinungen der Katatonie seine Zuflucht zu Mischkomponenten nimmt (so bei der Verbigeration und den Stereotypien) und erklärt, der Unterschied gegenüber den analogen Erscheinungen im mdI bestehe nur darin, daß diese Art von Mischkomponenten in der katatonischen Erregung die Regel bilde, während sie in der Manie seltener zu beobachten und weniger ausgeprägt seien.

Wir selbst haben bei der Erhebung von Katamnesen über in der Klinik festgestellte Mischzustände die Erfahrung machen müssen, daß es sich oft um Fehldiagnosen gehandelt hat. Ähnlich wird es auch vielen anderen Beobachtern gehen, besonders häufig wohl bei der gehemmten oder unproduktiven Manie und auch beim manischen Stupor. Man wird also bei der Annahme von Mischzuständen große Vorsicht walten lassen müssen, um nicht Enttäuschungen zu erleben.

Auf der anderen Seite darf man aber auch nicht so weit gehen, wie beispielsweise Urstein, der gewisse Mischzustände von vornherein ablehnt. Vielmehr verdanken wir Kraepelins Aufstellungen und Weygandts Mitteilungen, wie Bumke betont, erst die Möglichkeit, viele Zustandsbilder als md zu erkennen, die früher ohne weiteres der Dp zugerechnet wurden. Eine wie große Rolle sie spielen, geht aus den allerdings nicht sehr zahlreichen schönen Fällen der Literatur (Weygandt, Devine, Pfersdorff, Reinige u. a.), aber auch aus unseren Beobachtungen einwandfrei hervor.

Ich erinnere, wenn ich zunächst von den paranoiden Bildern absehe, an die unproduktiv-manischen Zustände von Basilius, Frickl, Nuß, an die eigenartige Verfassung Ludwigs, an Mund, der die verschiedensten Mischzustände zeigte: zur Zeit der tiefsten Krankheit Affekt- und schwerste Denkhemmung, dabei beginnende motorische Erregung; bei der Genesung nörgelig-reizbare, paranoide Zustände neben solchen, in denen besonders die Denkhemmung bei Ideenflucht zur Ausprägung kam; ferner an die schwerste Denkhemmung bei Erregbarkeit der Patientin Schreiter mit den widerwärtigen Stereotypien; an den Zustand Marschalks nach Beendigung der dritten Psychose, an die nörgeligmanischen Zeiten Halmers und an manches andere mehr.

Allenthalben fanden sich Krankheitszeichen, die den Verdacht einer Katatonie hätten nahelegen können und es vorübergehend oder lange Zeit tatsächlich getan haben, wenn sie nicht überhaupt zu einer Fehldiagnose führten. Den Ausführungen Weygandts und Kraepelins zur Differentialdiagnose ist angesichts meiner Fälle nichts hinzuzufügen, vorwiegend weil die Kg nicht ergiebig genug sind. Soviel ist aber sicher, daß oft eine Entscheidung überhaupt nicht

möglich ist, wenn nicht die Entwicklung der Krankheit, frühere Phasen oder
aber die Persönlichkeit des Kranken, abgesehen von einer eindeutigen Erblichkeit, eine Diagnose oder doch eine Wahrscheinlichkeitsdiagnose ermöglichen.
Besonders die unproduktiv-manischen Zeiten machen allenthalben die größten
Schwierigkeiten, so etwa Bilder, wie sie wiederholt von Frickl dargeboten werden, während auf der anderen Seite schwere Denkhemmung bei motorischer
Erregung und unausgesprochenem Affekt oder Affekthemmung zu Zweifeln,
unter Umständen zu einer Fehldiagnose Anlaß geben wird.

Gerade diese letztere Form ist sehr wichtig. Kraepelin macht darauf
aufmerksam, daß Denkhemmung besonders oft zu Fehldiagnosen verführe.
Immerhin halten wir selbst schwerstgehemmte Kranke nicht für schwachsinnig, wenn die Affektstörung eine entsprechend tiefe ist. Schwierig wird die
Beurteilung erst dann, wenn mit der Besserung Affektstörung und motorische
Hemmung zurücktreten und nur die Denkhemmung bestehen bleibt. Hier wird
oft ein Defektzustand diagnostiziert. So konnte Froehlich auf eine Reihe von
Kranken hinweisen, die lange Zeit hindurch für schwachsinnig gehalten wurden,
einfach, weil die Denkhemmung alle anderen Störungen übersehen ließ. Vielleicht
ist auch der interessante Fall Schäfers („Ein Fall von Dp, katatonische Form")
als ein Manisch-depressiver aufzufassen.

Der Kranke bot nach stürmischer Einleitung zehn Jahre hindurch ein Zustandsbild,
in welchem die Denkhemmung so vorherrschte, daß man an einen fortgeschrittenen Schwachsinn unbedingt denken mußte (gemütliche Indolenz; schließlich nur noch Fragmente ehe-
maligen Besitzes, Andeutungen früherer Interessen; unzweckmäßige Willenserregungen;
harmlos, lenksam, ganz für sich; fragt nicht nach Angehörigen, spricht fast nichts, weicht
aus; kurze Antworten; unbeschäftigt; blättert gedankenlos, spielt auf der Geige immer dasselbe Stück, schreibt im Notizbuch abgerissene Reminiszenzen nieder, perkutiert plötzlich
einmal jemand, bringt ein Hoch auf Bismarck aus), bis er dann nach vierzehnjähriger Krankheitsdauer allmählich manisch wurde und bald ohne jede Einbuße geheilt entlassen werden konnte.

Noch weniger durchsichtig wird die Sachlage, wenn zu der Denkhemmung
eine motorische Erregung tritt; wir nehmen bei Mund etwas Derartiges an,
finden das gleiche bei den manisch gefärbten Bildern von Frickl und in dem
affektlosen Zustand der Patientin Schreiter. Allenthalben zeigten sich Stereotypien, deren Auftreten ja bei der bestehenden Mischung von Symptomen verständlich ist. Auch hier wird vielfach eine genaue Untersuchung die Sachlage
klären können.

Die Schwierigkeiten wachsen noch bei Fällen, wie sie Pfersdorff unter der
Bezeichnung: „Stereotypien bzw. Rededrang im mdI" schildert. Ich möchte,
um die außerordentliche Ähnlichkeit der hier zutage tretenden Sprachprodukte mit
solchen Schizophrener aufzuzeigen, eine kürzlich beobachtete Kranke erwähnen.

Es handelt sich um eine sechzigjährige Frau, die, periodisch belastet, vor 15 und 5
Jahren melancholische Zustände durchmachte und seit Monaten wieder krank war. Bei
trauriger Verstimmung, geringer allgemeiner motorischer Erregung und ausgesprochenem
Rededrang, dabei schwerer Denkhemmung brachte sie reaktiv, manchmal auch spontan,
Reihen wie folgt vor: Ez sin ja bein/ du weißt ja schon / das Ringala/ und es net amal/
und vom weiß ja doch/ du weißt ja doch/ Ofala/ und dös und dös / Ofala und aus Burgla/
Niggala/ und a nimma so/ ausburgala. Und so und so/ o mein/ beitretala/ um hundert
Millionen, tausend Millionen, 1000, 100000 gel" usw. „Und so und so/ und tun und tun/,
du weißt doch mich/ doch bei sengala/, mach doch dei Sachala / mit dem und dem/"usw.
„mußt gar nix sreiba, / es gar net sagele, / nimmer mauele, / nimmer wauele, / nimmer
schauele, / nimmer gagele, / nimmer schakele / nimmer monkele, / nimmer onkele/" usw.

Bei geringerem Rededrang und größerer motorischer Ruhe waren ihre Reden verständlicher, depressiven Inhalts, aber sehr einförmig; auch enthielten sie dabei keine Andeutung der oben zu findenden Manieren. Vielfach war die Kranke ganz ruhig und vollkommen ansprechbar; dann stellte sich heraus, daß sie tief verstimmt, voll von ängstlichen Befürchtungen war und sich auch zu den einfachsten geistigen Leistungen vollkommen unfähig erwies. Sie konnte die Namen ihrer Kinder nicht nennen, brachte die Monatsreihe nicht zusammen, war, eine tüchtige Geschäftsfrau, die alle Geldgeschäfte in dem sehr wohlhabenden Hause besorgt hatte, nicht mehr imstande, die einfachsten Rechenaufgaben zu lösen. Bemerkenswert ist, daß sie zu Zeiten ihres Sprechdranges auch eine sehr einförmige, zitternde Bewegungsunruhe darbot, die an automatische Bewegungen erinnerte; ferner aber, daß sie ihre Reden rhythmisch gliederte und betonte und dabei so langsam sprach, daß man gut mitschreiben konnte. Dieser unser Fall entspricht sehr nahe jenen, die Pfersdorff in seinem Aufsatz über Rededrang im mdI schildert. Auch hier kein Mitteilungs-, sondern ein rein motorischer Drang.

Endlich sei noch kurz auf die ideenflüchtige Denkhemmung eingegangen. Einen hierher gehörigen Fall schildert eingehend Schröder, der darauf hinweist, daß man diese Erscheinung wohl nicht allzu selten erlebe. Wenigstens höre man nachträglich von melancholischen Denkgehemmten Schilderungen, aus denen geschlossen werden könne, daß innere Ideenflucht bestanden habe. Auch wir haben solche Beobachtungen machen können, allerdings nur ganz vorübergehend. Daß in allen diesen Fällen seltsame, oft unverständliche Äußerungen zustande kommen, die vielfach an Zerfahrenheit denken lassen, liegt auf der Hand. Schwachsinn wird oft auch von Manischen vorgetäuscht, bei denen eine schwere Ideenflucht zu einer Leistungserschwerung führt. Ich erinnere in diesem Zusammenhange besonders an die Patientin Perr. Die Kranke war wohl in der Lage, auf kurz hingeworfene, einfache Fragen eine sinngemäße Antwort zu geben; bei jeder kombinatorischen Leistung aber versagte sie sofort. Sie war nicht imstande, auch nur den alleroberflächlichsten Zusammenhang einer Bilderreihe festzustellen; was nicht augenblicklich glückte, ging wegen der schweren Ideenflucht und Ablenkbarkeit unweigerlich verloren. Manische versagen auch beim fortlaufenden Addieren oft sehr weitgehend. Ich bin nicht im Zweifel, daß Kranke dieser Art besonders häufig schwachsinnige Größenideen liefern werden. Diese tauchen als Einfälle auf und werden immer wieder einmal durch die zugrundeliegende Stimmung ans Tageslicht getrieben; die schwere Ideenflucht verhindert jede Korrektur, jedes Messen an den Dingen der Wirklichkeit. Auch das konnte man bei Perr besonders gut verfolgen. Es sind eben nicht nur die gedankenarmen Manischen, die schwachsinnig erscheinen können, sondern auch die schwerst Ideenflüchtigen, bei denen der Ablauf der Vorstellungen natürlich gar kein besonders geschwinder zu sein braucht, auch ohne daß man dabei eine Denkhemmung anzunehmen hat.

Wenn wir noch auf das einförmige Denken hinweisen, bei dem innerhalb eines engen Vorstellungskreises rasch und richtig gedacht wird, während auf jedem anderen Gebiete die Leistung versagt; Beobachtungen, bei denen neben ungestörtem begrifflichem Denken alle Vorstellungen farblos bleiben; ferner von Pfersdorff beschriebene Kranke, die eingelernte Reihen und Aufgaben ohne Verlangsamung aufsagen, aber hilflos vor jeder neuen Denkleistung stehen, so ergibt sich eine Vielgestalt von Möglichkeiten der Denkerschwerung, durch die Schwachsinn vorgetäuscht werden kann.

Ähnliches gilt, wie Kraepelin ausführt, auch für die anderen gestörten Teilgebiete. Besonders wichtig erscheint mir für das motorische Gebiet die vielfach verschiedenartige Beeinträchtigung der Willensleistungen und jener, die im weiteren Sinne zu den Ausdrucksbewegungen gehören. Es kommt hinzu, daß in den einzelnen klinischen Bildern die Teilstörungen eine verschiedene Rolle spielen, in dem einen Falle die Affekt-, im anderen die Denkstörung besonders hervortritt, im dritten die motorische Erregung oder Hemmung die überwiegende Rolle spielt. Auch dadurch kommen ungewöhnliche und schwer verständliche Bilder zustande. Immerhin finden wir, worauf Thalbitzer besonders aufmerksam macht, schon in der Gesundheitsbreite Parallelen: nicht jeden Menschen macht die Freude laut und mitteilsam — es gibt auch stillfröhliche Menschen usw. Vielfach versagen aber derartige Seitenblicke vollkommen, wir reichen mit naheliegenden konstitutionellen Momenten zur Erklärung der ungewöhnlichen Bildungen nicht aus.

Die Frage aber: Wie kommen Mischzustände zustande? ist ungemein wichtig. Kraepelin meint bei Besprechung der vielfachen Möglichkeiten für die Symptomgestaltung in Mischzuständen, daß es sich dabei nicht sowohl um Spielarten des Krankheitsvorganges, als um persönliche Eigentümlichkeiten handle. Er fügt hinzu: „Wir dürfen uns vielleicht vorstellen, daß eine weitergehende Arbeitsteilung im Bereiche der einzelnen seelischen Leistungen und die dadurch bedingte größere Selbständigkeit von Teilgebieten auch deren verschiedenartige und verschieden starke Beteiligung an dem allgemeinen Krankheitsvorgange zur Folge haben könnte." Beide Möglichkeiten müssen durchaus zugegeben werden und spielen auch sichtlich eine große Rolle; so, wenn derselbe Kranke immer wieder mit den gleichen Mischzuständen erkrankt, während andere Bilder nur vorübergehend oder überhaupt nicht zur Beobachtung kommen; oder aber, wenn wir besondere Leistungen ganz vorwiegend in Mitleidenschaft gezogen sehen; oder ferner, wenn bei dem einen in der Manie stets eine unverwüstliche Heiterkeit, bei dem anderen ein jäher Affektwechsel das Bild gestaltet, bei einem Dritten die Melancholie ganz von der motorischen Hemmung beherrscht wird, bei einem Vierten aber die manischen Zeiten durch stürmische Erregungen gekennzeichnet sind.

Mit diesen Erklärungsmöglichkeiten kommt man aber nicht mehr aus, wenn wir bei derselben Kranken das eine Mal eine Manie ohne Übergang rasch in eine Melancholie sich umformen sehen, das andere Mal über eine Reihe verschieden gestalteter Mischzustände hinweg; wenn bei einem anderen nach einer Reihe reiner Phasen nun plötzlich Mischzustände auftreten, die später wieder typischen Bildern weichen, bei dem Dritten aber fortdauern. Hier dürfte der Ausgangspunkt für vielleicht sehr wichtige Probleme liegen. Wir haben schon einmal auf die Tatsache hingewiesen, daß in der Involutionszeit die Melancholie durch das Zurücktreten der sichtbaren Hemmung sich von Erkrankungen im früheren Alter unterscheidet. Kraepelin betont, daß die Mischzustände im allgemeinen im späteren Leben häufiger werden, daß sie weiterhin eine ungünstige Gestaltung des mdI sind, weil sie langwieriger zu sein pflegen. Wir haben oben ferner gezeigt, daß gewisse eigenartige Mischzustände im jugendlichen Alter später reinen Bildern Platz machen.

Schon aus diesen verschiedenartigen, allgemein bekannten Tatsachen dürfte hervorgehen, daß sehr verschiedene pathogenetisch wirksame Faktoren in Frage kommen können. Wenn Kraepelin, wie oben erwähnt, die Gestaltung mancher

Zustandsbilder auf die verschiedene Selbständigkeit von Teilgebieten zurückführt, so könnte man etwa in der Vorliebe des höheren Lebensalters für Mischzustände den Ausdruck der Tatsache sehen, daß in der Involution der Krankheitsvorgang auf im Laufe des Lebens fixierte Einrichtungen trifft, die nunmehr in verschiedenem Maße den Erschütterungen der Krankheit zugänglich sind; so etwa könnte man sich vielleicht das häufige Fehlen der Denkhemmung in der Melancholie erklären.

Der Umstand aber, daß Mischzustände auch in jüngeren Jahren beobachtet und von reinen Phasen abgelöst werden, läßt erkennen, daß, wenn überhaupt in jener Annahme etwas Wahres enthalten ist, noch andere Momente herangezogen werden müssen. Hier könnte einmal in Frage kommen eine verschiedene Beteiligung der einzelnen funktionstragenden Hirngebiete, wodurch der Phasenwechsel sich auf diesem oder jenem Gebiete rascher oder langsamer vollzieht. So glaubt Séglas bei einem seiner Kranken, der immer nur nach sehr starken Erregungen in schwere dämmerige Stuporzustände verfiel, an wirkliche Erschöpfungsvorgänge. In manchem Falle wird man wohl nicht ohne die Annahme besonderer konstitutioneller Momente auskommen, während man in anderen zufällige äußere Bedingungen in Betracht ziehen wird. Bei jugendlichen Individuen, wie bei gewissen Kranken überhaupt das ganze Leben lang, wird man die Wirkungen hysteriformer Mechanismen, Affekthemmungen, Stuporformen, in Anschlag zu bringen haben.

An die kaum versuchsweise begründeten Aufstellungen von Gross sei nur kurz erinnert. Nach ihm entstehen Mischzustände durch verdrängte Komplexe, eine Anschauuug, deren Gültigkeit durch ganz alltägliche Beobachtungen widerlegt wird, und die wir nirgends bestätigt gefunden haben.

Die Tatsache, daß gerade in den späteren Lebensabschnitten die Mischzustände an Häufigkeit gewinnen, könnte endlich noch eine andere Vermutung nahelegen. Wir haben ja bei dem Kranken Mund zeigen können, daß hier ein schwerer Mischzustand erst im höheren Lebensalter auftrat, nachdem bis dahin reinere Zustandsbilder vorausgegangen sind. Nun besteht bei Mund neben der zirkulären auch eine schizophrene Belastung, woraus geschlossen werden könnte, daß wir hier und in gleichartig gelagerten Fällen den Ausdruck der Schizophrenie zu sehen haben und etwa später noch eintretende akute Psychosen doch endlich zur Verblödung führen werden. Urstein vertritt ähnliche Gedankengänge; ja, er behauptet, daß Mischzustände im allgemeinen abzulehnen und für gewöhnlich nur die Brücke seien, auf der die zugrundeliegende schizophrene Erkrankung zu ganz katatonen Bildern und zur endgültigen Verblödung überleite. Wir hätten danach in den Mischzuständen nur den Ausdruck einer beginnenden Disharmonie, einer intrapsychischen Ataxie zu sehen. Man könnte sich so in der Tat erklären, daß im höheren Lebensalter die Mischzustände an Zahl zunehmen. Dies gewänne sogar im Hinblick auf die Häufigkeit der auch von uns beobachteten Fehldiagnosen an Wahrscheinlichkeit. Wenn man auch wird zugeben müssen, daß mitunter ähnliche Vorgänge tatsächlich von Bedeutung sind, so läßt sich diese Erfahrung doch nicht verallgemeinern. Wir dürfen daran erinnern, daß bei der Kranken Lehnert gerade das umgekehrte Verhalten Platz griff. Bei ihr fanden wir zuletzt ganz reine Phasen, während vorher atypische Bilder vorangegangen waren.

Ähnlich ist es bei einer Reihe anderer Kranker gewesen. Vielfach, so bei Gneis, sehen wir auch nach Mischzuständen in höherem Lebensalter eine ganze Reihe von reinen Phasen folgen. Endlich gibt es ja Fälle, die immer wieder im Leben an den gleichen Mischzuständen, und zwar vor allem an manischem Stupor und unproduktiver Manie erkranken, ohne daß eine Spur von Verblödung eintritt. Dennoch wird man, wenn man davon absieht, daß es sich überhaupt um Fehldiagnosen handeln könnte, in Erwägung ziehen müssen, ob nicht die neben der manisch-depressiven einhergehende schizophrene Anlage in derartigen Fällen zu einer stärkeren Dissoziation, also hier, vielleicht im Zusammenwirken mit der Involution, zu den Mischzuständen führt.

Unsere eigenen 10 Fälle mit sicherer schizophrener Belastung, die wir ja in anderem Zusammenhange schon besprochen haben, ergaben, abgesehen eben von dem Kranken Mund, keine Bestätigung dieser Annahme; wir halten es jedoch nicht für unmöglich, daß sich in einem größeren Material, vor allem aber unter Beobachtungen, die nicht wie die unseren nach einem besonderen Gesichtspunkt ausgewählt sind, mehr entsprechende Fälle finden werden.

Auch sonst haben wir keine irgendwie greifbaren besonderen Bedingungen finden können, die für das Auftreten von Mischzuständen von entscheidender Bedeutung sind. Lediglich die Verteilung der verschiedenen Formen von Mischzuständen auf die Altersstufen kann vielleicht einige Einblicke gewähren.

Mischzustände sind an sich in unserem Material im späteren Alter nicht erheblich häufiger als im jüngeren, aber die Art der Mischzustände erleidet mit dem Älterwerden eine Wandlung. Das gilt schon ganz allgemein, wird aber noch erheblich deutlicher, wenn wir die Kranken ausscheiden, die immer wieder, in der Jugend und im Alter, unter den gleichen Mischzuständen erkranken, wie etwa Frickl. Dann zeigt sich, daß in der Jugend die unproduktive Manie, im Alter die erregte Depression und die unter Nörgeln und Gereiztheit verlaufenden Mischformen das Übergewicht haben. Wenn wir nicht die einzelnen Anfälle, sondern die Zahl der Kranken mit diesen Anfällen berücksichtigen, dann erhalten wir für die unproduktive Manie ein Verhältnis von 4:1 zu gunsten der Jugend, für die erregte Depression ein Verhältnis von 5:1, für die nörgeligen Formen von 4:1 zugunsten des Alters. Wir würden danach zu dem Schluß zu kommen haben, daß zunächst allem Anschein nach das Lebensalter die wesentliche Bedeutung für die besondere Gestaltung der Mischzustände hat. Depressive Affekte gesellen sich zu Krankheitsbildern, deren sonstige Symptomgestaltung man häufiger bei der Manie findet, während umgekehrt in der Jugend die heiteren Affekte überwiegen.

Als ergänzend muß man ferner die Tatsache heranziehen, daß in der Jugend die unter Bewußtseinstrübung verlaufenden Erkrankungen vom Amentiacharakter rein zahlenmäßig viel häufiger sind. Fassen wir die einzelnen Kranken ins Auge, so wird dies noch deutlicher. Von den 20 Patienten, die überhaupt derartige Zustände durchmachten, geschah dies bei 13 ausschließlich in der Jugend, bei 4 sowohl vor als nach dem 40. Lebensjahr, jedoch so, daß später reinere Bilder nachfolgten; drei Beobachtungen erkrankten erst nach dem 40. Lebensjahre erstmalig unter dem Bilde einer Amentia, um später reine Manien oder Melancholien darzubieten. Man kann nun die Amentiaformen im weiteren Sinne zu den Mischzuständen rechnen insofern, als die Affekte rasch wechseln und offenbar auch die anderen Störungen starken entgegengesetzten Schwankungen unterliegen. Wir würden dann zusammenfassend zu sagen haben, daß für die Gestaltung der Mischzustände vorwiegend die verschiedenen Verhältnisse der einzelnen Altersstufen von Bedeutung sind.

Angesichts dieser Erfahrungen wird man wohl daran denken können, daß die besonderen Verhältnisse der Lebensalter auch irgendwie an der Herbeiführung der Mischzustände beteiligt sein könnten, so wie dies bei den nörgeligen Formen und vor allem der erregten Depression als der in einem unausgelesenen Material wohl häufigsten Art von Mischzuständen naheliegt. Die letzteren Formen weisen mit ihrer im allgemeinen etwas ungünstigeren Prognose offenbar auch sonst auf den Einfluß der Rückbildung hin.

Daß diese Bedingungen jedoch nicht die entscheidende Rolle bei der Herbeiführung von Mischzuständen spielen werden, kann kaum fraglich sein. Wir sind aber bisher nicht imstande, solche Bedingungen klar und überzeugend aufzuweisen. Nur dort, wo man immer wieder die gleichen Formen sieht, wird man an eine besondere Veranlagung denken, ebenso wie vielleicht in manchem anderen Falle an eine schizophrene Erbkomponente.

Noch einmal ist jedoch zu betonen, daß unser Ausgangsmaterial sehr wenig geeignet ist, gerade in diesen Fragen Licht zu bringen. Befriedigende Ergebnisse werden sich aber wohl erzielen lassen, wenn man von vornherein sein Augenmerk auf Kranke mit ausgeprägten Mischzuständen richtet.

Paranoide Zustandsbilder.

Wir hatten schon im allgemeinen Teil dieser Arbeit festgestellt, daß von den mehr als 50 stärker paranoid gefärbten Krankheitsbildern, die wir im ganzen beobachten konnten, kaum mehr als ein Viertel auf die Altersstufen vor dem 40. Lebensjahre kam. Man wird nicht fehlgehen, wenn man diese Tatsache mit der Neigung des höheren Lebensalters zu nörgeligen und gereizten Stimmungen in Zusammenhang bringt. Ein näherer Einblick in unser Material ergibt in der Tat, daß zwar in 11 Fällen beim Auftreten der paranoiden Bildungen kaum von einem Mischaffekt gesprochen werden konnte, die heitere oder traurige Verstimmung vielmehr so vorwog, daß man höchstens aus den Wahnvorstellungen auf vorübergehende Mischaffekte schließen konnte; bei den übrigen 23 Kranken jedoch, die hier in Frage kommen, waren die Wahnbildungen tatsächlich an mehr episodische, unter Mischaffekten verlaufende Phasen oder aber an lange einheitlich gefärbte Mischzustände gebunden.

Specht hat zuerst auf die Bedeutung der Mischzustände für die Erzeugung paranoider Zustandsbilder hingewiesen. Seine Aufstellungen wurden durch eine Reihe von Mitteilungen aus der Literatur bestätigt; so zeigen die beiden Kranken Lährs, einen wie breiten Raum paranoide Phasen im Rahmen des mdI einnehmen können. Auch aus der Tübinger Klinik haben wir eine Reihe hierhergehöriger Beobachtungen, vor allem den schönen Fall Ruoffs, in dem sich ein ausgedehnter Verfolgungswahn in der Zeit des Übergangs von der Melancholie zur Manie entwickelt, während die zweite Kranke Williburgers Verfolgungsideen bei dem Wechsel von Manie zu Melancholie bekommt. Besonders eindringlich zeigt ferner Kretschmer bei dem Bauern M. J., „der in

einem geschlossenen Zirkel zwei Jahre lang im Frühjahr pfeift, singt und ein-
kauft, im Herbst queruliert und sich mißtrauisch verfolgt fühlt, um im Winter
in Angst und Lebensüberdruß zu versinken", die Stellung der paranoiden zwischen
den manischen und melancholischen Phasen. Auch von Bleulers Beobachtungen
von periodischem Wahnsinn gehört mindestens der I. Fall unbedingt hierher.
Rabinowitsch weist selbst auf die Mischung von manischen und depressiven
Zeichen im Krankheitsbilde hin. Endlich darf man wohl auch den ersten Kranken Ewalds hierher rechnen, der, eine manische Grundpersönlichkeit, bei leichten periodischen Melancholien reichlich paranoide Ideen entwickelt.

Aus unserem Material ließ besonders gut Dr. Mund die Entstehung paranoider
Ideen auf dem Boden eines Mischzustandes erkennen. In der Genesung von seiner
schweren Melancholie war er vorübergehend jeden Morgen gereizt-paranoid-
nörgelig, während er am Nachmittage sich deutlich hypomanisch erwies. Bei
ihm handelt es sich offensichtlich um eine Mischung von manischen und depressiven Erscheinungen. Die am Morgen schlechte Stimmung, das Gefühl mangelnder Leistungsfähigkeit im Verein mit dem Wiedererwachen der Überzeugung des
eigenen Werts, die nachmittags mit der heiteren Stimmung und einer leichten
Ideenflucht das Übergewicht bekommt, versetzt den Kranken in eine Lage, in
der paranoide Ideen ganz verständlich sind: man lacht ihn aus, verulkt ihn,
er ist das Gespött der Abteilung usw. Man wird nicht fehl gehen, wenn man
ähnliche Vorgänge bei einer ganzen Reihe anderer Kranker voraussetzt, bei
welchen wir nicht in der Lage sind, den Gang der Dinge so genau zu übersehen
wie bei Mund. Ich erinnere an die Frau Marschalk, die in zwei Anfällen nach
Abklingen der schweren Erscheinungen im Übergang zur Genesung bei einer
offenbar bestehenden leichten Denkhemmung beziehungssüchtig wurde, sonderbare Beobachtungen machte, alles Mögliche zu hören meinte usw. Auch bei
Gneis haben wir mehrfach gegen Ende oder am Anfang der Psychosen paranoide
Erscheinungen, in der gleichen Weise bei Jörgensen. Recht seltsame Verfolgungs-
ideen äußert ferner unsere Frau Poege dann, wenn die schweren melancholischen
Erscheinungen zurücktreten: man beobachtet sie; stellt eigens Kranke dazu an;
Mädchen mit großen Füßen sind verkleidete Männer usw.

Im ganzen aber spielen diese Zustände bei unseren Kranken keine sehr erhebliche Rolle, lassen auch niemals ernstliche diagnostische Zweifel aufkommen.
Wie schwierig aber die Beurteilung der Sachlage, vor allem die Abtrennung von
paranoiden Psychosen aus dem Bereiche der Dp werden kann, zeigen die Beobachtungen Lährs und besonders der Fall von Ruoff. Leider ist die hier in Betracht
kommende Kranke noch recht jung, so daß man angesichts der nicht ganz klaren
Erblichkeit und der noch nicht vollkommenen Einsicht wohl nicht jeden Zweifel
ausschließen kann.

Einen Fall, den man als periodische Paranoia ansprechen könnte, haben
wir nicht unter unserem Material gefunden. Am nächsten kommt dem noch eine
Frau, die innerhalb von 12 Jahren 4 mal mit stark paranoid gefärbten manischen
Zustandsbildern in die Klinik aufgenommen werden mußte. Jedoch war hier
jedesmal die zugrunde liegende Manie derart ausgeprägt, daß Zweifel kaum
auftauchten. Wickel teilt eine ganze Reihe ähnlicher Beobachtungen mit;
auch Bechterew beschreibt eine hierher gehörige Frau. Allenthalben über-
deckt das paranoide Beiwerk die zugrunde liegende Manie nur ganz unvoll-

kommen. So wird es wohl meist sein, wie sich aus Boeges kritischer Zusammenstellung der gesamten Literatur über periodische Paranoia ergibt. Lediglich
4 Beobachtungen konnte er finden (Ziehen und Gierlich), die ihm diesen
Namen zu Recht zu führen schienen. Auch die Kranken, die immer wieder und
immer nur paranoid gefärbte Phasen darbieten, scheinen außerordentlich selten
zu sein, so daß man wohl kaum Ewalds Vorschlag, eine besondere hyponoische
Konstitution, die stets paranoide Psychosen aus sich hervorgehen läßt, als gleich-
berechtigt neben der manischen und melancholischen anzunehmen, wird beistimmen können; wir sehen allzuoft bei mißtrauischen, „hyponoischen“ Menschen reine manische oder depressive Bilder ohne stärkere paranoide Züge. Auf
der anderen Seite aber finden wir Kranke, in deren Persönlichkeit nichts Hypo-
noisches liegt, die aber doch ausgeprägte paranoide Bilder zeigen, wie unser
Kranker Gneis, bei dem man hier übrigens keinesfalls von einem Mischzustande
sprechen kann.

Spechts Versuch endlich, die ganze Paranoia im mdI aufgehen zu lassen,
bekämpft Kraepelin und lehnt vor allem auch Bleuler in einer scharfen
Kritik ab. Wir können hier nicht näher auf diese Frage eingehen. Die chronisch
manischen Kranken mit reichlichen paranoiden Wahnbildungen, die wir in den
letzten Jahren hier sahen, unterscheiden sich weit von den zu gleicher Zeit beobachteten echten Paranoikern. Immer war bei ihnen die manische Grundverfassung unverkennbar.

Dennoch wird es natürlich in manchem Falle schwer sein, eine richtige
Diagnose zu stellen. Ich will hier kurz auf eine Kranke eingehen, die tatsächlich
eine verschiedene Beurteilung findet.

Gunthart, Josefa, 10. II. 78, Dienstmädchen. Hered.: Angeblich O.

Vorg. Nie krank, sehr gut gelernt, immer etwas hochfahrend. Seit 10 J. in einer Stellung;
sehr tüchtig. Immer heiter, lebhaft.

Seit Anfang des Jahrhunderts kennt sie einen Hauptmann, der im Nachbarhaus wohnt.
Anfang 05? Liebeswahn; meinte, der Hauptmann werde sie heiraten; lief zu ihm in die Wohnung; wollte wissen, ob er sie heiraten werde. Wurde energisch abgewiesen. Ein halbes Jahr
später beim Tode der Schwester sehr deprimiert, beim Begräbnis außerordentlich erregt;
wenige Tage später wieder normal. Damals trat auch der Liebeswahn zurück. Sprach seitdem nie mehr vom Hauptmann.

Weihnachten 07 lief sie ihm immer nach; sprach viel von ihm. Belästigte ihn derart,
daß er ihr in Gegenwart von Zeugen erklärte, er wolle nichts von ihr wissen. Sie sagte: „Ich
heirate ihn doch.“ Letzte Woche lief sie 4mal zu ihm. H. drohte mit Anzeige, wenn Besuche
nicht unterblieben. Seit Weihnachten auffallend heiter und lebhaft, arbeitet tadellos.

I. Aufn., Kl. München, 10. V.—15. VII. 08. Besonnen, ruhig, heiter; gibt Angaben
der Vorgeschichte zu. Sei nicht krank, eine hervorragende Köchin, seit 4 Jahren in den
Hauptmann verliebt; es sei aber ein platonisches Verhältnis gewesen. Erklärt sich gleich
bereit, ihn zu lassen. Intellektuell unauffällig. Sehr vergnügt, freundlich, bereitwillig,
lächelnd; keine besondere motor. Unruhe. Lebhaftes Mienenspiel. Klug, schlagfertig, gewandt. Gibt zu, daß der Hauptmann ihr deutlich gesagt hat, er wolle nichts von ihr
wissen, er ihr auch sonst in keiner Weise zu verstehen gegeben habe, daß er sie liebe;
aber sie weiß es doch; ist vollkommen einsichtslos. So bleibt es auch während des ganzen
Aufenthalts in der Klinik. Pat. macht nur äußere Zugeständnisse; behauptet wohl, daß
sie nicht mehr an die Geschichte glaube, schreibt aber am nächsten Tage einen Brief
an den Hauptmann, in dem sie fragt, wann die Hochzeit sei, und als Braut unterschreibt.
Ein anderes Mal will sie telephonieren. Vorübergehend verstimmt und deprimiert, daß
man sie nicht entlasse, ist sie doch meist sehr heiter, fast ausgelassen, immer vollkommen
geordnet und in jeder anderen Beziehung unauffällig.

Unverändert entlassen, wendet sie sich zunächst an die alte Dienstherrschaft, wird dort nicht angenommen und geht sofort in die Wohnung des Hauptmanns. Dann zum Bruder. Ist fest überzeugt, daß alle zusammenhalten, sie närrisch zu machen, sträubt sich energisch gegen die Rückverbringung.

II. Aufn., Kl. München, 27. VII.—13. VIII. 08. E. bis jetzt. Kommt unverändert heiter, hat nicht die entfernteste Krankheitseinsicht. Es sei ja schon lange abgemacht gewesen, daß man sie wieder herein bringen werde. Über die Geschichte mit dem Hauptmann werde sie gar nichts mehr sagen. Halluzinationen werden energisch verneint, sind auch keinesfalls anzunehmen. In der Anstalt ist das Verhalten der Pat. stets das gleiche geblieben. Sie ist äußerlich vollkommen geordnet, meist heiterer, manchmal auch ausgelassener Stimmung, zeitweise aber für Tage und Wochen verstimmt, sehr zurückhaltend, sichtlich deprimiert. In solchen Zeiten kann man nichts Rechtes von ihr erfahren. Immer ist sie sehr fleißig beschäftigt; hat bald freien Ausgang; darf sich recht frei in der Anstalt bewegen. Verfolgt alle Dinge der Außenwelt mit lebhaftem Interesse, hat auch ein selbständiges, gesundes Urteil. Affektiv in jeder Weise ansprechbar. Allezeit aber erscheint sie mit Wahnideen, stets desselben Charakters, beschäftigt, nur daß der Gegenstand des Wahns von Zeit zu Zeit wechselt. Der Hauptmann tritt offenbar bald zurück und macht einem Arzt der Anstalt Platz. Als sie II. 09 entlassen werden soll, ist sie sehr bestürzt und erklärt dann, sie müsse erst jenen sprechen. Ihre Liebe zu diesem sei überhaupt etwas viel Höheres, als die zu dem Hauptmann; sie sei überhaupt nur deshalb nach E. gekommen. Sie will deshalb in der Anstalt bleiben; das andere wird sich schon finden. 1911 hat dann ein verstorbener General die Stelle des Arztes eingenommen. Der Tod dieses sei nur eine Fiktion. Anfang 13 gibt sie den General auf, dessen Stelle nun von einem Besucher einer anderen Kranken, einem Major, eingenommen wird, dessen Namen sie zunächst gar nicht kennt; sie will jetzt entlassen werden. Sie schreibt später an ihn; nimmt an, daß er sie liebt. VII. 19 ist der Major endlich von einem Arzte der Anstalt verdrängt, den sie nun zu heiraten gedenkt. Die Verliebtheit der anderen merkt sie immer daran, daß diese sie entweder in bestimmter Weise anblicken; oder aber, sie hat es eben im Gefühl. Die Überzeugung ist dann felsenfest. Gegen die Betreffenden von einer verschämten Zurückhaltung. Wenn man sie auf die Wahnideen hin anspricht, bekommt sie immer einen dunkelroten Kopf. Je nach dem Ziel der Neigung drängt sie darauf, entlassen zu werden oder aber dazubleiben. Ernstere Schritte unternimmt sie nie.

Bei der ersten Kat. II. 20 macht die Kranke einen hypomanischen Eindruck, ist in keiner Weise unnatürlich, nicht zerfahren, doch in ihren Äußerungen sehr zurückhaltend. Man erfährt nichts von dem jetzigen Objekt ihrer Neigung. Sie äußerte damals, nur wer so heiter veranlagt sei wie sie, könne es in der Anstalt aushalten.

Bei der nächsten langen Unterhaltung einige Monate später gesteht sie nach langem Hin und Her, es werde schon seinen Grund haben, daß sie noch in der Anstalt bleiben müsse. Sie wisse es nicht genau; sie liebe den Oberarzt X.; und das werde wohl der Grund sein, weshalb man sie zurückbehalte. Freilich wisse sie nicht, ob er sie auch gern habe. Doch sei anzunehmen, daß man in der Anstalt allgemein übereingekommen sei, sie so lange dazubehalten, bis die Angelegenheit geklärt sei. „Entweder entlassen oder geheiratet"; von ihrer Seite werde nicht nein gesagt. Ob von seiner, darüber könne sie sich nicht aussprechen. Ganz bestimmte Anzeichen habe sie nicht, aber — — Sie geht nicht weiter aus sich heraus. Alles bringt sie mit lächelnd verlegener Miene vor, tut dann, als ob sie bereute, es gesagt zu haben, spricht das auch mehrfach aus; wird wiederholt rot bei der Unterhaltung. Es sei sonderbar, anfangs habe sie X. gar nicht gemocht, bis sie gemerkt habe, daß sie seine liebste Pat. sei. Über Halluzinationen ist nichts zu erfahren.

Im übrigen der gleiche Eindruck wie bei der ersten Besprechung. Sonst in keiner Weise auffällig, keine Manieren, keine Zerfahrenheit, auch nicht in ihren Wahnideen, nichts Unnatürliches.

Es handelt sich um eine jetzt 42 Jahre alte Kranke, die, lebhaft heiteren Temperaments, zum ersten Mal vor 16 Jahren an „Liebeswahn" leidet. Der Wahn tritt nach einiger Zeit zurück, um nach Jahren wiederzukehren und die Kranke, die sich in deutlicher hypomanischer Verfassung befindet, in die Anstalt zu führen. Seitdem wechseln mehr oder weniger ausgesprochene hypomanische Zeiten mit kurzen Verstimmungen ab. Die Kranke ist während der heiteren Zeiten immer in derselben Weise von der Einbildung beherrscht, ein Mann liebe sie; sie hält entgegen allen Einwänden an dieser Einbildung fest, um offenbar in einer kaum nach außen kenntlichen melancholischen Phase den Wahn zu korrigieren, dann aber mit ansteigender heiterer Verstimmung ihn wieder aufzunehmen oder aber, bei Beibehaltung der Wahnrichtung, einfach den Gegenstand zu vertauschen.

Die Kranke ist leider nicht genügend beobachtet, als daß ersichtlich wäre, wie sie jeweils zu dem Objekt ihrer Liebe kommt. Es scheint sich vielfach um Einfälle zu handeln, neben denen alles andere nur eine Nebenrolle spielt. Die paranoische Bearbeitung ist allenthalben nur angedeutet: alles hält zusammen, sie närrisch zu machen; man ist in der Anstalt übereingekommen, sie zurückzubehalten. Sie merkt erst nachträglich, daß sie von jeher dem Betreffenden die Liebste war, usw.

Es handelt sich also um einen recht eigentümlichen Fall, den wir aber zum mdI rechnen möchten. Es ist nicht nur der zirkuläre Verlauf, im Verein mit der Wesensart und der vollkommenen Erhaltung der Persönlichkeit der Kranken, die uns dazu veranlassen. Vor allem ist die ganze Psychose fast nur aus manischen Elementen aufgebaut. Die durchwegs heitere Stimmungslage läßt eine paranoische Weiterbearbeitung des Themas gar nicht zu. Das Glücksgefühl ist jeweils zu groß, als daß sich die Kranke um feindliche Machinationen dauernde Sorge machen könnte. Dennoch ist es verständlich, daß die nur in großem Fleiß und Unermüdlichkeit, in ihrer Schlagfertigkeit zum Vorschein kommende innere Erregung den Wahn so sehr in den Vordergrund stellt, daß man die Kranke als Paranoia oder paranoide Demenz auffaßt.

So schwierig, wie hier, dürften aber im allgemeinen die Verhältnisse nicht liegen. Im ganzen läßt sich aus der Betrachtung unserer eigenen Beobachtungen und jener der Literatur etwa folgendes entnehmen: Neben spärlichen Kranken, die immer wieder im Leben paranoid gefärbte, aber sichtlich dem mdI zugehörige Zustandsbilder entwickeln, und bei denen man eine besondere Veranlagung[1] annehmen muß, finden sich überwiegend solche, die ein oder das andere Mal einen paranoiden Zustand neben vielen reinen Phasen durchmachen. Oft wird man überhaupt keinerlei Anhaltspunkt für die Erklärung der paranoiden Bildungen haben; in anderen Fällen kommen die von Specht aufgezeigten Mechanismen in Frage; in wieder anderen wird die besondere Gesamtlage, so das höhere Lebensalter mit seiner Neigung zu Mißtrauen als Ausdruck des Gefühls abnehmender Leistungsfähigkeit, für die Färbung der Krankheitsbilder verantwortlich sein. Einheitlich sind die Bedingungen für das Auftreten dieser Erscheinungen wohl nicht. Paranoide Erscheinungsformen stehen neben anderen, wie der deliranten, der sprachhalluzinatorischen, die hier und da einmal neben den reinen Phasen im Verlaufe einer md Erkrankung auftreten, ohne daß man die Grundbedingungen dafür aufzeigen kann.

Ich möchte hinzufügen, daß Erkrankungen, die mit schweren verworrenen

---

[1] Mitunter kommen wohl auch schizophrene Anlagekomponenten in Betracht. Auch zwei von unseren zehn schizophren belasteten Kranken hatten ja ausgeprägte paranoide Phasen.

paranoiden Bildungen auch bei recht tiefgehendem Affekt einsetzen und lange
Zeit fortdauern, meist nicht dem mdI anzugehören scheinen. Unsere Katamnesen
dieser meist im höheren Lebensalter stehenden Kranken, auf die ich leider hier
nicht eingehen kann, haben uns gelehrt, daß hier meist Fehldiagnosen gemacht
worden sind, wenn man mdI annahm. Ganz abenteuerliche, verworrene Wahnideen, wenn sie nicht mit tiefer Bewußtseinstrübung verlaufen, scheinen dem
mdI fremd zu sein. Auch über die Einordnung solcher Kranker, wie die Birn-
baums und Eisaths, werden stets Zweifel berechtigt sein.

C. Bemerkungen zur Differentialdiagnose.

Wir haben in den vorangehenden Ausführungen zeigen können, wieweit
zweifellos dem mdI angehörige Bilder sich solchen annähern können, die man im
allgemeinen nur bei der Schizophrenie findet, und haben versucht, wenigstens
die Bedingungen zu umreißen, unter welchen dies geschieht. Erheblich weiter
sind wir freilich dabei nicht gekommen; insbesondere reicht das Material nicht aus,
etwa eine eingehende Differentialdiagnose gegenüber der Schizophrenie zu be-
gründen. Dazu scheinen mir Kgen, die zum überwiegenden Teil von anderen
Beobachtern herstammen, überhaupt nicht geeignet. Man wird immer nur ver-
gröbert das zeigen können, was die Einzelbeobachtung und die persönliche,
unmittelbare Erfahrung am einzelnen Krankheitsfall viel eindringlicher lehrt.
Liest man die Besprechung der Differentialdiagnose in den neuen Gesamt-
darstellungen, so kann man sich dem Eindruck nicht verschließen, daß auch
hier das Allermeiste der unmittelbaren Erfahrung entstammt, und nicht aus der
Zusammenstellung eines großen Kg-Materiales gewonnen ist.

Im übrigen ist die Fülle der Gestaltungen eine so große, demgegenüber die
Zahl meiner Beobachtungen eine zu kleine, als daß der Versuch einer eingehenden
statistischen Bearbeitung im Sinne einer Zusammenstellung nach Symptomen
und Syndromen einen nennenswerten Erfolg versprechen könnte. Es kommt
ferner hinzu, daß unsere Kgen wohl im allgemeinen eine gute Beschreibung der
äußerlich auffallenden Erscheinung geben, daß aber meist eine genaue Befragung
der Kranken, die eine eingehendere phänomenologische Kennzeichnung zulassen
würde, vermißt wird. Daß wir vielfach, wenn wir die Kranken nach der Art
ihrer Erlebnisse befragen, zu einwandfreien Diagnosen kommen können, wo die
objektive Betrachtung versagt, erscheint mir sicher. Wir brauchen aber dann
ein wesentlich genauer untersuchtes Material, als es uns zur Verfügung steht.

Ohne daß hier noch einmal auf Einzelheiten eingegangen werden soll, läßt
sich aus unseren Beobachtungen doch jedenfalls so viel entnehmen, daß alle
die als differentialdiagnostisch wichtig befundenen Erscheinungen, so wie sie
etwa von Bleuler in seinen „Schizophrenien" angegeben werden, von unseren
Kranken irgendwann und in irgendeiner Form dargeboten worden sind, abgesehen
vielleicht von dem Wahn der ausgesprochenen Willensbeeinflussung, den wir nirgends
haben finden können. Dazu zeigten sich diese Erscheinungen vielfach nicht bloß
als ganz vorübergehende, mehr oder minder in dem Gesamtbild einer Psychose
verschwindende, wenn das auch meist der Fall war, nicht ganz selten sahen wir
vielmehr langgestreckte Psychosen, die nicht wohl anders als katatone genannt
werden konnten.

In Anbetracht unserer Erfahrungen wird man von Ursteins Argumentationen auch in seinem zweiten großen Buch, in dem er sich bemüht, „die Katatonie in ihre Rechte einzusetzen", nicht gar viel billigen können. Im wesentlichen wird man nur seine Aufstellung, daß die von ihm so genannten „Disharmonien" nicht außerhalb akuter Krankheiten vorkommen dürfen, unterstreichen und ihm beistimmen, daß man früher vielfach zu früh und nach zu kurzer Beobachtung mdI diagnostiziert hat. Auf Einzelheiten von Ursteins Büchern einzugehen, kann ich mir wohl ersparen.

Alles in allem wird man, wenn man nur das einzelne Zustandsbild betrachtet, soweit akute Psychosen in Frage kommen, über mehr als eine Wahrscheinlichkeitsdiagnose auch im besten Falle nicht hinauskommen können. Auch wenn man alle die Bedingungen berücksichtigt, unter denen nach unseren Erörterungen offenbar mit Vorliebe schizophrene Zeichen im Rahmen zirkulärer Psychosen auftreten, wird man seine Stellungnahme nicht wesentlich sicherer gestalten können.

Bis zu einem gewissen Grade kann uns dabei wohl der Gedanke trösten, daß wir allmählich einzusehen lernen, weshalb wir praktisch vor solchen Schwierigkeiten stehen. Versteifte man sich früher gegenüber einzelnen auffallenden Symptomen gern auf die Annahme, daß es sich wahrscheinlich um genetisch ganz andere Erscheinungen handle, die nur äußerlich katatone Symptome nachahmen, wird man auch jetzt noch vielfach zu dem gleichen Auskunftsmittel zu greifen berechtigt sein, so wird man doch in manchem anderen Fall kaum mehr im Zweifel sein, daß in der Tat die gleichen Erscheinungen vorliegen, nur daß sie keinen pathogenetischen, sondern einen pathoplastischen Hinweis geben, wie wir es bei den Erkrankungen mit kombinierter Erblichkeit vermuten können. Freilich stehen wir hier noch ganz am Anfang.

Erheblich günstiger liegen die Verhältnisse dann, wenn wir nicht mehr das einzelne Zustandsbild betrachten, sondern all das heranziehen, was uns von dem Kranken bekannt ist, vor allem die Vorgeschichte im weitesten Sinne.

Mustern wir zunächst im Hinblick auf die Erblichkeit unser Material, so ergibt sich folgendes: Von unseren 100 md Ausgangsprobanden haben wir 84mal Genaueres über Erblichkeit erfahren; bei den anderen wurde mehrfach angegeben, daß keine erbliche Belastung bestehe, oder aber die Vorgeschichte enthielt in dieser Hinsicht überhaupt keinen verwertbaren Vermerk. In einer Reihe von Beobachtungen, bei denen Erblichkeit in Abrede gestellt worden war, haben entweder Rüdin oder wir selbst nachträglich doch noch, z. T. schwere, Belastung feststellen können, so daß also unseren 16% fehlenden Angaben kein besonderer Wert zukommt.

Bei den Schwierigkeiten, mit welchen die Erblichkeitsforschung zu kämpfen hat, wird man, solange nicht eine eingehendste genealogische Bearbeitung jedes einzelnen Falles stattgefunden hat, immer wieder mit dem Ausfall einer großen Reihe von Beobachtungen zu rechnen haben und auf eine statistische Bearbeitung verzichten müssen. Wir wollen daher kurz unsere Ergebnisse berichten, ohne den Anspruch, etwas allgemein Gültiges zu geben. Von unseren 84 Fällen zeigen 39 Belastung mit sicherem mdI, 34 Psychosen in der Verwandtschaft, die wahrscheinlich als zirkuläre zu betrachten sind, ferner 17 psychopathische Typen, die dem Zirkulären nahestehen. Die einzelnen Zahlen überschneiden sich z. T., so daß insgesamt 65 der 84 Fälle sicher oder wahrscheinlich zirkulär belastet sind. Das sind 77,4% der überhaupt Belasteten: 54 davon entfielen auf direkte (d) Erblichkeit.

Auf die 10 Kranken, die schizophrene Störungen in der Familie aufwiesen, sind wir schon mehrfach eingegangen. Niemals fanden wir Dp bei einem der Eltern unserer Zirkulären. Auch von der bemerkenswert starken Belastung mit Epilepsie haben wir oben schon gesprochen.

Gehen wir kurz auf die sonstigen Erblichkeitsverhältnisse ein, so haben wir 6mal Paralyse (zweimal d), sechsmal Hysterie (1mal d), 16mal Alkoholismus (12mal d); darunter zweimal Delirium tremens; 1mal senile Demenz, 5mal Arteriosklerose, ferner 12mal Suizid, 8mal Imbezillität, 4mal Sonderlinge, außerdem 23mal Belastung durch nicht näher gekennzeichnete Geistesstörungen.

Machen wir die Gegenprobe bei unseren Schizophrenen, so ergibt sich ein ganz anderes Bild. Bei 27 fanden sich keine Angaben. 23 Fälle hatten sichere, 8 wahrscheinliche oder sehr mögliche Dp in der Verwandtschaft, 28 eigenartige Psychopathen, die man am ehesten als „schizoide" bezeichnen kann; insgesamt handelt es sich um 45 Kranke, die mit einiger Wahrscheinlichkeit als schizophren belastet gelten können, davon 25 d.

Md Belastung zeigten 16, und zwar handelt es sich 11mal um nicht ganz einwandfreie md Psychosen. 8mal ging die Belastung neben schizophrener, 4mal neben nicht bestimmter Gk, 4mal in Kombination mit anderen Störungen einher. 7mal lag direkte Belastung vor, davon 3mal ohne nebenhergehende schizophrene. Außerdem fanden wir 33mal Belastung mit nicht näher bekannter geistiger Störung, 6mal Paralyse, 2mal Hysterie, 23mal Alkoholismus (19mal d), 2mal senile Störungen, 3mal Arteriosklerose, 11mal Suizid, 25mal alle möglichen anderen Störungen: organische Erkrankungen, Taubstummheit, Idiotie usw. Von den 73 als belastet bekannten haben danach eine als schizophrene zu rechnende Belastung 61,6%, also eine recht erhebliche Zahl.

Zusammenfassend läßt sich sagen: bei den Zirkulären findet sich eine starke gleichartige Erblichkeit, dabei vorwiegend direkte Belastung; bei der Dp eine alles überragende schizophrene, doch nicht so ausgesprochen direkte Belastung. Für den einzelnen Fall läßt sich unser Befund zunächst kaum verwerten, vorwiegend weil wir vielfach kombinierte Belastung nachweisen konnten. Während wir aber bei Dp-Kranken direkte circ. Belastung sahen, hatte keiner unserer Zirkulären einen Schizophrenen unter seinen Eltern, so daß man mit aller Vorsicht sagen könnte: ein Kranker, der in der Aszendenz direkt mit Dp und nur damit belastet ist, kann mit größter Wahrscheinlichkeit nicht als Zirkulärer betrachtet werden. Schließlich wird man die starke Belastung der Md mit Epilepsie noch in Betracht ziehen.

Man wird nicht verkennen, daß die Ergebnisse sehr ärmliche sind, wird aber dabei eine Reihe sehr wichtiger Punkte sich vor Augen führen müssen. Vor allem ist mit Nachdruck zu betonen, daß wir zwar im allgemeinen, was ausgesprochene Psychosen anbetrifft, ein verhältnismäßig gut untersuchtes Material vor uns haben, daß aber die Bearbeitung in keiner Weise genealogischen Ansprüchen genügen kann. Nur in seltenen Fällen haben wir spontan Berichte über auffallende Temperamente und Charaktere bekommen; danach gefahndet wurde nur in Ausnahmefällen, dann auch meist nicht umsonst. So wie wir die Dinge heute zu sehen einigermaßen berechtigt sind, haben wir außerordentlich Wesentliches versäumt, wenn wir uns auf die Feststellung der Belastung durch Psychosen beschränkten. Wenn man bei der Untersuchung von Kranken, wie wir es in neuerer Zeit mit allem Nachdruck tun, sein Augenmerk darauf richtet, möglichst viel von den Angehörigen zu erfahren, die dem Kranken und den berichterstattenden Angehörigen nicht grob auffällig erscheinen, dann wird man, auch wenn man sehr vorsichtig fragt und mit allem Vorbehalt die Angaben wertet, höchstens in Ausnahmefällen sich bei einem ganz negativen Ergebnis bescheiden müssen.

Es ist freilich darauf hinzuweisen, daß die Maschen, in denen wir die zunächst als kennzeichnend für den einen oder anderen Erbkreis angesehenen charakterologischen oder Temperamentsabweichungen zu fassen suchen, sehr weite sind, daß wir uns vielfach die Verhältnisse noch als zu einfach denken mögen. Auch werden wir stets damit zu rechnen haben, daß wir unzureichende, wenn nicht gar irreführende Berichte bekommen (dafür sprechen meine Erfahrungen auch an von anderer Stelle veröffentlichtem Material). Auf der anderen Seite aber wird man sich dem überwältigenden Eindruck nicht entziehen, den etwa die einer nach dem anderen in der ärztlichen Sprechstunde erscheinende Sippschaft eines schizophrenen, viel seltener eines zirkulären Kranken hinterläßt. Vielfach sind wir ja tatsächlich in der Lage, wirklich umfassende Einblicke aus dem Augenschein zu gewinnen.

Wenn man dies alles in Rücksicht zieht, dann wird man ein viel vollkommeneres und kennzeichnenderes Material bekommen, das uns erheblich mehr wird lehren können als dasjenige, auf das wir uns hier beschränken mußten. Man wird so auch mit seinen Schlüssen wesentlich weiter kommen können.

Freilich ist uns damit zunächst in allen jenen Fällen nichts gedient, in denen wir eine doppelte verschiedenartige Belastung festzustellen hatten. Wir sind dieser Gegebenheit verhältnismäßig sehr oft begegnet. Ob unsere Zahlen annähernd dem Durchschnitt entsprechen, wagen wir nicht zu entscheiden. Wahrscheinlich ist dies nicht der Fall. Während z. B. Rüdin unter mehr als 700 Geschwisterserien nur in 3 % der Fälle direkte Belastung mit mdI feststellte, fanden wir sie in 7 %. Der Umstand, daß unsere Probanden anfangs fälschlich als md diagnostiziert worden waren, weist darauf hin, daß an diesen Fehldiagnosen die starke md Belastung in irgendeiner Form beteiligt gewesen sein mag. Auf der anderen Seite haben wir fast ausschließlich schwer kranke Zirkuläre in unserem Material; es läßt sich vor der Hand keinesfalls entscheiden, ob nicht auch bei der Schwere der Erkrankung abweichende konstitutionelle Momente, vielleicht auch einmal eine schizophrene Mischkomponente, mit in Frage kommen.

Jedoch mögen unsere Zahlen wirklich zu große sein, so kann doch nicht bezweifelt werden, daß die verschiedenartige Belastung unliebsam häufig ist. Das ist bei der weiten Verbreitung beider Erbanlagen ja gar nicht anders zu erwarten. Im konkreten Fall haben wir nun bisher keinen sicheren Anhaltspunkt, wenn wir im Hinblick auf Diagnose und Prognose zu einem Ergebnis zu kommen suchen. Es ist dabei jedoch nicht zu vergessen, daß wir noch ganz in den Anfängen stecken. Auch wenn man sich keinen übertriebenen Hoffnungen hingibt, darf man von weiteren eingehenden genealogischen Forschungen auch in dieser Hinsicht noch manches praktisch verwertbare Ergebnis erwarten. Nur darf man sich die noch zu leistende Arbeit nicht als zu leicht vorstellen und soll vorsichtig sein in der Verwendung von in keiner Weise beweisbaren Faktoren, die vorderhand nichts als Namen und Verschleierungen unseres Nichtswissens sind.

Kraepelin erwähnt bei Besprechung der Differentialdiagnose zwischen dem mdI und der Schizophrenie, daß im allgemeinen das zirkuläre Irresein etwas früher ausbreche als die Dp, und infolgedessen bei einer Erkrankung vor dem 20. Lj die Wahrscheinlichkeit nach jener Richtung eine etwas größere sein werde. Das will nun schon nach Kraepelins eigenen Zahlen nicht recht stimmen, wenngleich die Differenzen hier geringe sind (18,9 : 24,4%). Bei unserem Material aber sind die Unterschiede erheblich größer: bis zum 20. Lj erkrankten erstmalig von unseren Schizophrenen 38%, gegenüber 25% bei den Zirkulären. Daraus müßte man eigentlich schließen, daß bei einer frühen Erkrankung eher der Verdacht auf Schizophrenie gerechtfertigt ist. Es ist aber zu bedenken, daß wir von alten Fällen ausgegangen sind, und daß früher die Belegziffern der Anstalten erheblich kleiner waren, Kranke viel eher daheim behandelt wurden und man wohl gerade etwas jüngere Individuen viel eher in Familienpflege ließ. Unsere Schizophrenen sind aber durchschnittlich nicht unwesentlich jünger. Immerhin dürfte die Differenz eine so große sein, daß dadurch allein der Unterschied nicht zu erklären ist. Es kommt auch angesichts unserer und Kraepelins Zahlen diesem Punkte eine wesentliche Bedeutung wohl überhaupt nicht zu.

Stärkere Unterschiede ergeben sich bei Kraepelin dagegen für die Späterkrankungen nach dem 40. Lj. 28% bei den Zirkulären gegenüber 5,8% bei Dp.

Auch wir haben ein erhebliches Übergewicht des mdI (20:13%); jedoch sind unsere Zahlen dadurch verwischt, daß wir einmalig Erkrankte überhaupt nicht herangezogen haben, und diese bei Kraepelin wohl den wesentlichen Teil der nach dem 40. Lj. ausgebrochenen Störungen ausmachen dürften. Die differentialdiagnostische Bedeutung des Ausbruchs einer Psychose ist also etwas größer für die höheren Lebensalter, wenn man natürlich auch angesichts des doch noch hohen Prozentsatzes bei der Schizophrenie im Einzelfall nicht viel damit anfangen kann.

Ganz allgemein wird angenommen, daß Frauen einen viel höheren Prozentsatz der Gesamterkrankungen an mdI einnehmen als Männer. (Kraepelin gibt für mdI 70%, für Dp 42,6% Frauen an). In dieser Beziehung führt eine Auszählung unseres Materials zu einem ganz sonderbaren Resultat: 56% Frauen beim mdI, also kaum mehr als die Hälfte; dagegen 79% Frauen für die Dp. Dabei ist in Betracht zu ziehen, daß wir unsere Kranken nur nach der Sicherheit der Diagnose zusammengestellt haben, ferner aber, daß wir es bei unseren Schizophrenen mit Fehldiagnosen zu tun haben. Zunächst darf also aus unserem Befund geschlossen werden, daß bei Männern sicherer diagnostiziert wird als bei Frauen, d. h. bei Frauen mehr Fehldiagnosen zu erwarten sind. Wir dürften es hier kaum mit etwas ganz Zufälligem zu tun haben. Das Weib neigt überhaupt mehr zu affektiven Schwankungen und scheint auch in der Dp viel eher abnorme Stimmungslagen zu entwickeln und dadurch die Grundstörung unkenntlich zu machen, während diese bei den Männern viel offener zutage liegt.

Neben den Erblichkeitsbeziehungen hat man vor allem großen Wert der Betrachtung der vor der Erkrankung gegebenen Persönlichkeit beizumessen. Wenn wir hier unsere Angaben darüber beibringen, so dürfen wir uns von vornherein keinerlei Hoffnung darauf machen, wirklich brauchbare Unterlagen zu gewinnen. In den meisten Fällen handelt es sich um Kranke, die vor langen Jahren erstmals erkrankt sind, nicht in klinischer Beobachtung standen und bei deren Anamnese Charakter und Temperament meist allzuwenig berücksichtigt wurden. Natürlich sind auch in den späteren Kgen oft genug die Anamnesen recht dürftige. Man muß also mit großen Ausfällen rechnen.

Zunächst die Zirkulären: Hier haben wir 19 mal keinerlei brauchbare Angaben finden können; in 20 Fällen ließen sich die Unterlagen nicht für eine Zuteilung zu einer besonderen Gruppe verwerten. 5 mal zeigten sich starke degenerative und hysterische Züge. Anhaltspunkte für ausgesprochene Temperamente ergaben sich bei 30 Beobachtungen, und zwar 20 mal für eine manische Temperamentslage, 10 mal für eine depressive. Dazu kommen noch vier Fälle mit deutlicher zyklothymer Veranlagung. Von 20 weiteren Kranken wurden alle möglichen psychopathischen Züge berichtet, die man bei weiter Auffassung für die Annahme eines md Temperamentes verwerten könnte. Dagegen sprach die Vorgeschichte bei zwei Fällen viel eher im Sinne einer Dp. Darunter befindet sich eine Kranke, die auch in ihren Psychosen wiederholt als Schizophrenie diagnostiziert wurde, dennoch u. E. keinesfalls diesem Formenkreis zugerechnet werden kann.

Ein ganz anderes Bild ergibt sich für die Schizophrenen. Hier haben wir 12 mal gar keine brauchbare Angabe erhalten; bei 26 Fällen erlaubten die Mitteilungen keine nähere Zuordnung; für 53 Beobachtungen aber wurden alle möglichen psychopathischen Erscheinungen berichtet, die im Sinne einer Schizophrenie oder eines „Schizoids“ verwertbar sind. Im Gegensatz dazu fanden wir über neun Kranke Angaben, die man bei Zyklothymen hätte erhalten können. Bemerkenswert ist, daß nur von zwei Kranken ausdrücklich hervorgehoben wurde, sie seien ganz unauffällig gewesen.

Diese Zahlen verdienen angesichts der Unvollkommenheit unseres Materiales außerordentliche Beachtung. Jene Fälle, bei denen man auf Grund einer nicht sehr eingehenden Anamnese zu einem Fehlurteil kommen konnte, sind nur in verschwindender Zahl vorhanden, während der Psychose gleichsinnige Vorgeschichten überwiegen. Eine gute Vorgeschichte, auch ohne Berücksichtigung der unmittelbar die Aufnahme veranlassenden Ereignisse, bedeutet wahrscheinlich in den meisten Fällen schon die Diagnose, wenn sie von vielen auffälligen schizoiden Zügen berichtet. Man wird sich dann, wie es bei unserem Material so häufig geschehen ist, auch nicht täuschen lassen durch alle möglichen zirkulär anmutenden Erscheinungen der beobachteten Psychose. Viel weniger verläßlich sind dagegen Nachrichten über etwaige zyklothyme Schwankungen, da diese doch nicht eine Schizophrenie ausschließen. Wir zweifeln nicht, daß wir in der Anamnese, die die in der Vorgeschichte gegebene Persönlichkeit eingehend berücksichtigt, ein differentialdiagnostisches Mittel in der Hand haben, das uns nur selten im Stich lassen wird.

Betrachten wir, um unsere Annahme zu prüfen, unsere 10 mit Schizophrenie belasteten Probanden gesondert, so haben wir leider in zwei Fällen keine brauchbaren Nachrichten über die Ausgangspersönlichkeit; in 6 Fällen dagegen finden wir ausgesprochene „zykloide“ Persönlichkeiten, so etwa bei dem oben ausführlich besprochenen Fall Mund. Allerdings versagt auch dies Auskunftsmittel bei der Patientin Lehnert und bei einem anderen Kranken, dessen Psychosen jedoch nichts oder sehr wenig auffallende Züge darbieten. Es kann nicht entschieden werden, ob unsere Ergebnisse annähernd den durchschnittlichen entsprechen. Jedoch ist es bemerkenswert, daß in der überwiegenden Zahl der im Hinblick auf die Erblichkeit verdächtigen Kranken die Art der Persönlichkeit derjenigen der Krankheit entspricht, so daß wir also hoffen dürfen, vielfach bei entsprechenden Beobachtungen zu einigermaßen befriedigenden Schlüssen zu kommen.

Erforderlich für eine fruchtbare Verwertung ist freilich, daß wir unsere Kenntnisse über zirkuläre Persönlichkeiten weiter vertiefen — auf diesem Gebiete wird ja zurzeit eifrig gearbeitet, — dann aber vor allem, daß man an die Aufnahme einer guten Vorgeschichte viel Zeit und Sorgfalt verwendet, mehr als es bisher gemeiniglich geschah. Die Erfahrungen, die wir in den letzten Jahren bei unseren Neuaufnahmen machen konnten, wo es uns möglich war, wirklich brauchbare, eingehende Anamnesen zu bekommen, lassen uns gerade in der Bewertung der in der Vorgeschichte gegebenen Persönlichkeit für Prognose und Diagnose sehr viel erhoffen. Leider stehen wir bei unserem großstädtischen Material anscheinend vor viel größeren äußeren Schwierigkeiten, als sie bei ländlichen Aufnahmebezirken und kleineren Aufnahmeziffern zu erwarten sind.

Betrachten wir endlich die Verlaufsarten bei unseren Schizophrenen, so ergibt sich, daß von 100 Fällen 23 in einem Zuge verblödet sind, während die übrigen Remissionen aufweisen:

Zahl der Remissionen .	1	2	3	4	5	6	7	8	10	> 10
bei ? Kranken	34	14	11	7	3	3	1	2	1	1

Dauer der Remissionen

	1	2	3	4	5	10	15	20	30	30	? Jahren
bis zu	1	2	3	4	5	10	15	20	30	30	? Jahren
I. Remission bei	11	10	10	6	5	16	9		4	1	5 Krank.
II. Remission bei	12	9	4	7	4	6		1			
III. Remission bei	15	6	3	3	2						
IV. u. öftere Remiss. bei	7	3	2		2	2	2				

Art der Remission, der .	I.	II.	III.	IV. und mehr
gut...............	35	16	6	2
verändert, doch in der Familie	37	26	20	16
?	5	1	3	0

Von unseren Kranken zeigen also 77 % Remissionen, davon nur ein Viertel mehr als 3, einzelne aber 10 und mehr. Nahezu die Hälfte der Fälle bringt es nur zu einer Remission, um dann fast dauernd der Anstaltsbehandlung anheim zu fallen oder in den Familien zu vegetieren.

Durchschnittlich dauern die ersten Remissionen am längsten. Während hier die nur bis zu einem Jahre anhaltenden etwa ein Siebentel aller ausmachen, sind es bei der zweiten Remission schon mehr als ein Viertel, bei der dritten nahezu die Hälfte, bei der vierten wieder zwischen Hälfte und ein Drittel. Jedoch gibt die letztere Zahl nicht ganz den richtigen Wert wieder, da bei den in Betracht kommenden Kranken jeweils die längste der später erfolgenden Remissionen angeführt ist, die überwiegende Zahl der späteren guten Zeiten aber doch erheblich kürzer währt.

Der Verkürzung der Remissionen entspricht durchaus nicht immer eine Verlängerung des jeweils beobachteten Krankheitsabschnittes. Jedoch geht damit im allgemeinen eine Verschlechterung des Dauerzustandes einher. Während bei der ersten freien Zeit noch in der Hälfte der Fälle eine praktische Restitutio ad integrum zu erfolgen scheint, sinkt diese Zahl mit der Häufung der Anfälle immer mehr, so daß schon in der vierten Remission nur noch etwa ein Zehntel der in Frage kommenden Beobachtungen annähernd frei von auffälligen Krankheitserscheinungen gefunden werden. Es ist naturgemäß anzunehmen, daß diese Werte noch zu groß sind, da sie sich ja auf nicht ganz zuverlässige Angaben stützen.

Außerdem haben wir es mit Fällen zu tun, die erfahrungsgemäß sehr günstig verlaufen. Auf der anderen Seite wieder muß berücksichtigt werden, daß wir ja nur solche Beobachtungen herangezogen haben, die schließlich zu nachweisbaren Defektzuständen geführt haben. Wir werden also auf keinen Fall ein einwandfreies Bild bekommen, da zahlreiche Kranke, auch wenn sie Schädigungen von einem ihrer ersten Anfälle davontragen, nie wieder der Anstaltsbeobachtung zugeführt werden.

Für den einzelnen Krankheitsfall lassen sich aus allen diesen Angaben nur beschränkte Schlüsse ziehen. Es ist nicht ausgeschlossen, daß ein Kranker, der viele einzelne Schübe durchgemacht hat und immer wieder gesundet erschien, doch der Schizophrenie angehören kann. In den meisten Fällen dürfte allerdings bei sehr häufigen, immer wieder zur Gesundung führenden Anfällen keine Dp vorliegen. Dazu kommt, daß die Schizophrenen dazu neigen, mit jedem neuen Anfall mehr katatone Züge darzubieten. So zeigten von unseren Kranken 36 schon in der zweiten Psychose erheblich schwerere Bilder, 12 in der dritten, einer in der vierten, zwei in der sechsten, drei endlich in noch späteren Schüben, während die vorangehenden in ihrer Symptomgestaltung etwa den früheren entsprachen.

Übrigens ist es bemerkenswert, daß bei einer sehr großen Anzahl der schließlich verblödenden Kranken die erste Kg schon mit großer Wahrscheinlichkeit die endgültige Diagnose erlaubte oder doch wenigstens nahelegte. Man wird daraus schließen, daß diejenigen Krankheitszeichen, die die falsche Zuordnung zustande kommen ließen, vorwiegend nicht näher zu kennzeichnende Erscheinungen, wie Tiefe und Unmittelbarkeit des Affektes, natürliches Benehmen, betrafen, während die auffallenderen schizophrenen Züge bei dem allgemein lebendigen Verdacht stets sorgfältig verzeichnet wurden. Wir fanden nur etwa 40 Fälle, bei welchen eine nachträgliche kritische Betrachtung die Diagnose Schizophrenie oder doch starken Verdacht auf Dp nicht gleich anfangs ermöglichte.

Wir können uns hier nicht auf weitere Einzelheiten einlassen, wollen jedoch ganz kurz noch die zuletzt besprochenen Verwirrtheitszustände mit jenen im Verlaufe schizophrener Erkrankungen vergleichen, die ihnen zum Verwechseln ähnlich sehen. Von unseren Vergleichsfällen von Dp kommen 12 in Frage. Der Umstand, daß 10 von diesen einen ausgesprochen manisch-depressiven Verlauf zeigen, erschwert die Unterscheidung noch. Es kommt hinzu, daß von unseren 12 Beobachtungen zwei sicher, weitere 5 mehr oder weniger wahrscheinlich manisch-depressiv belastet sind. Bei einem anderen Fall kann man wenigstens daran denken, so daß also nur über vier keine entsprechenden Angaben vorhanden sind. Die Vermutung, daß manisch-depressive Erbeinschläge die Neigung zu dergleichen Zuständen erhöhen, ja, daß überhaupt das mdI besonders geeignet sein muß, Psychosen vom Amentiacharakter herbeizuführen, liegt damit sehr nahe. Zwei der in Betracht kommenden Beobachtungen weisen ferner sichere hysterische Züge in der Vorgeschichte auf, zwei weitere Erscheinungen, die zum mindesten den Verdacht auf hysterische Beimischungen rechtfertigen. Es scheint also auch die stark zu Bewußtseinstrübung disponierende hysterische Veranlagung eine Rolle zu spielen.

Gerade diese letzteren Beobachtungen sind es, die die schwerst zu unterscheidenden Bilder liefern. Zu den fünf Kranken, bei denen der Verlauf der

Psychose kaum Anhaltspunkte zur Unterscheidung von den entsprechenden Krankheitszuständen beim mdI ergab, gehören die beiden mit sicheren hysterischen Zügen in der Vorgeschichte. Bei einer der Kranken, die als md aufgefaßt wurde, erschien es unmöglich, die Diagnose zu widerlegen. Hier entschied dann die zweite, im ganzen ähnlich gestaltete Psychose zugunsten der Schizophrenie; in dieser traten nämlich katatone und überhaupt schizophrene Zeichen in Zuständen völliger Besonnenheit deutlich hervor.

Aus dem gleichen Grunde waren die Verwirrtheitszustände von 7 weiteren Kranken sehr verdächtig. Wenn hier im späteren Verlauf die Psychose zu schwerster Bewußtseinstrübung mit völliger Aufhebung der Orientierung führte, so geschah dies doch über eine Phase hinweg, innerhalb deren bei nahezu voller Besonnenheit oder doch zum mindesten nur wenig geschädigten Fähigkeit zur Orientierung und Auffassung der Gesamtlage schizophrene Zeichen mehr oder weniger deutlich sich bemerkbar gemacht hatten. Bei einzelnen Beobachtungen blieb während des ganzen einer Amentia ähnlichen Zustandes die Besonnenheit und Orientierung weitgehend erhalten. Ein Kranker hatte sogar recht bunte, deliriöse Erlebnisse bei erhaltener Orientierung.

Belastend kam hinzu, daß bei drei von diesen 7 Beobachtungen die Vorgeschichte Züge enthielt, die dringend für Schizophrenie sprachen. Auch für drei andere Kranke wurden Angaben zur Vorgeschichte gemacht, wie man sie viel eher bei Schizophrenen als bei Zirkulären findet. In dem letzten Falle endlich, einer Frau, deren Schwester paranoid verblödet war, gab die persönliche Vorgeschichte keinerlei Hinweis auf die Art der zum Ausbruch kommenden Psychose. Übrigens lag auch bei vier anderen Beobachtungen schizophrene Belastung vor, zum Teil neben zirkulärer.

Eine Kranke, die einen, von einer Amentia nicht zu unterscheidenden Zustand durchmachte, hatte eine schizophrene Mutter, so daß also eine zirkuläre Erkrankung von vornherein unwahrscheinlich war. Bei einem anderen Falle gab neben einer etwas zweifelhaften Erblichkeit nur die persönliche Vorgeschichte Anhaltspunkte für die Annahme der Schizophrenie, während die letzte Kranke endlich, für die die anamnestischen Daten allerdings sehr lückenhaft waren, während ihres ersten Verwirrtheitszustandes nichts darbot, was uns den Verdacht auf Schizophrenie gerechtfertigt hätte erscheinen lassen können.

Von 12 Fällen wies also nur einer keinerlei Anhaltspunkte für die Wahrscheinlichkeit einer Schizophrenie auf, während bei den übrigen 11 Kranken einzelne Züge der Vorgeschichte oder des Verlaufs den Verdacht auf Dp begründeten. Wir können nicht entscheiden, ob dieses Ergebnis sonst den Verhältnissen einigermaßen entspricht. Es ist sehr wohl möglich, daß wir vielfach, wie bei unserer einen übrigbleibenden Kranken, keinerlei Verdachtsmomente, wenigstens vorläufig, in die Hand bekommen werden, da ja vor allem die Erforschung der Familiengeschichte meist lange währt und häufig jede Anamnese fehlt. Dennoch wird es wohl bei Berücksichtigung der eben besprochenen Gesichtspunkte gelingen, die richtige Diagnose zum mindesten wahrscheinlich zu machen.

Der für die Betrachtung des Zustandsbildes selbst wichtigste Punkt ist zweifellos der Nachweis der Bewußtseinstrübung. Bei allen unseren oben angeführten Fällen von mdI mit auffallenden katatonen Zeichen konnten wir

Bewußtseinstrübung feststellen, die vielfach eine sehr weitgehende und lange anhaltende war, selten nur wenig hervortrat. Außerhalb der Zustände von Bewußtseinstrübung traten kaum katatone Symptome hervor.

Man hat also mit allen Mitteln zu versuchen, über den Bewußtseinszustand Klarheit zu schaffen. Dies wird natürlich in vielen Fällen sehr schwer, zeitweise unmöglich sein, so bei vollkommener Sperrung, im tiefen Stupor und bei starker Erregung. Allein auf den Nachweis der Bewußtseinstrübung kann man die Diagnose jedoch nicht aufbauen. Es kann ja auch bei sicheren Schizophrenen einmal das Bewußtsein tief getrübt sein; andererseits wird auch bei Manisch-depressiven vorübergehend relative Klarheit beobachtet, vor allem in Misch-zuständen, während dennoch katatone oder sehr ähnlich aussehende Zeichen hervortreten. Es darf aber aus unserer Betrachtung gefolgert werden, daß selbst schwere katatone Zeichen, wenn sie Zustände tiefer Bewußtseinstrübung begleiten, nicht als kennzeichnend für Schizophrenie zu erachten sind. Darauf ist auch sonst schon mehrfach hingewiesen worden.

III. Schluß.

In unseren Ausführungen suchten wir aufzuzeigen, welche Bedeutung kata-tonen Erscheinungen im Rahmen manischer Erkrankungen zukommt, und unter welchen Bedingungen sie auftreten. Dabei haben wir den Begriff der katatonen Symptome auf alle diejenigen Erscheinungen ausgedehnt, die man am häufigsten bei der Schizophrenie antrifft, unter Einbeziehung dessen, was Kraepelin als sprachhalluzinatorische Äußerungsform des Irreseins zusammenfaßt.

Als Grundlage dienten uns 100 Beobachtungen von mdI, die über einen möglichst langen Zeitraum verfolgt und bei Abschluß der Untersuchungen schon mindestens 40 Jahre alt waren. Im Verlaufe unserer Darstellungen haben wir mitunter noch geeignete weitere Fälle herangezogen.

Eine symptomatische Zergliederung des Beobachtungsstoffes ergab, daß fast bei allen Kranken in irgendeinem Verlaufsabschnitt des Leidens Erschei-nungen aufgetreten sind, die in den von uns umgrenzten Bereich schizophrener Krankheitszeichen gehören. Die Eigenart unseres Kg-Materiales verbot jedoch, weitere Schlüsse aus dieser einfachen Zusammenstellung zu ziehen. Mehr För-derung brachte die Verteilung der katatonisch gefärbten Anfälle auf die ein-zelnen Altersstufen, die zeigte, daß besonders die Erkrankungen der Jugend und des späten Alters unter schizophrenieverdächtigen Erscheinungen verlaufen. Es stellte sich ferner heraus, daß die Mischzustände und vor allem die mit schwerer Bewußtseinstrübung einhergehenden Erkrankungen oft eine katatone Färbung annehmen.

Bei der Besprechung einzelner Beobachtungen haben wir uns dann an die zuletzt erwähnten und gewisse in der bisherigen Erfahrung gegebene Kristalli-sationspunkte gehalten. Die Feststellung, daß eine neben der md einher-gehende schizophrene Erblichkeit geeignet zu sein scheint, in den entstehenden md Krankheitsbildern pathoplastisch zur Geltung zu kommen, diente uns als Ausgangspunkt und konnte bei zwei Kranken eingehend bestätigt werden. Jedoch ließen sich in einem Falle die schizophrenen Symptome auch ohne die

fremde Erbkomponente, wenigstens vermutungsweise, erklären. Mußte uns diese
Tatsache zur Vorsicht bei der Heranziehung erbbiologischer Gesichtspunkte
mahnen, so mußte auf der anderen Seite die Möglichkeit einer erbbiologisch begründeten Herkunft katatoner Erscheinungen beim mdI, im Verein mit den
bestehenden großen Schwierigkeiten bei der einwandfreien Erfassung der jeweils
in Frage kommenden Erbmasse, bei unseren gesamten weiteren Ausführungen
im Auge behalten werden. Auch bei der Heranziehung recht sorgfältiger Familien-
forschungen mußte im einzelnen Falle unausgemacht bleiben, ob nicht doch vielleicht schizophrene Erbeinschläge wirksam waren. Der Umstand jedoch, daß
auch bei Kranken mit sicherer schizophrener Belastung und wahrscheinlicher,
für gewöhnlich latenter Anlage diese offenbar häufig nur vorübergehend und in
einzelnen Psychosen zur Geltung kommt, während andere Krankheitsphasen
keine entsprechende Färbung zeigen, legte den Gedanken nahe, daß anderweitige
Hilfsursachen bei der Herbeiführung schizophrener Bilder im Rahmen zirkulärer
Psychosen beteiligt sein müssen. Diesen mußte eine wesentliche Bedeutung
zugesprochen werden, wenn sie bei ihrem Auftreten mit einer schizophrenen
Färbung der Bilder einhergingen, während bei ihrem Fortfall auch die katatonen
Erscheinungen ausblieben. Auf der anderen Seite mußte von vornherein erwartet
werden, daß unter manchen Bedingungen zum mindesten einzelne katatone Züge
auch ohne Mitbeteiligung einer spezifischen Veranlagung zutage treten würden.

Die Berechtigung dieses Gedankenganges konnte hergeleitet werden aus
der Tatsache, daß auch im Leben jedes gesunden Erwachsenen den katatonen
ähnliche Erscheinungen in gewissen Zuständen, bei gefesselter Aufmerksamkeit,
in der Verlegenheit und vor allem bei Bewußtseinstrübung auftreten. Aus
einigen Erfahrungen der vergleichenden Rassenpsychiatrie erwuchs uns eine
Stütze, wenn auch gerade die bekannte Neigung der Juden, an eigenartigen
md Psychosen zu erkranken, für uns schwer verwertbar blieb.

Auf Grund dieser Voraussetzungen ergab unsere Gruppierung folgendes:

Schizophrene Symptome scheinen bei den md Erkrankungen im Kindesalter,
wenn diese überhaupt einmal schwere Formen annehmen, verhältnismäßig oft
zur Beobachtung zu kommen.

Daß md Erkrankungen in der Pubertät eigenartige Züge erhalten, die sie
schizophrenen Erkrankungen annähern, hat sich uns aus einer Reihe eigener
Beobachtungen und aus der Literatur bestätigt. Doch gehören auch diesem
Lebensabschnitt überwiegend leichte Erkrankungen an. Neben der Neigung
zu Sinnestäuschungen und rasch und unvermittelt wechselnden Affekten dürften
auch Stuporformen und an katatonische erinnernde Erregungen der Jugend
eigentümlich sein. Es kommt hinzu ein läppischer Zug der Krankheitsbilder
und die Häufigkeit der mit Bewußtseinstrübung einhergehenden Zustände.

Zirkuläre Erkrankungen im Greisenalter verraten den Boden, aus dem sie
erwachsen, durch eine Verflachung des Affekts und das Hervortreten des Miß-
trauens. Der sich einstellende Schwachsinn drückt sich in unsinnigen, geistig
nicht verarbeiteten Wahnideen, ferner auch in der bis zum Stereotypen sich
steigernden Eintönigkeit aller Äußerungen aus. Ferner wird durch die Neigung
zu Bewußtseinstrübung, deliranten Erlebnissen, starken Erregungen und Sinnestäuschungen, auch eigenartigen Hautsensationen vielfach eine Färbung der md
Psychosen veranlaßt, die sie in Einzelheiten schizophrenen annähert.

Nicht ganz selten scheint ferner der Einfluß des Alkohols auf md Erkrankungen zu eigenartigen Bildern zu führen, einmal sehr elementaren Erregungen, die sich nicht von katatonen unterscheiden lassen, ferner aber zu einer schwer durchsichtigen Durchdringung von md und alkoholischen Krankheitserscheinungen.

Es ist nicht ausgeschlossen, daß vom Skopolamin Wirkungen ausgehen, die md Krankheitsbilder zu verwischen geeignet sind.

Außerordentlich selten dürften dagegen Verflechtungen von infektionspsychotischen mit zirkulären Erscheinungen zu schizophrenieverdächtigen Syndromen führen. Md Krankheitsbilder dürften überhaupt durch exogene Ursachen sehr selten eine „symptomatische" Färbung annehmen.

Unsere Beobachtungen haben die verbreitete Anschauung, daß dem Wochenbett bei der Erzeugung ungewöhnlicher md Zustandsbilder eine nennenswerte Bedeutung zukomme, nicht bestätigen können.

Zirkuläre Erkrankungen, die auf dem Boden eines angeborenen Schwachsinns entstehen, scheinen durch diesen nicht nur verwaschener und schwerer durchsichtig zu werden, sondern auch gern unter sehr heftigen Erregungen und Stuporformen zu verlaufen.

Ungewöhnliche Bilder ergeben sich allem Anschein nach auch durch die Verbindung von md und hysterischen Krankheitserscheinungen, vor allem da die hysterische Theatralik über die Tiefe des Affekts täuscht. Ein Kranker, der zugleich hysterisch und imbezill war, machte besondere Schwierigkeiten bei der Einordnung.

Die Erfahrung, daß Ohrenkranke zu Halluzinationen neigen, bestätigte sich uns in einem Falle.

Auch gewisse organische Hirnerkrankungen können bei Manisch-depressiven Erscheinungen herbeiführen, die schizophrenen ähnlich sehen.

Eine größere Gruppe von Beobachtungen endlich erlaubte keinerlei Beziehung der katatonen Erscheinungen zu irgendwelchen greifbaren äußeren Bedingungen. Die betreffenden Kranken wiesen jedoch schizophrene Symptome nur in Zuständen der Bewußtseinstrübung oder in Mischzuständen auf. Vor allem waren es die der Amentia sehr ähnlichen Krankheitsbilder, die mehr oder weniger ausgeprägte katatone Färbung zeigten, ja teilweise sogar von Zustandsbildern der Dp sich überhaupt nicht unterscheiden ließen und zu Fehldiagnosen Anlaß gaben. Die Gruppe dieser Erkrankungen ist jedoch keine einheitliche, wenn es auch nicht gelungen ist, nähere Einblicke in etwaige besondere ursächliche Beziehungen zu gewinnen. Auffällig waren nur ein offenbar nicht seltenes Zusammentreffen von hysterischen und zirkulären Zügen bei diesen Kranken, vielleicht auch noch andere durch eine eigenartige Erblichkeit nahegelegte, aber nicht recht faßbare Tatsachen. Ein gewisses Verständnis für dies reichliche Auftreten katatoner Krankheitserscheinungen gerade in dieser Gruppe von Fällen eröffnet uns wieder die Tatsache, daß ein großer Teil jener Symptome auch bei Gesunden, vor allem aber bei anderen Kranken, zu Zeiten tieferer Bewußtseinstrübung auftritt.

Mischzustände täuschten mitunter lange dauernde, schizophrenen gleichende Zustandsbilder vor. Wir mußten auf die Notwendigkeit einer ursächlichen Klärung der Neigung zu Mischzuständen hinweisen. Hier, wie bei den unter

Bewußtseinstrübung ablaufenden Erkrankungen, ergaben sich allenthalben Fingerzeige für möglicherweise wirksame besondere Erblichkeitsverhältnisse.

Auch gewisse dem mdI zugehörige paranoide Psychosen können zu differentialdiagnostischen Schwierigkeiten gegenüber der Schizophrenie Anlaß geben.

Einer von unseren Kranken zeigte ferner neben epileptiformen Erregungen auch einen typischen epileptiformen Anfall.

Für die Differentialdiagnose ergaben sich uns bei Heranziehung von 100 Schizophrenen, deren Erkrankungen zunächst als manisch-depressive aufgefaßt worden waren, eine Reihe von Gesichtspunkten: wichtig ist schon jetzt die Erforschung der Erblichkeit, die gewisse Anhaltspunkte gibt, deren weitere Entwicklung noch viel verspricht. Der größte Wert ist jedoch auf die Klarstellung der in der Vorgeschichte gegebenen Persönlichkeit zu legen, weil sehr oft Gemüts- und Willensanlagen der Erkrankenden wichtige Schlußfolgerungen zulassen.

Bei den Verwirrtheitszuständen kommt eine Bedeutung dem Nachweis einer Bewußtseinstrübung zu. Diese scheint in stärker katatonisch gefärbten Erkrankungen, soweit sie dem mdI angehören, kaum je zu fehlen. In entsprechenden schizophrenen Zuständen kommt sie zwar auch, aber sehr oft nur vorübergehend vor.

Naturgemäß wird man auch den anfangs aufgezeigten Beziehungen zwischen gewissen außerhalb der Erkrankung gelegenen Bedingungen und dem Auftreten von für Dp verdächtigen Zustandsbildern bei der Differentialdiagnose Rechnung tragen müssen.

Suchen wir nach einem höheren Gesichtspunkt, unter den alle diese verschiedenen Möglichkeiten für das Auftreten katatoner Krankheitszeichen im Rahmen md Psychosen sich ordnen lassen, so müssen wir jene Fälle ausscheiden, die nur äußerlich ähnliche Bildungen hervorrufen, vor allem die Mischzustände, die in ihren schweren Formen vermöge ihrer eigenartigen Natur sich von vornherein von gewöhnlichen md Psychosen unterscheiden. Es bleiben dann die z. T. recht verschiedenen Einflüsse der Kindheit und Pubertät, des Greisenalters, gewisser Vergiftungen, des angeborenen Schwachsinns und ferner die Erscheinungen, die mit einer tiefen Bewußtseinstrübung sich verbinden. Man kann nicht verkennen, daß allen diesen Bedingungen etwas gemeinsam ist, nämlich eine Herabsetzung des Einflusses der höheren seelischen Leistungen, die das gesamte Verhalten gesunder Erwachsener bestimmen. Für die Bewußtseinstrübung liegt dies auf der Hand. Beim Kinde und in der Pubertät besteht von vornherein eine einfachere, wenig gefestigte psychische Struktur, die allen möglichen Gleichgewichtsschwankungen mit Leichtigkeit erliegt, wie sich aus der Neigung zur Bewußtseinstrübung, zu epileptiformen Anfällen, zu Halluzinationen, zur Triebhaftigkeit usw. ohne weiteres ergibt. Eine in das seelische Getriebe eingreifende schwerere Störung wird eine weitere Lockerung in dessen Zusammenhang herbeiführen müssen. In ähnlicher Weise gilt dies für das Greisenalter, freilich hier nur teilweise, die Imbezillität und die mit Bewußtseinstrübung verbundenen Giftwirkungen. Allen diesen Bedingungen ist gemein eine unvollkommene Ausbildung oder Schädigung der normalerweise wirksamen, das geistige Leben des Gesunden beherrschenden Gesamteinrichtungen, ob dies nun durch eine noch nicht zur Ausreifung gediehene Entwicklungsstufe, einen dauernden oder erworbenen Schwächezustand, eine zunehmende Erstarrung, eine toxische

Schädigung oder aber schließlich eine tiefergreifende Bewußtseinstrübung geschieht.

Wenn wir mit Kraepelin das Auftreten katatoner Erscheinungen im Rahmen der Schizophrenie auf die Zerstörung höherer Leistungen, vor allem des zielbewußten Willens und seiner Grundlagen, zurückführen, so liegt auf der Hand, daß auch da, wo nur vorübergehend, wie bei allen unseren Beobachtungen, der Krankheitsvorgang auf mangelhaft ausgebildete oder geschädigte höhere Einrichtungen trifft oder aber selbst durch einen besonders schweren Grad zu einer vorübergehenden Ausschaltung der gewöhnlich wirksamen Apparate führt, zum mindesten Andeutungen der gleichen Symptome auftreten müssen. Man kann dabei natürlich ebensogut von einer vorübergehenden Beeinträchtigung der psychischen Aktivität, einer Herabsetzung der Assoziationsspannung oder Störung des Gleichgewichts im psychischen Geschehen reden; überall kommen wir zu denselben Gesichtspunkten. Wenn wir uns erinnern, daß auch sonst, wie Schneider aufgezeigt hat, das Auftreten katatoner Erscheinungen im Rahmen von Zuständen, die nichts mit der Dp zu tun haben, an eine Bewußtseinstrübung oder die damit Hand in Hand gehende Zusammenhangslosigkeit des Denkens und Handelns gebunden ist, so haben wir darin eine weitere Bestätigung für die von uns nahegelegten Beziehungen. Daß unsere Untersuchungen eine gute Bestätigung der in der Einleitung ausgeführten Anschauungen Kraepelins bedeuten, darauf soll nur kurz hingewiesen werden.

Für die Differentialdiagnose würde sich zusammenfassend ergeben, daß katatone Krankheitserscheinungen dann nicht von ausschlaggebender Bedeutung sein können, wenn sie im Verein mit Schädigungen oder Bedingungen auftreten, die an sich geeignet sind, den Einfluß der höheren seelischen Leistungen auf die Gestaltung des Krankheitsbildes abzuschwächen. Ich will mir versagen, weiter in die Einzelheiten zu gehen, weil ich kaum grundsätzlich Wichtiges hinzufügen könnte.

Wir werden bei Berücksichtigung aller unserer Befunde nicht verkennen können, daß die angeführten Bedingungen in den allermeisten Fällen anscheinend nur dazu ausreichen, einzelne katatone Symptome, selten wohl auch einmal eine Reihe solcher nebeneinander hervorzubringen. Wo lange Phasen sich in einer Weise gestalten, wie man es sonst nur im Rahmen der Schizophrenie sieht, da wird immer der Verdacht lebendig sein, daß wir es nicht mehr mit dem Ausdruck der allgemeinen Einrichtungen der menschlichen Persönlichkeit, nicht mehr mit der allenthalben ansprechbaren „schizophrenen Äußerungsform des Irreseins" zu tun haben, sondern mit einer eigenartigen Veranlagung, die sich aus einer spezifischen Erblichkeit erklärt. Besonders dort, wo immer wieder verdächtige Syndrome auftreten, wird man an derartige Beziehungen zu denken haben. Anderen Beobachtungen gegenüber wird in Erwägung zu ziehen sein, ob nicht die besonderen äußeren Bedingungen, die wir auch sonst als zur Hervorbringung einzelner katatoner Zeichen geeignet erkannt haben, die gewöhnlich latente schizophrene Anlage besonders ansprechbar machen. Auf solche mögliche Zusammenhänge haben wir mehrfach hinweisen können. Allenthalben aber wird man zur Bestätigung solcher Vermutungen noch eingehender Untersuchungen bedürfen.

Alle unsere Ausführungen geschahen unter der stillschweigenden Voraussetzung, daß wir im mdI eine Krankheitseinheit zu erblicken haben. Im strengen

Sinne halten an dieser Auffassung wohl nur wenige Forscher fest. Abgesehen von jenen, die das zirkuläre Irresein in den weiten Rahmen der degenerativen Geistesstörungen rücken und hier die höhere Einheit suchen (Bumke, Wilmanns, Homburger, auch Alzheimer), erkennen andere überhaupt keine Krankheitseinheit im Bereiche der nichtorganischen Psychosen an (Hoche), und schließlich gesteht Rittershaus dem „Manisch-depressiven" lediglich die Rolle eines Symptomenkomplexes zu. Die zum Teil anscheinend auf wenig tragfähigen Grundlagen sich aufbauenden Aufstellungen von Rittershaus hat letzthin Ewald mit überzeugenden Gründen bekämpft. Immerhin ist nicht leicht zu verkennen, daß md Erscheinungen oft lediglich den Charakter von Symptomenkomplexen haben. Abgesehen von jenen Beobachtungen, bei welchen man hierin wohl nur den Ausdruck der überall bereitliegenden emotionellen Äußerungsform des Irreseins zu sehen hat, muß jedoch wohl für den Großteil der unter auffallenden md Erscheinungen verlaufenden Psychosen eine engere erbbiologische verwandtschaftliche Beziehung angenommen werden. Unter dem Gesichtspunkt dieser Art von Einheit lassen sich die im übrigen weitest voneinander verschiedenen Erkrankungsformen mit allen möglichen Erscheinungen des gesunden Lebens zusammen sehen.

Etwas ganz anderes meinen wir, wenn wir von klinischen Krankheitseinheiten sprechen. Hierunter fassen wir Beobachtungen zusammen, die nach Ursachen, Erscheinungsform, Verlauf und Ausgang wesentlich übereinstimmen.

Für unsere Erkrankungsform müssen wir aus dem weiten Bereich der in allen möglichen Gradabstufungen vorauszusetzenden, in der Anlage gelegenen Ursachen diejenigen Grade in Anspruch nehmen, die aus sich heraus, im gewöhnlichen Milieu, ohne Mitwirkung von besonderen faßbaren Hilfsursachen oder höchstens unter dem Einfluß auswechselbarer Hilfsursachen, „autochthon", anfallsartige Psychosen erzeugen. Es ist allerdings zuzugeben, daß in manchem Falle außerordentlich schwer zu entscheiden sein wird, ob wir wirklich eine autochthone Störung vor uns haben; gerade die Untersuchungen von Reiss haben uns gelehrt, daß wir wohl keine ganz scharfen Grenzen ziehen können; aber in der überwiegenden Zahl der in Betracht kommenden Fälle werden wir keine wesentlichen Schwierigkeiten haben.

Die autochthon entstandenen, anfallsartigen Psychosen müssen symptomatisch wesentlich der md Äußerungsform des Irreseins entsprechen. Mitunter werden sie aber auch, unter Mitwirkung zufälliger äußerer oder besonderer konstitutioneller Bedingungen oder beider in Gemeinschaft, in stark abweichenden Bildern verlaufen. Wir haben dies bei unseren Beobachtungen immer wieder gesehen. Im Hinblick auf das klinische Bild wird man die meisten Zugeständnisse zu machen haben. Bei der außerordentlichen Zahl von Faktoren, die Einfluß auf die Ausbildung der Krankheitserscheinungen gewinnen können, ist von vornherein eine sehr erhebliche Gestaltungsfülle zu erwarten. Speziellere pathogenetische Rückschlüsse aus den Symptombildern allein zu ziehen, erscheint mir sehr gewagt. So möchte ich auch Kleists „autochthone Degenerationspsychose" in der gegebenen Form ablehnen. Reine Typen für die meisten seiner Aufstellungen gibt es wohl sehr selten. Überwiegend sind dagegen Beobachtungen, die neben den md Komplexen die eine oder andere der von ihm abgegrenzten Gestaltungen darbieten, mag es sich nun um Amentiabilder, Motilitätspsychosen,

paranoische, verschiedenartige ängstlich- oder ratlos-depressive oder aber hallu-
zinoseartige Erkrankungen handeln, vielleicht sogar um Psychosen vom Typ
der Wernicke-Bostroemschen expansiven Autopsychose. Natürlich ist anzunehmen, daß die Entstehungsgeschichte dieser abweichenden Gestaltungen
irgendwelche Besonderheiten in sich birgt. Aber ob es sich dabei immer um
erbkonstitutionelle Eigentümlichkeiten handelt, ob man ohne weiteres ohne
festere Anhaltspunkte besondere Genotypen annehmen darf, erscheint mir sehr
fraglich. Selbst wenn dies in einzelnen Beobachtungen der Fall sein sollte, glauben
wir doch, daß in den allermeisten Fällen die Verwandtschaft aller der in Betracht
kommenden Störungen eine so enge ist, daß man die Einheit des mdI nicht aufzugeben braucht.

Der Verlauf wird viel eher zur Abgrenzung und zur Ausscheidung mancher
Beobachtungen aus dem Rahmen des mdI, die jetzt noch dazu gerechnet werden,
dienen können. Wo der Einzelfall nicht heilt, da wird man wohl einen wesentlich anderen pathogenetischen Vorgang oder aber eine Kombination des gewöhnlichen mit einem anderen anzunehmen haben. Dann aber stehen wir vor ganz
anderen Verhältnissen, die eine Ausscheidung der in Frage kommenden Bilder
aus dem Rahmen des mdI fordern. So haben uns die Erfahrungen der letzten
Jahre gelehrt, daß eine große Reihe von Erkrankungen des Rückbildungsalters
pathogenetisch anders aufzufassen sind, als einfache md Erkrankungen. In gleicher Weise wird auch der Ausgang, soweit er sich nicht unter den gewöhnlichen
Krankheitserscheinungen darstellt und sich in ihnen erschöpft, zur Abgrenzung
einer Reihe eigenartiger Krankheitsformen, die sich bei aller Verwandtschaft
doch im pathogenetischen Geschehen wesentlich von dem beim mdI unterscheiden,
dienen können.

Halten wir uns, abgesehen von den symptomatologischen Zugeständnissen,
fest an die übrigen wesentlichen Grundzüge unserer Krankheit, an Ursachen,
Verlauf und Ausgang, dann glauben wir mit Alzheimer, daß wir diesen ziemlich
einheitlichen Zweig der Entartung recht weit zurückverfolgen können, ohne
freilich dabei zu vergessen, daß unsere Arbeit nur eine vorläufige ist und daß
die Berechtigung unserer Folgerungen nur von anderen Ausgangspunkten aus
wird bewiesen werden können.

Literatur.

Albrecht, MdI und Arteriosklerose. Allg. Zeitschr. f. Psychiatr. u. psych.-gerichtl. Med. 63. 1906. S. 402.
— Die funktionellen Psychosen des Rückbildungsalters. Zeitschr. f. d. ges. Neurol. u. Psychiatr., 22. 1914. S. 306.
Alzheimer, Die diagnostischen Schwierigkeiten in der Psychiatrie. Zeitschr. f. d. ges. Neurol. u. Psychiatr., 1. 1910. S. 1.
Anton, S., Über Geistes- und Nervenkrankheiten in der Schwangerschaft, im Wochenbett und in der Säugungszeit. Wiesbaden 1910.
Aschaffenburg, Klinische Formen der Wochenbettspsychosen. Allgemeine Zeitschrift für Psychiatr. u. psych.-gerichtl. Md. 58. 1901. S. 337.
Baillarger, De l'influence de l'état intermédiaire à la veille et au sommeil sur la production et la marche des hallucinations. Mém. de l'acad. roy. de méd. XII/46. S. 476.
Bechterew, W. v., Über period. acute Paranoia simplex als besondere Form periodischer Psychosen. Monatsschr. f. Psychiatr. u. Neurol. 5. 1899. S. 321.
Bendix, H., Über Kinderpsychosen mit bes. Berücksichtigung ihrer Frequenz und Prognose. Inaug.-Diss. Rostock 1906.
Berze, J., Die primäre Insuffizienz der psychischen Aktivität. Leipzig-Wien 1914.
— Die hereditären Beziehungen der Dp. Leipzig-Wien 1910.
Birnbaum, K., Der Aufbau der Psychose. Ein klinischer Versuch. Allg. Zeitschr. f. Psychiatr. u. psych.-gerichtl. Med. 75. 1919. S. 455.
— Zum mdI. Allg. Zeitschr. f. Psychiatr. u. psych.-gerichtl. Med. 73. 1916. S. 439.
Bleuler, E., Die negative Suggestibilität. Psychiatr.-neurol. Wochenschr. 6. 1904. S. 248.
— Lehrbuch der Psychiatrie. 3. Aufl. Berlin 1920.
— Dp oder Gruppe der Schizophrenien. Handbuch 1911.
— Affektivität, Suggestibilität, Paranoia. Halle 1906.
— Störung der Assoziationsspannung, ein Elementarsymptom der Schizophrenien. Eine Hypothese. Allg. Zeitschr. f. Psychiatr. u. psych.-gerichtl. Med. 74. 1918. S. 1.
— Über periodischen Wahnsinn. Psychiatr.-neurol. Wochenschr. 4. 1902. S. 121.
Bleuler und Jahrmärker, Endzustände der Dp. Allg. Zeitschr. f. Psychiatr. u. psych.-gerichtl. Med. 65. 1908. S. 429.
Boege, Die periodische Paranoia. Arch. f. Psychiatr. u. Nervenkrankh. 43. 1908. S. 299.
Bonhoeffer, K., Über die Beziehungen der Zwangsvorstellungen zum Manisch-depressiven. Monatsschr. f. Psychiatr. u. Neurol. 33. 1913. S. 354.
— Zur Frage der exogenen Psychosen. Zentralbl. f. Nervenheilk. u. Psychiatr. 32. 1909. S. 499.
— Die exogenen Reaktionstypen. Arch. f. Psychiatr. u. Nervenkrankh. 58. 18. S. 58.
Bornstein, M., Zur Frage der kombinierten Psychosen und der path. Anatomie der Landryschen Paralyse. Zeitschrift für die gesamte Neurologie und Psychiatrie. 13. 1912. S. 1.
Bostroem, A., Die expansive Autopsychose durch autochthone Ideen (Wernicke) u. ihre klinische Stellung. Zeitschr. f. d. ges. Neurol. u. Psychiatr. 60. 1920. S. 213.
Bumke, O., Über die Umgrenzung des mdI. Zentralbl. f. Nervenheilk. u. Psychiatr. 32. 1909. S. 381.
— Die Diagnose der Geisteskrankheiten. Wiesbaden 1919.
— Scopolaminum (Hyoszin) hydrobromicum. Monatsschr. f. Psychiatr. u. Neurol. 13. 1903. S. 62, 124.
Courbon, P., Etats mixtes de psychose maniaque-dépressive. L'encéphale IV. 1. 1909. S. 555.
Cramer, A., Über eine bestimmte Gruppe von Sinnestäuschungen bei primären Stimmungsanomalien. Allg. Zeitschr. f. Psychiatr. u. psych.-gerichtl. Med. 47. 1891. S. 219.
Devine, H., A case of manic stupor. Journ. of ment. science. 58. 1912. S. 320.
Dreyfus, G. L., Kritische Bemerkungen zu M. Ursteins Buch: Die Dp und ihre Stellung zum mdI. Zentralbl. f. Nervenheilk. u. Psychiatr. 33. 1910. S. 9.
— Die Melancholie ein Zustandsbild des mdI. Jena 1907.

Eisath, G., Paranoider Symptomenkomplex und mdI. Zeitschr. f. d. ges. Neurol. u. Psychiatr. 41. 1918. S. 229.

Emminghaus, Die psychischen Störungen des Kindesalters. Tübingen 1887.

Ewald, G., Das manisch-melancholische Irresein und die Frage der Krankheitseinheit. Zeitschr. f. d. ges. Neurol. u. Psychiatr. 63. 1921. S. 64.

— Paranoia und mdI. Zeitschr. f. d. ges. Neurol. u. Psychiatr. 49. 1919. S. 270.

— Zur Frage der klinischen Zusammengehörigkeit der symptomatischen Psychosen. Monatsschr. f. Psychiatr. u. Neurol. 44. 1918. S. 127, 218.

Friedmann, Zur Kenntnis der affektiven Psychosen des Kindesalters, insbes. der milderen Formen. Monatsschr. f. Psychiatr. u. Neurol. 26. 1909. S. 36.

Fröhlich, P., Spätzustände des mdI. Inaug.-Diss. Tübingen 1910.

Fürstner, Über die Geistesstörungen des Seniums. Arch. f. Psychiatr. u. Nervenkrankh. 20. 1889. S. 458.

Gaupp, R., Depressionszustände des höheren Lebensalters. Münch. med. Wochenschr. 1905. S. 1531.

Giraud, A., Contributions à l'étude des guérisons tardives. Ann. méd.-psychol. 1883. VI. 9. S. 68.

Goldstein, K., Ein Fall von man.-depr. Mischzustand. Arch. f. Psychiatr. u. Nervenkrankh. 43. 1908. S. 461.

Greidenberg, B., Zur Lehre über die akuten Formen der Verrücktheit. Allg. Zeitschr. f. Psychiatr. u. psych.-gerichtl. Med. 53. 1897. S. 500.

Gross, O., Das Freudsche Ideogenitätsmoment und seine Bedeutung im mdI Kraepelins. Leipzig 1907.

Halberstadt, G., Stéréotypies dans un cas de stupeur maniaque, L'encéphale. V. 1. 1910. S. 672.

— Sur un cas mixte pseudocirculaire. L'encéphale. V. 2. 1910. S. 452.

Haymann, H., Neuere Arbeiten über Geisteskrankheiten bei Kindern. Zeitschr. f. d. ges. Neurol. u. Psychiatr., Ref. 3. 1911. S. 609.

Hegar, A., Zur Frage der sogenannten Menstrualpsychosen. Allg. Zeitschr. f. Psychiatr. u. psych.-gerichtl. Med. 58. 1901. S. 307.

Hoche, Mögliche Ziele der Traumforschung. Neurol. Zentralbl. 38. 1919. S. 723.

— Die Melancholiefrage. Zentralbl. f. Nervenheilk. u. Psychiatr. 33. 1910. S. 193.

— Das akute halluzinatorische Irresein (Amentia). Deutsche Klinik. VI. 2. 1906.

— Über die leichteren Formen des periodischen Irreseins. Altsche Sammlung I, Heft 1. 1897.

— Die Bedeutung der Symptomenkomplexe in der Psychiatrie. Zeitschr. f. d. ges. Neurol. u. Psychiatr. 12. 1912. S. 450.

Hoffmann, H., Ergebnisse der psychiatrischen Erblichkeitsforschung endogener Psychosen seit dem Jahre 1900 unter besonderer Berücksichtigung des mdI und der Dp. Zeitschr. f. d. ges. Neurol. u. Psychiatr., Ref. 17. 1919. S. 192.

— Inzuchtergebnisse in der Naturwissenschaft und ihre Anwendung auf das mdI. Zeitschr. f. d. ges. Neurol. u. Psychiatr. 57. 1920. S. 92.

— Geschlechtsbegrenzte Vererbung u. mdI. Zeitschr. f. d. ges. Neurol. u. Psychiatr. 49. 1919. S. 336.

Homburger, A., Die Literatur des mdI 1906—10. Zeitschr. f. d. ges. Neurol. u. Psychiatr., Ref. 2. 1910. S. 753, 865.

Hösslin, v., Beitrag zur Kenntnis des Verlaufes und Ausganges des mdI. Zentralbl. f. Nervenheilk. u. Psychiatr. 32. 1909. S. 823.

Hübner, A. H., Über die man.-depr. Anlage und einige ihrer Ausläufer. Arch. f. Psychiatr. u. Nervenkrankh. 60. 1919. S. 783.

— Klinische Studien über die Melancholie. Arch. f. Psychiatr. u. Nervenkrankh. 43. 1908. S. 505.

Husler, J., Zur Systematik und Klinik epileptiformer Krampfkrankheiten im Kindesalter. Ergebn. d. inn. Med. 19. 1920. S. 624.

Infeld, M., Beiträge zur Kenntnis der Kinderpsychosen. Jahrb. d. Psychiatr. u. Neurol. 22. 1902. S. 526.

Jahrmärker, Endzustände der Dp. Zentralbl. f. Nervenheilk. u. Psychiatr. 31. 1908. S. 489.

— Zur Frage der Amentia. Zentralbl. f. Nervenheilk. u. Psychiatr. 30. 1907. S. 588.

Jaspers, K., Allgemeine Psychopathologie. 2. Aufl. Berlin 1920.
— Die Trugwahrnehmungen. Zeitschr. f. d. ges. Neurol. u. Psychiatr., Ref. 4. 1911. S. 289.
Jolly, F., Beiträge zur Theorie der Halluzination. Arch. f. Psychiatr. u. Nervenkrankh. 4. 1876. S. 495.
Jolly, Ph., Beitrag zur Statistik und Klinik der Puerperalpsychosen. Arch. f. Psychiatr. u. Nervenkrankh. 48. 1911. S. 792.
Jung, Über manische Verstimmung. Allg. Zeitschr. f. Psychiatr. u. psych.-gerichtl. Med. 61.
Kahn, E., Zur Frage des schizophrenen Reaktionstypus. Zeitschr. f. d. ges. Neurol. u. Psychiatr. 66. 1921. S. 273.
— Erbbiologisch-klinische Betrachtungen und Versuche. Zeitschr. f. d. ges. Neurol. u. Psychiatr. 62. 1920. S. 264.
Kahn, P., und Guichard, Un cas de manie akinétique. L'encéphale. V. 2. 1910. S. 412.
Karrer, F., Bemerkungen zur zirkulären Geistesstörung. Allg. Zeitschr. Psychiatr. u. psych.-gerichtl. Med. 37. 1881. S. 694.
Kausch, Ein Beitrag zur Kenntnis der periodischen Paranoia. Arch. f. Psychiatr. u. Nervenkrankh. 24. 1892. S. 924.
Kirn, Die periodischen Psychosen. Stuttgart 1878.
Kleist, K., Autochthone Degenerationspsychosen. Neurol. Zentralbl. 39. 1920. S. 743.
— Untersuchungen zur Kenntnis der psychomotorischen Bewegungsstörungen bei Geisteskranken. Leipzig 1908.
— Weitere Untersuchungen an Geisteskranken mit psychomotorischen Störungen. Leipzig 1909.
— Die Streitfrage der akuten Paranoia. Zeitschr. d. ges. f. Neurol. u. Psychiatr. 5. 1911. S. 366.
— Die klinische Stellung der Motilitätspsychosen. Zeitschr. f. d. ges. Neurol. u. Psychiatr., Ref. 3. 1911. S. 814.
— Die Involutionsparanoia. Allg. Zeitschr. f. Psychiatr. u. psych.-gerichtl. Med. 70. 1913. S. 1.
— Die Influenzapsychosen und die Anlage zu Infektionspsychosen. Berlin 1920.
Klieneberger, O., Gehörstäuschungen bei Ohrenerkrankungen. Allg. Zeitschr. f. Psychiatr. u. psych.-gerichtl. Med. 69. 1912. S. 285.
Köppen, M., Über Chorea und andere Bewegungserscheinungen bei Geisteskranken. Arch. f. Psychiatr. u. Nervenkrankh. 19. 1888. S. 707.
— Über akute Paranoia. Neurol. Zentralbl. 18. 1899. S. 439.
Kraepelin, E., Psychiatrie. 8. Aufl. 1909—15.
— Vergleichende Psychiatrie. Zentralbl. f. Nervenheilk. u. Psychiatr. 15. 1904. S. 433.
— Über Sprachstörungen im Traume. Psychol. Arb. 5. 1910. S. 1.
— Die Erforschung psychischer Krankheitsformen. Zeitschr. f. d. ges. Neurol. u. Psychiatr. 51. 1919. S. 224.
— Die Erscheinungsformen des Irreseins. Zeitschr. f. d. ges. Neurol. u. Psychiatr. 63. 1920. S. 1.
Krafft-Ebing, R., Lehrbuch der Psychiatrie. 3. Aufl. Stuttgart 1903.
Kreuser, H., Spätgenesungen bei Geisteskrankheiten. Allg. Zeitschr. f. Psychiatr. u. psych.-gerichtl. Med. 57. 1900. S. 771.
— Über Geistesstörungen im hohen Lebensalter und ihre Heilungsaussichten. Allg. Zeitschr. f. Psychiatr. u. psych.-gerichtl. Med. 71. 1914. S. 1.
Kretschmer, E., Wahnbildung und man.-depr. Symptomenkomplex. Allg. Zeitschr. f. Psychiatr. u. psych.-gerichtl. Med. 71. 1914. S. 397.
— Körperbau und Charakter. Berlin 1921.
Krisch, H., Die symptomatischen Psychosen und ihre Differentialdiagnose. Berlin 1920.
Lackmann, W., Über mdI im Kindesalter. Inaug.-Diss. Erlangen 1906.
Laehr, H., Zwei atypische Fälle von zirk. Irresein. Schweizerhof. III. 1903. S. 59.
Lange, J., Psychol. Untersuchungen über die Wirkungen von Morphin, Scopolamin und Cocain. Psychol. Arb. VII. Heft 2. 1921.
Liebers, M., Über Manie im Kindesalter. Zentralbl. f. Nervenheilk. u. Psychiatr. 32. 1909. S. 80.

Lind, J. E., Statistical study of hallucinations in the manic-depressive type of psychoses. Journ. of nerv. a. ment. dis. 42. 1915. S. 727.

Lipps, Theodor, Vom Fühlen, Wollen und Denken. 2. Aufl. Leipzig 1907.

Löwy, M., Über eine Unruheerscheinung: Die Halluzination des Anrufes mit dem eigenen Namen. Jahrb. d. Psychiatr. u. Neurol. 33. 1912. S. 1.

Luther, A., Über die auf dem Boden der Idiotie und Imbezillität entstehenden Psychosen. Zeitschr. f. d. ges. Neurol. u. Psychiatr. 16. 1913. S. 386.

Mairet, A., Folie de la puberté. Ann. méd.-psychol. 1888/89. Bd. 8. S. 337ff.

Mayer, E., Blücher in kranken Tagen. Allg. Zeitschr. f. Psychiatr. u. psych.-gerichtl. Med. 74. 1918. S. 323.

Mendel, E., Die Manie. Wien und Leipzig 1881.

— Ein Beitrag zur Lehre von den periodischen Psychosen. Allg. Zeitschr. f. Psychiatr. u. psych.-gerichtl. Med. 44. 1888. S. 617.

Meyer, E., Beitrag zur Kenntnis der akut entstandenen Psychos. und der katatonen Zustände. Arch. f. Psychiatr. u. Nervenkrankh. 32. 1899. S. 780.

Meyer, E., Die Puerperalpsychosen. Arch. f. Psychiatr. u. Nervenkrankh. 48. 1911. S. 459.

Meynert, Th., Amentia. Jahrb. d. Psychiatr. u. Neurol. 9. 1890. S. 1.

Mönkemöller, Zur Lehre v. d. periodischen Paranoia. Allg. Zeitschr. f. Psychiatr. u. psych.-gerichtl. Med. 62. 1905. S. 538.

Moreau, P., La folie chez les enfants. Paris 1888.

Müller, A., Periodische Katatonien. Inaug.-Diss. Zürich 1900.

Nitsche, Über chronisch manische Zustände. Allg. Zeitschr. f. Psychiatr. u. psych.-gerichtl. Med. 67. 1910. S. 36.

Nissl, F., Hysterische Symptome bei einfachen Seelenstörungen. Zentralbl. f. Nervenheilk. u. Psychiatr. 13. 1902. S. 2.

Ostkanoff, Die Phasen der Manie. Arch. f. Psychiatr. u. Nervenkrankh. 54. 1914. S. 368.

Parant, V., De la manie simple non récidivante et de la psychose périodique. Ann. méd.-psychol. IX. 1910/11. S. 365.

Plaskuda, Über Stereotypien und sonstige katatonische Erscheinungen bei Idioten. Zeitschr. f. d. ges. Neurol. u. Psychiatr. 4. 1910. S. 399.

Pfersdorff, K., Der Rededrang im mdI. Zentralbl. f. Nervenheilk. u. Psychiatr. 31. 1908. S. 209.

— Über Stereotypien im mdI. Zentralbl. f. Nervenheilk. u. Psychiatr. 28. 1906. S. 745.

— Über Denkhemmung. Zentralbl. f. Nervenheilk. u. Psychiatr. 29. 1906. S. 912.

— Über Rededrang bei Denkhemmung. Monatsschr. f. Psychiatr. u. Neurol. 19. 1906. S. 108.

— Die motorische Erregung im man.-depr. Mischzustand. Zentralbl. f. Nervenheilk. u. Psychiatr. 27. 1905. S. 106.

Pilcz, A., Die periodischen Geistesstörungen. Jena 1901.

— Beitrag zur vergleichenden Rassenpsychiatrie. Leipzig-Wien 1906.

— Beitrag zur vergleichenden Rassenpsychiatrie. Psychiatr.-neurol. Wochenschr. 21. 1920/21. S. 157.

— Sur les psychoses chez les juifs. Ann. méd.-psychol. VIII, 15. 1902. S. 1.

Pobiedin, A., Zur Lehre von den akuten halluzinatorischen Psychosen. Allg. Zeitschr. f. Psychiatr. u. psych.-gerichtl. Med. 59. 1902. S. 481.

Poensgen, F., Die Modifikation des man.-depr. Anfalles im Rückbildungsalter. Inaug.-Diss. Straßburg 1911.

Popper, E., Der schizophrene Reaktionstypus. Zeitschr. f. d. ges. Neurol. u. Psychiatr. 62. 1920. S. 184.

Rabinowitsch, E., Über periodischen Wahnsinn. Inaug.-Diss. Zürich 1903.

Rehm, O., Das manisch-melancholische Irresein. Berlin 1919.

Reinige, Th., Ein Beitrag zur Lehre vom zirkulären Irresein. Inaug.-Diss. Bonn 1902.

Révész, B., Die rassenpsychiatrischen Erfahrungen und ihre Lehren. Leipzig 1911.

Rittershaus, E., Die klinische Stellung des mdI unter besonderer Berücksichtigung der Beziehungen zu organischen Gehirnkrankheiten u. zur Epilepsie. Zeitschr. f. d. ges. Neurol. u. Psychiatr. 56. 1920. S. 10.

Rorie, G. A., The insanities of decadence. Journ. of ment. science. 51. 1905. S. 576.

Rüdin, E., Studien über Vererbung und Entstehung geistiger Störungen. Zur Vererbung und Neuentstehung der Dp. Berlin 1916.

Runge, W., Die Generationspsychosen des Weibes. Arch. f. Psychiatr. u. Nervenkrankh. 48. 1911. S. 545.

Ruoff, T., Kasuistischer Beitrag zur Genese paranoider Symptomkomplexe im Verlauf des mdI. Journ. f. Psychol. u. Neurol. 31. 1915. S. 122.

Rychlinski, K., Ein Fall von halluzinat. periodischer Psychose. Arch. f. Psychiatr. u. Nervenkrankh. 28. 1896. S. 625.

Reiss, E., Konstitutionelle Verstimmung und mdI. Zeitschr. f. d. ges. Neurol. u. Psychiatr. 2. 1910. S. 347.

Saiz, S., Ätiologie der Manie usw. Berlin 1907.

Schäfer, Ein Fall von Dp katatone Form (Kraepelin), der nach 15 jähr. Dauer in Genesung ausging, nebst differentialdiagnostischen Bemerkungen. Monatsschr. f. Psychiatr. u. Neurol. 22. 1907 Erg.-H. S. 72.

Schmid, H., Ergebnisse persönlich erhobener Katamnesen bei geheilten Dpkranken. Zeitschr. f. d. ges. Neurol. u. Psychiatr. 6. 1911. S. 125.

Schmitt, H., Spätheilung von Psychosen. Inaug.-Diss. Freiburg 1904.

Schneider, K., Über Wesen und Bedeutung katatonischer Symptome. Zeitschr. f. d. ges. Neurol. u. Psychiatr. 22. 1904. S. 486.

Schoenthal, Beitrag zur Kenntnis der im frühen Lebensalter auftretenden Psychosen. Arch. f. Psychiatr. u. Nervenkrankh. 23. 1892. S. 799.

Schott, A., Klinischer Beitrag zur Lehre von der chronischen Manie. Monatsschr. f. Psychiatr. u. Neurol. 15. 1904. S. 1.

Schroeder, J., Über gedankenflüchtige Denkhemmung. Zeitschr. f. d. ges. Neurol. u. Psychiatr. 1. 1910. S. 57.

Schroeder, P., Die Spielbreite der Symptome beim mdI und bei den Degenerationspsychosen Berlin 1920.

Schüle, H., Klinische Psychiatrie. 3. Aufl. Leipzig 1886.

Seelert, Paranoide Psychosen im höheren Lebensalter. Arch. f. Psychiatr. u. Nervenkrankh. 55. 1915. S. 1.

— Verbindung endogener und exogener Faktoren in dem Symptombilde und der Pathogenese von Psychosen. Berlin 1919.

Séglas, M. I., Les hallucinations unilatérales. Ann. méd.-psychol. 15, 16. 1902. S. 353, 208, 374.

Sichel, M., Über die Geistesstörungen bei den Juden. Zentralbl. f. Nervenheilk. u. Psychiatr. 27. 1908. S. 357.

Siebert, H., Die Psychosen und Neurosen bei der Bevölkerung Kurlands. Allg. Zeitschr. f. Psychiatr. u. psych.-gerichtl. Med. 73. 1917. S. 493.

Sioli, G., Über direkte Vererbung von Geisteskrankheiten. Arch. f. Psychiatr. u. Nervenkrankh. 16. 1885. S. 113.

Sommer, M., Zur Kenntnis der Spätkatatonie. Zeitschr. f. d. ges. Neurol. u. Psychiatr. 1. 1910. S. 520.

Specht, G., Über den pathologischen Affekt in der chronischen Paranoia. Erlangen und Leipzig 1901.

— Hysteromelancholie. Zentralbl. f. Nervenheilk. u. Psychiatr. 29. 1906. S. 545.

— Zur Frage der exogenen Schädigungstypen. Zeitschr. f. d. ges. Neurol. u. Psychiatr. 19. 1913.

— Über die klinische Kardinalfrage der Paranoia. Zentralbl. f. Nervenheilk. u. Psychiatr. 31. 1908. S. 807.

Stearns, A., On the diagnostic value of hallucinations. Journ. nerv. ment. 42. 1915. S. 28.

Stertz, G., Über periodisches Schwanken der Hirnfunktion. Arch. f. Psychiatr. u. Nervenkrankh. 48. 1911. S. 199.

Stöcker, W., Klinischer Beitrag zur Frage der Alkoholpsychosen. Jena 1910.

— Besteht zwischen einem katatonischen Stupor und Erregungszustand einerseits und einer Depression, vielmehr einem depressiven Stupor, und einer Manie andererseits ein grundsätzlicher Unterschied und worin besteht dieser? Zeitschr. f. d. ges. Neurol. u. Psychiatr. 32. 1916. S. 39.

Stöcker, W., Zwangsvorstellungen. Zeitschr. f. d. ges. Neurol. u. Psychiatr. 23. 1914. S. 121.
Stransky, E., Über Sprachverwirrtheit. Halle 1905.
— Zur Amentiafrage. Zentralbl. f. Nervenheilk. u. Psychiatr. 30. 1907. S. 809.
— Zur Lehre von der Amentia. Journ. f. Psychiatr. u. Neurol. 4. 1905. S. 158ff.
— Das mdI. Handbuch. 1911.
Taubert, F., Zur Lehre von den periodischen Psychosen, insbes. Ausgang und Sektions-
    befund. Arch. f. Psychiatr. u. Nervenkrankh. 47. 1910. S. 66.
Thalbitzer, S., Die man.-depr. Psychose. Arch. f. Psychiatr. u. Nervenkrankh. 43. 1908.
    S. 1071.
— Stimmungen, Gefühle und Gemütsbewegungen. Neuer nord. Verlag 1920.
Thomsen, Dp u. mdI. Allg. Zeitschr. f. Psychiatr. u. psych.-gerichtl. Med. 64. 1907. S. 631.
— Die akute Paranoia. Arch. f. Psychiatr. u. Nervenkrankh. 45. 1909. S. 803.
Urstein, M., Ein Beitrag zur vergleichenden Psychiatrie. Zentralbl. f. Nervenheilk. u.
    Psychiatr. 29. 1906. S. 629.
Urstein, M., Die Dp und ihre Stellung zum mdI. Berlin-Wien 1909.
— Manisch-depressives und periodisches Irresein als Erscheinungsform der Katatonie. Berlin-
    Wien 1912.
Vleuten, C. F. van, Ein Delirium im Anschluß an Hyoszinmißbrauch. Zentralbl. f. Nerven-
    heilk. u. Psychiatr. 27. 1904. S. 19.
Vogt, H., Über Fälle von „Jugendirresein" im Kindesalter. Allgem. Zeitschr. f. Psychiatr.
    u. psych.-gerichtl. Med. 66. 1909. S. 542.
Voigt, L., Über Dp im Kindesalter. Zeitschr. f. d. ges. Neurol. u. Psychiatr. 58. 1919.
    S. 167.
Voisin, Pubertätspsychosen. Neurol. Zentralbl. 19. 1900. S. 875.
Walker, R., Über manische und depressive Psychosen. Arch. f. Psychiatr. u. Nerven-
    krankh. 42. 1907. S. 788.
Wasner, M., Psychosen auf dem Boden der angeborenen geistigen Schwächezustände.
    Zeitschr. f. d. ges. Neurol. u. Psychiatr. 29. 1915. S. 168.
Weygandt, W., Leicht abnorme Kinder. Halle 1905.
— Kritische Bemerkungen zur Psychologie der Dp. Monatsschr. f. Psychiatr. u. Neurol.
    22. 1907. S. 289.
— Über die Mischzustände des mdI. München 1899.
Wickel, A., Das Bild der Paranoia als manische Phase des mdI. Arch. f. Psychiatr. u.
    Nervenkrankh. 58. 1917. S. 888.
Wieg-Wiegenthal, Zur Klinik der Dp. Hoches Abhandlungen. Halle 1908.
Wille, W., Die Psychosen des Pubertätsalters. Leipzig-Wien 1898.
Williburger, E., Paranoische Zustandsbilder in der Manie. Inaug.-Diss. Tübingen 1914.
Wilmanns, K., Zur Differentialdiagnose der „funktionellen" Psychosen. Zentralbl. f.
    Nervenheilk. u. Psychiatr. 31. 1907. S. 569.
— Zur klinischen Stellung der Paranoia. Zentralbl. f. Nervenheilk. u. Psychiatr. 34. 1910.
    S. 204.
Wundt, W., Vorlesungen über die Menschen- und Tierseele. 5. Aufl. Hamburg und Leipzig
    1911.
Ziehen, Th., Eine neue Form der periodischen Psychosen. Monatsschr. f. Psychiatr. u.
    Neurol. 3. 1898. S. 50.
— Pubertätspsychosen. Neurol. Zentralbl. 19. 1900. S. 814.
— Psychiatrie. 4. Aufl. Leipzig 1911.
— Geisteskrankheiten des Kindesalters. 2. Aufl. Berlin 1917.
Zingerle, H., Über Geistesstörungen im Greisenalter. Jahrb. d. Psychiatr. u. Neurol. 19.
    1899. S. 256.

Springer-Verlag Berlin Heidelberg GmbH

Hundert Jahre Psychiatrie. Ein Beitrag zur Geschichte menschlicher Gesittung. Von Prof. **Emil Kraepelin.** Mit 35 Textbildern. (Sonderabdruck aus „Zeitschrift für die gesamte Neurologie und Psychiatrie".) 1918.　Preis M. 2,80.

Ziele und Wege der psychiatrischen Forschung. Von Prof. **Emil Kraepelin.** (Sonderabdruck aus „Zeitschrift für die gesamte Neurologie und Psychiatrie".) 1918.　Preis M. 1,40.

Lehrbuch der Psychiatrie. Von Dr. **E. Bleuler,** o. Professor der Psychiatrie an der Universität Zürich. Dritte Auflage. Mit 51 Textabbildungen. 1920.　Preis M. 36,—; gebunden M. 44,—.

Grundriß der psychiatrischen Diagnostik. Von Dr. **Julius Raecke,** Professor an der Universität Frankfurt a. M. Neunte, vermehrte und verbesserte Auflage. Mit 14 Textabbildungen. 1922.　Preis M. 96,—.

Das Wesen der psychiatrischen Erkenntnis. Beiträge zur allgemeinen Psychiatrie. I. Von Dr. **Arthur Kronfeld.** 1920.　Preis M. 30,—.

Psychiatrische Familiengeschichten. Von Dr. **J. Jörger,** Direktor der graubündnerischen Heilanstalt Waldhaus bei Chur. 1919.　Preis M. 6,40.

Vererbung und Seelenleben. Einführung in die psychiatrische Konstitutions- und Vererbungslehre. Von Dr. **Hermann Hoffmann,** Privatdozent an der Universitäts-Nervenklinik in Tübingen. 1922. Preis M. 195,—; gebunden M. 294,—.

Die individuelle Entwicklungskurve des Menschen. Ein Problem der medizinischen Konstitutions- und Vererbungslehre. Von Dr. **Hermann Hoffmann,** Privatdozent an der Universitäts-Nervenklinik in Tübingen. Mit 8 Textabbildungen.　Erscheint Anfang Herbst 1922.

Bildnerei der Geisteskranken. Ein Beitrag zur Psychologie und Psychopathologie der Gestaltung. Von Dr. phil. et med. **Hans Prinzhorn,** Nervenarzt in Heidelberg. Mit 187 zum Teil farbigen Abbildungen im Text und auf 20 Tafeln, vorwiegend aus der Bildersammlung der Psychiatrischen Klinik in Heidelberg. 1922.　Gebunden Preis M. 1200,—.

Hierzu Teuerungszuschläge

Springer-Verlag Berlin Heidelberg GmbH

Monographien aus dem Gesamtgebiete der Neurologie und Psychiatrie

Herausgegeben von O. Foerster-Breslau und K. Wilmanns-Heidelberg

Die Bezieher der „Zeitschrift für die gesamte Neurologie und Psychiatrie" sowie die des „Zentralblattes für die gesamte Neurologie und Psychiatrie" erhalten sämtl. Hefte zu einem ermäßigten Vorzugspreis, der gesondert aufgeführt ist.

Heft 1: Über nervöse Entartung. Von Prof. Dr. med. Oswald Bumke, 1. Assistent an der psychiatrischen und Nervenklinik der Universität zu Freiburg i. B. 1912. Vergriffen.

Heft 2: Die Migräne. Von Edward Flatau in Warschau. Mit 1 Textfigur und 1 farbigen Tafel. 1912. Preis M. 12,—; Vorzugspreis M. 9,60.

Heft 3: Hysterische Lähmungen. Studien über ihre Pathophysiologie und Klinik. Von Dr. H. di Gaspero, 1. Assistent an der Universitäts-Nervenklinik in Graz. Mit 38 Figuren im Text und auf einer Tafel. 1912. Preis M. 8,50; Vorzugspreis M. 6,80.

Heft 4: Affektstörungen. Studien über ihre Ätiologie und Therapie. Von Dr. med. Ludwig Frank, Spezialarzt für Nerven- und Gemütskrankheiten in Zürich, ehem. Direktor der kantonalen Irrenheilanstalt Münsterlingen, Thurgau. 1913. Preis M. 16,—; Vorzugspreis M. 12,80.

Heft 5: Über das Sinnesleben des Neugeborenen. (Nach physiologischen Experimenten.) Von Dr. Silvio Canestrini, Assistent der Nervenklinik in Graz. Mit 60 Figuren im Text und auf 1 Tafel. 1913. Preis M. 6,—; Vorzugspreis M. 4,80.

Heft 6: Über Halluzinosen der Syphilitiker. Von Privatdozent Dr. Felix Plaut, wissenschaftlicher Assistent der psychiatr. Universitätsklinik in München. 1913. Preis M. 5,60; Vorzugspreis M. 4,50.

Heft 7: Die agrammatischen Sprachstörungen. Studien zur psychologischen Grundlegung der Aphasielehre. Von Dr. Arnold Pick, Professor an der Deutschen Universität in Prag. 1. Teil. 1913. Preis M. 14,—; Vorzugspreis M. 11,20.

Heft 8: Das Zittern. Seine Erscheinungsformen, seine Pathogenese und klinische Bedeutung. Von Dr. Josef Pelnář, a. o. Professor an der Böhmischen Universität in Prag. Aus dem Tschechischen übersetzt von Dr. Gustav Mühlstein in Prag. Mit 125 Textfiguren. 1913. Preis M. 12,—; Vorzugspreis M. 9,60.

Heft 9: Selbstbewußtsein und Persönlichkeitsbewußtsein. Eine psychopathologische Studie. Von Dr. Paul Schilder, Assistent an der psychiatrischen und Nervenklinik der Universität Leipzig. 1914. Preis M. 14,—; Vorzugspreis M. 11,20.

Heft 10: Die Gemeingefährlichkeit in psychiatrischer, juristischer und soziologischer Beziehung. Von Dr. jur. med. M. H. Göring, Privatdozent für Psychiatrie in Gießen. 1915. Preis M. 7,—; Vorzugspreis M. 5,60.

Heft 11: Postoperative Psychosen. Von Prof. Dr. K. Kleist, Oberarzt der psychiatrischen Klinik in Erlangen. 1916. Preis M. 1,80; Vorzugspreis M. 1,45.

Heft 12: Studien über Vererbung und Entstehung geistiger Störungen. I. Zur Vererbung und Neuentstehung der Dementia praecox. Von Prof. Dr. Ernst Rüdin in München. Mit 66 Figuren und Tabellen. 1916. Preis M. 9,—; Vorzugspreis M. 7,20.

Heft 13: Die Paranoia. Eine monographische Studie. Von Dr. Hermann Krueger. Mit 1 Textabbildung. 1917. Preis M. 6,80; Vorzugspreis M. 5,40.

Heft 14: Studien über den Hirnprolaps. Mit besonderer Berücksichtigung der lokalen posttraumatischen Hirnschwellung nach Schädelverletzungen. Von Dr. Heinz Schrottenbach in Graz. Mit Abbildungen auf 19 Tafeln. 1917. Preis M. 7,60; Vorzugspreis M. 6,10.

Heft 15: Wahn und Erkenntnis. Eine psychopathologische Studie von Dr. med. et phil. Paul Schilder. Mit 2 Textabbildungen und 2 farbigen Tafeln. 1918. Preis M. 7,60; Vorzugspreis M. 6,10.

Heft 16: Der sensitive Beziehungswahn. Ein Beitrag zur Paranoiafrage und zur psychiatrischen Charakterlehre. Von Dr. Ernst Kretschmer in Tübingen. 1918. Preis M. 14,—; Vorzugspreis M. 11,20.

Heft 17: Das manisch-melancholische Irresein (Manisch-depressives Irresein Kraepelin). Eine monographische Studie von Dr. Otto Rehm, Oberarzt der Bremischen Staatsirrenanstalt. Mit 14 Textabbildungen und 18 Tafeln. 1919. Preis M. 28,—; Vorzugspreis M. 22,40.

Heft 18: Die paroxysmale Lähmung. Von Oberarzt Dr. Albert K. E. Schmidt in Karlsruhe i. B. Mit 4 Textabbildungen. Preis M. 6,80; Vorzugspreis M. 5,60.

Heft 19: Über Wesen und Bedeutung der Affektivität. Eine Parallele zwischen Affektivität und Licht- und Farbenempfindung. Von Privatdozent Dr. E. Fankhauser in Waldau bei Bern. Mit 6 Textabbildungen. 1919. Preis M. 8,60; Vorzugspreis M. 7.40.

Heft 20: Über die juvenile Paralyse. Von Dr. Toni Schmidt-Kraepelin. Mit 9 Textabbildungen. 1920. Preis M. 24,—; Vorzugspreis M. 20.—.

Heft 21: Die Influenzapsychosen und die Anlage zu Infektionspsychosen. Von Prof. Dr. K. Kleist, Frankfurt a. M. 1920. Preis M. 18,—; Vorzugspreis M. 16,—.

Heft 22: Die Beteiligung der humoralen Lebensvorgänge des menschlichen Organismus am epileptischen Anfall. Von Dr. Max de Crinis, Assistent der Universitätsnervenklinik in Graz. Mit 28 Kurven im Text. 1920. Preis M. 26,—; Vorzugspreis M. 22,—.

Heft 23: Beiträge zur Ätiologie und Klinik der schweren Formen angeborener und früh erworbener Schwachsinnszustände. Von Dr. A. Dollinger, Oberarzt am Kaiserin Auguste Viktoria-Haus. Mit 22 Kurven. 1921. Preis M. 56,—; Vorzugspreis M. 48.—.

Heft 24: Die gemeingefährlichen Geisteskranken im Strafrecht, im Strafvollzuge und in der Irrenpflege. Ein Beitrag zur Reform der Strafgesetzgebung, des Strafvollzuges und der Irrenfürsorge. Von Dr. Peter Rixen, Nervenarzt in Brieg. 1921. Preis M. 48,—; Vorzugspreis M. 42,—.

Heft 25: Die klinische Neuorientierung zum Hysterieproblem unter dem Einflusse der Kriegserfahrungen. Von Dr. med. Karl Pönitz, Privatdozent und Oberarzt der psychiatrischen und Nervenklinik in Halle. 1921. Preis M. 28,—; Vorzugspreis M. 24,—.

Heft 26: Studien über Vererbung und Entstehung geistiger Störungen. Von Ernst Rüdin in München. II. Die Nachkommenschaft bei endogenen Psychosen. Genealogisch-charakterologische Untersuchungen von Dr. Hermann Hoffmann, Assistenzarzt der Universitätsklinik für Gemüts- und Nervenkrankheiten in Tübingen. Mit 43 Textabbildungen. 1921. Preis M. 186,—; Vorzugspreis M. 116,—.

Heft 27: Studien über Vererbung und Entstehung geistiger Störungen. Von Ernst Rüdin in München. III. Zur Klinik und Vererbung der Huntingtonschen Chorea von Dr. Josef Lothar Entres, Oberarzt an der Heil- und Pflegeanstalt Eglfing. Mit 2 Tafeln, 1 Textabbildung und 18 Stammbäumen. 1921. Preis M. 88,—; Vorzugspreis M. 78.—.

Heft 28: Der Balken. Eine anatomische, physiopathologische und klinische Studie. Von Dr. med. G. Mingazzini, o. Professor an der Klinik für Nervenkrankheiten der Kgl. Universität Rom. Mit 84 Textabbildungen. 1922. Preis M. 300,—; Vorzugspreis M. 270,—.

Heft 29: Untersuchungen über die körperlichen Störungen bei Geisteskrankheiten. Von Privatdozent Dr. O. Wuth, Assistent an der Psychiatrischen Klinik in München. Mit 68 Textabbildungen. 1922. Preis M. 199,—; Vorzugspreis M. 186,—.

Heft 30: Die epidemische Encephalitis. Von Prof. Dr. med. Felix Stern, Oberarzt der Universitätsklinik für psychische und Nervenkrankheiten in Göttingen. Mit 12 Textabbildungen. Erscheint im Herbst 1922.

Hierzu Teuerungszuschläge

Springer-Verlag Berlin Heidelberg GmbH

Hundert Jahre Psychiatrie. Ein Beitrag zur Geschichte menschlicher Gesittung. Von Prof. **Emil Kraepelin.** Mit 35 Textbildern. (Sonderabdruck aus „Zeitschrift für die gesamte Neurologie und Psychiatrie".) 1918. Preis M. 2,80.

Ziele und Wege der psychiatrischen Forschung. Von Prof. **Emil Kraepelin.** (Sonderabdruck aus „Zeitschrift für die gesamte Neurologie und Psychiatrie".) 1918. Preis M. 1,40.

Lehrbuch der Psychiatrie. Von Dr. **E. Bleuler,** o. Professor der Psychiatrie an der Universität Zürich. Dritte Auflage. Mit 51 Textabbildungen. 1920. Preis M. 36,—; gebunden M. 44,—.

Grundriß der psychiatrischen Diagnostik. Von Dr. **Julius Raecke,** Professor an der Universität Frankfurt a. M. Neunte, vermehrte und verbesserte Auflage. Mit 14 Textabbildungen. 1922. Preis M. 96,—.

Das Wesen der psychiatrischen Erkenntnis. Beiträge zur allgemeinen Psychiatrie. I. Von Dr. **Arthur Kronfeld.** 1920. Preis M. 30,—.

Psychiatrische Familiengeschichten. Von Dr. **J. Jörger,** Direktor der graubündnerischen Heilanstalt Waldhaus bei Chur. 1919. Preis M. 6,40.

Vererbung und Seelenleben. Einführung in die psychiatrische Konstitutions- und Vererbungslehre. Von Dr. **Hermann Hoffmann,** Privatdozent an der Universitäts-Nervenklinik in Tübingen. 1922. Preis M. 195,—; gebunden M. 294,—.

Die individuelle Entwicklungskurve des Menschen. Ein Problem der medizinischen Konstitutions- und Vererbungslehre. Von Dr. **Hermann Hoffmann,** Privatdozent an der Universitäts-Nervenklinik in Tübingen. Mit 8 Textabbildungen. Erscheint Anfang Herbst 1922.

Bildnerei der Geisteskranken. Ein Beitrag zur Psychologie und Psychopathologie der Gestaltung. Von Dr. phil. et med. **Hans Prinzhorn,** Nervenarzt in Heidelberg. Mit 187 zum Teil farbigen Abbildungen im Text und auf 20 Tafeln, vorwiegend aus der Bildersammlung der Psychiatrischen Klinik in Heidelberg. 1922. Gebunden Preis M. 1200,—.

Hierzu Teuerungszuschläge